北京大学医学教材

口 腔 生 物 学
Oral Biology

主 编 张筱林
编 者 （以姓氏笔画为序）
王晓灵 北京大学口腔医学院
邱晓彦 北京大学基础医学院
张 丁 北京大学口腔医学院
张筱林 北京大学口腔医学院
李盛林 北京大学口腔医学院
杨圣辉 首都医科大学口腔医学院
徐 蓬 北京大学口腔医学院
徐岩英 北京大学口腔医学院
贾弘禔 北京大学基础医学院

北京大学医学出版社

KOUQIANG SHENGWUXUE

图书在版编目（CIP）数据

口腔生物学/张筱林主编．—北京：北京大学医学出版社，2006.6

ISBN 978-7-81071-630-7

Ⅰ．口...　Ⅱ．张...　Ⅲ．口腔科学：生物学

Ⅳ．R780.3

中国版本图书馆CIP数据核字（2006）第046079号

口腔生物学

主　　编：张筱林

出版发行：北京大学医学出版社（电话：010-82802230）

地　　址：（100191）北京市海淀区学院路38号　北京大学医学部院内

网　　址：http：//www.pumpress.com.cn

E - mail：booksale@bjmu.edu.cn

印　　刷：北京地泰德印刷有限公司

经　　销：新华书店

责任编辑：刘　燕　**责任校对：**杜　悦　**责任印制：**张京生

开　　本：787mm×1092mm　1/16　印张：12.5　字数：315千字

版　　次：2006年6月第1版　2012年2月第2次印刷

书　　号：ISBN 978-7-81071-630-7

定　　价：20.80元

北京大学医学教材口腔医学系列
教材编审委员会

序

长学制口腔医学专业双语教材编辑委员会邀请我为15本8年制口腔医学专业的教材写一个总序。我想所以邀请我写总序，也许在参加这15本教材的百余名教师中我是年长者，也许在半个世纪口腔医学教学改革和教材建设中，我是身临其境的参与者和实践者。

1952年我作为学生进入北京大学医学院口腔医学系医预班，1953年更名为北京医学院口腔医学系，1985年更名为北京医科大学口腔医学院，2000年更名为北京大学口腔医学院。历史的轮回律使我已是老教授又回到北京大学，这是高等学府名称的变更。新中国成立后年制改动得频繁，1949年牙医学系为6年，1950年毕业生为5年半，1951年毕业生为5年并招收三年制，1952年改为4年制，1954年入学的为4年制，毕业时延长一年实为5年制，1955年又重新定为5年制，1962年变为6年制，1974年恢复招生又决定3年制，1977年再次改为5年制，1980年又再次定为6年制，1988年首次定为7年制，2001年首次招收8年制口腔医学生，以上是年制的变更。

20世纪50年代初期，没有全国统一的教科书，都是用的自编教材。到50年代末全国有三本统一的教科书，即口腔内科学、口腔颌面外科学和口腔矫形学；到70年代除了上述三本教科书外增设了口腔基础医学的两本全国统一教材，即口腔组织病理学和口腔解剖生理学；80年代除了上述五本教科书外又增加口腔正畸学（口腔矫形学更名为口腔修复学）、口腔材料学、口腔颌面X线诊断学和口腔预防·儿童牙医学。至此口腔医学专业已有全国统一的九本教材；90年代把口腔内科学教材分为牙体牙髓病学、牙周病学、口腔粘膜病学三本。把口腔预防·儿童牙医学分为口腔预防学和儿童口腔病学，口腔颌面X线诊断学更名为口腔颌面医学影像诊断学。同期还增设有口腔临床药物学、口腔生物学和口腔医学实验教程。至此，全国已有15本统一编写的教材；到21世纪又加了一本𬌗学，共16本教材。从以上学院名称的变更，年制的变换以及教材的改动，说明新中国成立后口腔医学教育在探索中前进，在曲折中前进，在改革中前进，在前进中不断完善。而这次为8年制编写15本教材是半个世纪口腔医学教育改革中付出巨大辛劳后的丰硕收获。我相信，也许是在希望中相信我们的年制和课程不再有变动，而应该在教学质量上不断下功夫，应该在教材和质量上不断再提高。

书是知识的载体。口腔医学教材是口腔医学专业知识的载体。一套口腔医学专业的教材应该系统地、完整地包含口腔医学基本知识的总量，应该紧密对准培养目标所需要的知识框架和内涵去取舍和筛选。以严谨的词汇去阐述基本知识、基本概念、基本理论和基本规律。大学教材总是表达成熟的观点、多数学派和学者中公认的观点和主流派观点。也正因为是大学教材，适当反映有争议的观点、非主流派观点让大学生去思辩应该是有益的。口腔医学发展日新月异，知识的半衰期越来越短，教材在反映那些无可再更改的基本知识的同时，概括性介绍口腔医学的最新研究成果，也是必不可少的，使我们的大学生能够触摸到口腔医学科学前沿跳动的脉搏。创造性虽然不可能教出来的，但是把教材中深邃的理论表达得深入浅出，引人入胜，激发兴趣，给予思考的空间，尽管写起来很难，但这是可能的。这无疑有益于培养大学生的创造性思维能力。

本套教材共15本，是供8年制口腔医学专业的大学生用的。这15本教材为：口腔医学导论、口腔组织病理学、口腔解剖生理学、口腔生物学、口腔材料学、口腔临床药物学、口腔颌面医学影像诊断学、牙体牙髓病学、牙周病学、儿童口腔病学、口腔粘膜病学、口腔颌面外科学、口腔修复学、口腔正畸学、口腔预防医学。可以看出这15本教材既有口腔基础医学类的，也有临床口腔医学类的，还有介于两者的桥梁类性质的科目。这是一套完整的、系统的口腔医学专业知识体系。这不仅仅是新中国成立后第一套系统教材，也是1943年成立北大牙医学系以来的首次，还是实行8年制口腔医学年制的首部。为了把这套教材写好，编辑委员会遴选了各学科资深的教授作为主编和副主编，百余名有丰富的教学经验并正在教学第一线工作的教授和副教授参加了编写工作。他们是尝试着按照上述的要求编写的。但是首次难免存在不足之处，好在道路已经通畅，目标已经明确，只要我们不断修订和完善，这套教材一定能成为北京大学口腔医学院的传世之作！

张震康

2004年5月

前　言

口腔生物学是为了便于教学，将几门口腔医学基础学科组合起来的一门课程。它起着连接基础医学和口腔医学专业临床的桥梁作用。迄今，口腔生物学的形式及内容均无固定模式。作为长学制教材，本书的编写原则是比较全面地介绍医学微生物学、生物化学、免疫学、分子生物学以及骨生物学中与口腔医学专业关系密切的基础理论和基本知识。目的是使这些理论和知识既有助于读者学习口腔临床课程，又有助于他们从事科学研究工作。

全书为5章，依次是口腔微生物学、口腔生物化学、口腔免疫学、口腔分子生物学和口腔骨生物学，分别由校内外的9位专家编写：

第一章　第1～5节：杨圣辉；第6节：徐岩英

第二章　第1～5节：贾弘禔、徐　蓬；第6节：王晓灵

第三章　第1～2节：张筱林；第3节：张筱林、邱晓彦

第四章　李盛林

第五章　张　丁

各章内容不同，风格不同。每一章都有简短的介绍，此处不再重复。

在编写过程中，每一位作者都非常努力，希望尽自己所能编撰出内容丰富的高水平教材；每一位作者都特别认真，希望在教材中没有疏漏和谬误。然而，我们的学识和能力都未达到能够实现这两个希望的水平。对于难免出现的不足、疑问，乃至错误，我们恳切地请读者指正，并且采取可能的措施予以纠正，以免贻误更多读者。当然，我们也期待本书对读者学习口腔医学基础理论有所裨益。

最后，我由衷地感谢参与本书编写的诸位老师在本职工作极为繁忙的情况下接受邀请，并给予极其努力而认真的合作。如果没有他们的支持，就不可能完成此项任务。同时，真诚地感谢北京大学医学出版社的刘燕编辑为本书出版所提供的尽职尽责的支持和帮助。

张筱林

2005年4月

目　录

第一章 口腔微生物学

Oral microbiology

口腔微生物学是研究口腔内微生物与机体（健康及疾病）关系的科学，是口腔医学范畴里的一门基础学科。

在人体内及体表栖息的微生物细胞的总数约有 10^{14} 个，相当于人体细胞总数的 10 倍。这些微生物绝大多数是正常菌群（normal flora），主要以微生物膜（microbial biofilm）形式存在于口腔、肠道、泌尿生殖道及皮肤表面。它们参与宿主的生理活动，与宿主形成相互依赖、相互制约的生态关系，是机体不可分割的一部分。

口腔内正常存在的微生物称口腔正常菌群（oral normal flora），也称固有菌群（indigenous flora）或常在菌群（resident flora）。它们在口腔形成一个特有的生态环境。对在人体内存在的微生物而言，人体为总生态系统（whole ecosystem）。口腔则是一个亚生态系（sub-ecosystem），也称口腔生态系（oral ecosystem）。口腔内的特有部位，如牙齿、黏膜、龈沟及遍布口腔的唾液，通常称为生境（habitat）。这些生境有不同的组织结构及不同的局部环境，寄居着不同的微生物群。各个生境内的微生物群之间、微生物群与宿主之间保持着动态平衡。如果由于全身或局部原因使生境发生变化，平衡被打破，就可能发生疾病。

第一节 口腔生态系

Oral ecosystem

一、口腔生态系的构成及特点（Composition and characteristic of oral ecosystem）

口腔生态系由牙齿、黏膜、龈沟、唾液四个生境和在这些生境中栖息的微生物所构成。

（一）牙齿

牙釉质是暴露在口腔内钙化程度最高的硬组织，表面结构稳定，有利于微生物定植。微生物附着在牙表面形成生物膜，称牙菌斑（dental plaque）。牙齿萌出后形成牙列，构成不同的滞留区：窝沟、光滑面、邻面及牙颈部等。牙周炎时，牙周袋或龈袋形成，牙齿的根面也成为滞留区。由于局部环境的差异，在不同部位菌斑内栖息的细菌种类不同。如窝沟菌斑以口腔链球菌，特别是变形链球菌为主；邻面菌斑以革兰阳性杆菌为主；龈下菌斑则以革兰阴性厌氧菌为优势菌。

（二）黏膜表面

口腔黏膜包括：唇、颊、腭、牙龈、口底及舌黏膜。由于黏膜上皮不断脱落及咀嚼活动，使黏膜表面附着菌量较少。而舌背部存在乳头结构，易使细菌滞留，再加上舌苔的存在，使舌背部形成一个适合厌氧菌生存的低氧化还原电位环境，由此也构成了牙周致病菌的储存库。

（三）唾液

唾液是微生物赖以生存的重要环境。通常所指的唾液是由腮腺、颌下腺、舌下腺、小黏液腺的分泌液以及从龈沟渗出的龈沟液组成的混合唾液（whole saliva）（图 1-1）。

口腔里的唾液流动并附于各种组织表面，成为悬浮在唾液内的微生物移植的媒介。它还使口腔保持湿润、有稳定的温度（35～36℃）和 pH（为 6.0～7.0），并含有丰富营养物质，成为适合多种微生物生存的环境。同时，唾液通过冲刷和咀嚼、吞咽等机械方式清除微生物，以及通过其所含抑菌物质抑制微生物生长而影响口腔生态系的平衡。因此，唾液对于口腔生态系有重要意义，是重要的生境。

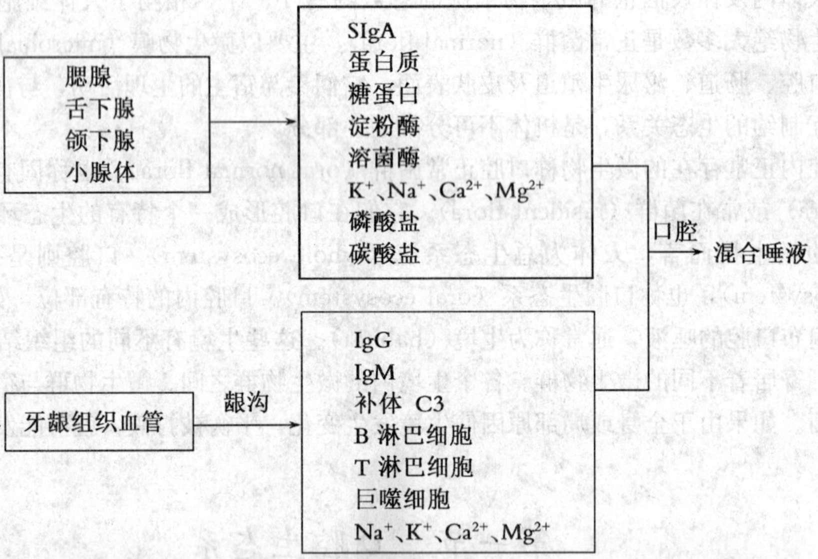

图 1-1　混合唾液的组成

（四）龈沟和龈沟液

正常龈沟深度约 2mm，牙周袋深度≥3mm；龈袋内的龈沟液有血清样营养成分及低的氧化还原电位，适合大量兼性及专性厌氧菌生长，特别是革兰阴性厌氧菌的生存。同时，微生物也因龈沟液的流动［正常流动 0.3 微升/（牙・小时）］而被清除，并受龈沟液里的抑菌成分的约束。

二、口腔生态系的影响因素（Factors affecting oral ecosystem）

（一）温度

口腔内正常温度保持在 35～36℃。适合绝大多数微生物的生长。温度能够影响 pH 变化、离子活性、微生物的凝集等。例如：牙周袋内温度在炎症活动期可升高到 39℃（正常牙周袋内温度为 36.8℃），高温可降低牙龈卟啉单细胞（P. gingivalis）的附着力，影响蛋白酶活性的表达，也影响龈下菌斑一些菌种的比例。

（二）氧化还原电位（Eh）

口腔是消化及呼吸系统的共同通道，氧浓度约为 20%，与空气相当。然而，口腔内兼性厌氧菌（facultatively anaerobic species）和专性厌氧菌（obligately anaerobic species）明显多于需氧菌（aerobic species）。另外，还有一些嗜二氧化碳和微需氧（capnophilic and microaerophilic species）菌种。在菌斑内，菌种间是相互默契的，在牙表面初期定植的细菌为需氧菌，当菌斑不断堆积，需氧菌消耗了局部的氧，菌斑深层出现低氧及无氧状态，则形成了有利于厌氧菌生长的环境。如釉质表面初期细菌定植时的 Eh 为＋200mV。菌斑形成约 7 天后，其深层 Eh 可达到－140mV。

口腔内，不同部位含氧量不同：牙光滑面 Eh 高，邻面颊皱、舌苔下 Eh 较低。龈袋（牙周袋）最低。健康龈沟一般 Eh 为＋50mV 以上。牙周炎患者袋内 Eh 约平均为－50mV 甚至更低，低 Eh 的牙周袋适合专性厌氧菌生长。

（三）pH

口腔内平均 pH 为 6.7～7.2，是适合多数微生物生长的中性环境。主要由唾液中的碳酸盐及磷酸盐缓冲系统维持着恒定的 pH。

细菌蛋白质分解代谢的产物氨基酸、尿素等可以使 pH 升高。在牙周炎进展时期，牙周袋内分解蛋白质的致病菌可使袋内 pH 升高到 7.8。高 pH 环境有利于革兰阴性厌氧菌生长，如适合牙龈卟啉单胞菌生长的 pH 为 7.5。产酸菌代谢糖类产生的乳酸、乙酸等产物可以使 pH 下降至 5.0 以下。酸性环境是牙表面脱钙的危险因素。

（四）营养

1. 内源性营养（endogenous nutrients）　指唾液及龈沟液内的蛋白质、糖蛋白、微量元素和气体等成分。为口腔内维持微生物生存的最基本营养物质，也是菌斑形成初期的营养来源。

2. 外源性营养（exogenous nutrients）　指食物。蔗糖、淀粉、乳糖等糖类有利于菌斑内的产酸菌代谢产酸，还可以被合成胞内多糖和胞外多糖而促进菌斑形成及龋病的发生。蛋白质和氨基酸食物有助于分解蛋白质的细菌生长。

（五）抗菌药及抑菌药

正常情况下，混合唾液内含有抑菌蛋白成分，起维持口腔生态平衡作用。此外，人们经常会使用一些抗菌药物，适量抗菌药可控制菌斑，消除炎症。不合理的使用则促使耐药菌株增多，造成不良后果，也可使有益菌减少，造成菌群失调，而出现再感染现象。

三、口腔生态系的平衡（Equilibrium in oral ecosystem）

在口腔生态系中，在宿主和微生物之间、微生物之间存在着相互依存、相互制约的动态平衡关系，以此维持着口腔正常的生理功能。如果平衡失调，而且失调得不到改善，口腔内就可能出现异常或疾病。

（一）微生物之间的作用

1. 协同作用　在菌斑内，细菌代谢唾液里的糖蛋白时，首先由一些有糖苷酶的细菌，如口腔链球菌（*S. oralis*）、普氏菌（*Prevotella* ）分解糖蛋白侧链。随后是具有蛋白水解酶的厌氧菌分解蛋白质部分，如具核梭杆菌（*F. nucleatum*）、中间普氏菌（*P. intermedia*）能够降解蛋白质。

变形链球菌等产酸菌代谢糖类能够产生乳酸。乳酸可被韦荣菌（*veillonella* ）利用，消化为弱酸产物——乙酸和丙酸。这些弱酸又可被真杆菌（*eubacterium*）利用。变形链球菌及唾液链球菌利用蔗糖合成的葡聚糖（glucan）存在于菌斑间质内，供其他菌种作为能源。还有牙周袋内的沃廉菌（*Wolinella*）消化由口腔链球菌及放线菌产生的甲酸盐，而本身产生的血红素又是产黑色素厌氧菌（black-pigmented anaerobes）生长所需的特殊营养物质（图 1-2）。

2. 拮抗作用　菌斑内各菌种的数量增加及外来菌进入口腔要受到其他菌种产生的抑菌

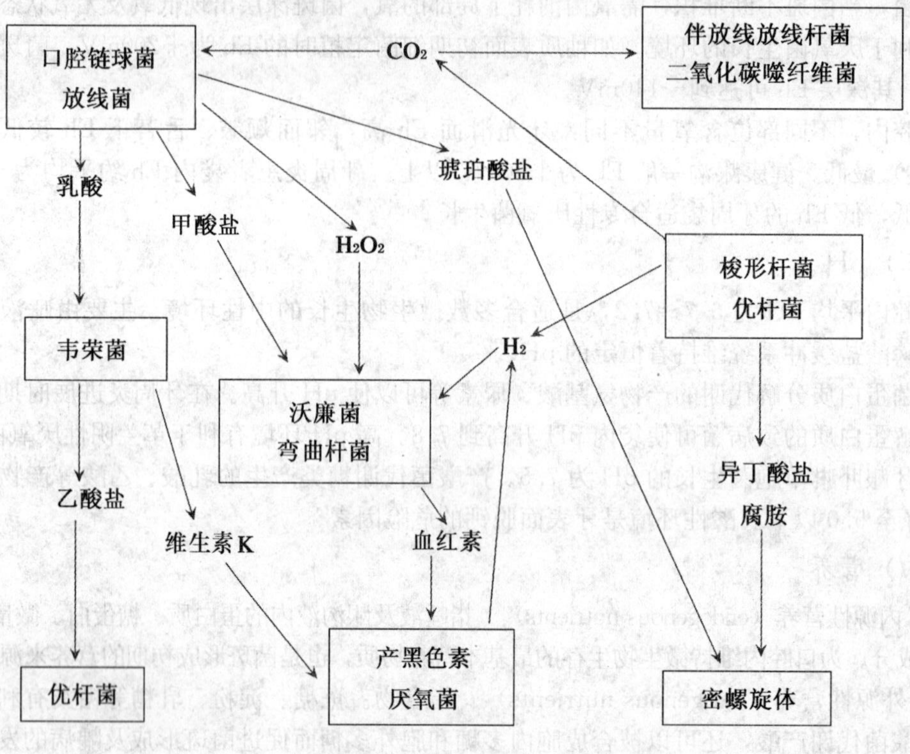

图 1-2　菌斑内细菌间营养代谢的相互依赖关系

物质的约束。如一些细菌能产生细菌素（bacteriocin），如变链素（mutacin）、血链素（sanguicin）和唾链素（salivaricin）等细菌素样物质（bacteriocin-like substance），能抑制革兰阳性和阴性菌及外来菌。血链素能抑制普氏菌；轻链菌群（*S. mitis*-group）则能产生过氧化氢，抑制一些牙周致病菌。

（二）宿主与微生物之间的相互作用

1. 微生物对宿主的依赖　微生物依赖口腔内稳定的 pH、温度及湿度的环境以及唾液内丰富的营养以生存。

2. 宿主对微生物的抑制　宿主的特异性及非特异性防御因素控制口腔内微生物的生存和限制外源性细菌在口腔内定居。

（1）非特异性因素　不间断的唾液流动及咀嚼活动可机械性地排除部分微生物。另外，混合唾液内存在多种抑菌物质：①溶菌酶（lysozyme）：凝聚并水解细胞壁上的肽聚糖，抑制口腔内菌种和外源性细菌。②乳铁蛋白（lactoferrin）：限制致病菌生长，抑制革兰阳性及阴性细菌。③过氧化酶系统（peroxidase system）：能抑制菌斑内细菌对糖的分解。④抗菌肽（antimicrobial peptides）：包括富组蛋白、半胱氨酸酶抑制药、富酪蛋白及防御素等蛋白，抑制口腔内细菌，杀灭酵母菌孢子。⑤黏蛋白：凝集口腔内悬浮于唾液的细菌。⑥炎症细胞：中性粒细胞、单核细胞、巨噬细胞等对细菌有吞噬作用。

（2）特异性因素　口腔黏膜内淋巴细胞、朗格汉斯细胞（Langerhans cell）参与构成黏膜屏障，防止细菌侵入。SIgA 是唾液中主要免疫球蛋白，能限制细菌酶活性，凝集细菌，抑制其在黏膜表面的粘附。IgG、IgM、IgA 和补体可中和细菌抗原。

已有研究证明，上述防御物质也存在互相协同作用。如溶菌酶和 SIgA 的联合能加强对细菌的凝集作用。

第二节　口腔正常菌群
Oral normal flora

一、口腔正常菌群的获得与发展（Acquisition and development of oral normal flora）

（一）获得

胎儿在母体子宫内一般是无菌的。在婴儿出生过程中，由母亲的产道获得一些微生物，如酵母菌和乳杆菌。由于细菌在口腔定植是有高度选择性的，从母亲产道中获得的微生物只是暂时的。口腔内微生物的获得主要在出生后。在喂养及护理过程中，通过饮食、唾液、用具等途径，由密切接触的人，主要是母亲将细菌传播给婴儿。

（二）发展

1. 乳牙未萌出前（出生后 5 个月以内）　新生儿口腔内的组织主要是黏膜，在黏膜上皮定植的细菌以需氧菌和兼性厌氧菌为主。出生后 1～3 天（最早在出生后 18 小时）首先定植的是口腔链球菌（*S*，*oralis*）、轻链球菌（*S. mitis*）和唾液链球菌（*S. salivarius*）。它们被称为先驱菌。先驱菌在局部继续生长代谢，消耗氧，使氧含量降低，渐渐形成厌氧的环境。出生后 3 个月就有厌氧菌检出，如产黑色素普氏菌（*P. melaninogenica*）、具核梭杆菌（*F. nucleatum*）和其他普氏菌属。

2. 乳牙列形成（出生后 5～32 个月）时期　乳牙萌出，牙列形成，有了牙面及滞留区。此时有变形链球菌（*S. mutans*）和血链球菌（*S. sanquis*）在牙表面定植。临床观察证实，变形链球菌的定植时间是在出生后 19～31 个月（平均 26 个月），这个特定时间称窗口感染期（window of infectivity）。这说明早期在口腔内定植的不同微生物有各自适宜的时间。继续定植的有：普氏菌属的各菌种、具核梭杆菌、二氧化碳噬纤维菌（或称二氧化碳嗜纤维菌）、韦荣菌、艾肯菌、放线菌、乳酸杆菌、奈瑟菌及卟啉单胞菌等。

3. 恒牙列形成时期　12 岁时牙列形成。随年龄的增长，滞留区加大，食物种类增多，口腔内的各种细菌逐渐增加，特别是革兰阴性厌氧菌数量到成年达到高峰。

二、口腔正常菌群的成员（Components of oral normal flora）

（一）革兰阳性球菌

1. 链球菌属（*Streptococcus*）　从口腔的任何部位都能分离出链球菌。近年的分类学研究将口腔内主要的链球菌分类为四个主要菌群*：变形链球菌群（*S. mutans*-group）、唾液链球菌群（*S. salivarius*-group）、咽峡炎菌群（*S. anginosus*-group）和轻链球菌群（*S. mitis*-group），四个菌群包括 19 个菌种（表 1-1）。

*：细菌分类等级和生物学分级方法相同，依次为界、门、纲、目、科、属、种和株。两个级别间可有亚门、亚纲等次要分级。群不是细菌正式分级，它泛用于具有共同特性的一组细菌。这里所指菌群是一组菌种，但是“群”可以用于任何级别。

表 1-1　口腔内主要的链球菌群和菌种

菌群	菌种
变形链球菌群（*S. mutans*-group）	
	变形链球菌种（*S. mutans*）
	远缘链球菌种（*S. sobrinus*）
	仓鼠链球菌种（*S. cricetus*）
	鼠链球菌种（*S. rattus* ）
	道恩链球菌种（*S. downei*）
	野生鼠链球菌种（*S. ferus*）
	猕猴链球菌种（*S. macacae*）
唾液链球菌群（*S. salivarius*-group）	
	唾液链球菌种（*S. salivarius*）
	前庭链球菌种（*S. vestibularis*）
咽峡炎链球菌群（*S. anginosus*-group）	
	星群链球菌种（*S. constellatus*）
	中间链球菌种（*S. intermedius*）
	咽峡炎链球菌种（*S. anginosus*）
轻链球菌群（*S. mitis*-group）	
	血链球菌种（*S. sanguis*）
	格氏链球菌种（*S. gordonii*）
	轻链球菌种（*S. mitis*）
	副血链球菌种（*S. parasanguis*）
	口腔链球菌种（*S. oralis*）
	嵴链球菌种（*S. crista*）
	肺炎链球菌种（*S. pneumoniae*）

（1）变形链球菌群：有 7 个菌种（含有 8 个血清型）。人口腔可分离出 5 个菌种：变形链球菌（血清型 c、e、f）、远缘链球菌（血清型 d、g）、仓鼠链球菌（血清型 a）、鼠链球菌（血清型 b）及道恩链球菌（血清型 h）。其中主要检出的是变形链球菌（检出率为 70%～100%），其次为远缘链球菌，其他各种检出较少。另外两个菌种——野生鼠链球菌（血清型 c）和猕猴链球菌（血清型 c）由动物口腔内分离（表 1-2）。

表 1-2　变形链球菌群分类

菌种	DNA 中 G+C 比例（mol%）	血清型
变形链球菌	36～38	c、e、f
远缘链球菌	44～46	d、g
仓鼠链球菌	41～43	a
鼠链球菌	42～44	b
道恩链球菌	41～42	h
野生鼠链球菌	43～45	c
猕猴链球菌	35～36	c

①特征：变形链球菌群为一组表型相似、基因型不同的 G^+ 球菌，有时呈椭圆甚至短杆状，菌体直径约 0.6～1.0μm，链状排列。在轻唾选择性培养基上生长的典型菌落为蓝色或灰蓝色。菌落形态不规则，直径一般小于 2.0mm，坚韧，嵌入培养基生长。菌落顶部有黏液状糖珠，糖液流失后，中央凹陷。变形链球菌群在厌氧及微需氧环境下生长，适合温度为

37℃，耐酸，在 pH 5.0～4.5 仍能生长。它们能发酵各种糖类，不同的菌种发酵糖的特点也不尽相同，但是人口腔内的五个菌种都能发酵甘露醇，并能利用蔗糖合成细胞外多糖。

②致病性：A. 黏附作用：变形链球菌群有多种细胞表面黏附素与牙表面获得膜结合而有利于细菌定植，如细胞表面抗原Ⅰ/Ⅱ、葡聚糖连接蛋白（glucan binding protein）等。B. 聚集作用：变形链球菌群分泌细胞外酶，主要有葡糖基转移酶（glucosyl transferases，GTFs）和果糖基转移酶（fructosyl transferases，FTFs）。前者能利用蔗糖合成可溶性及不溶性的细胞外多糖（extracellular soluble and insoluble polysaccharides），分别称为葡聚糖（glucan）及变聚糖（mutans），细胞外多糖尤其是变聚糖可促进细菌间共聚与菌斑形成。C. 产酸和耐酸能力：变形链球菌群具有很强和很快的酵解各种细胞外多糖、胞内多糖和单糖而产酸的能力。同时它们还能够耐受其自身产酸所形成的低 pH 环境而继续代谢和繁殖，保持牙面的酸环境而引起龋病。

在变形链球菌群中，变形链球菌及远缘链球菌是目前公认的主要致龋菌。它们在龋的发生初期就起重要作用，几乎和所有牙面的龋病相关。

（2）唾液链球菌群：有两个菌种：唾液链球菌和前庭链球菌。

①特征：是菌体直径为 0.8～1.0μm 的 G^+ 球菌，链状排列，链的长短比较悬殊。在轻唾培养基上形成独特的淡蓝色、大而圆、不透明的黏性菌落。唾液链球菌主要定植在口腔黏膜表面和舌背部黏膜。微氧环境生长较好，能分解各种糖类，可将蔗糖合成为可溶性果聚糖等胞外多糖。前庭链球菌主要从口腔前庭黏膜分离，不产生胞外多糖，能产生过氧化氢，有抑制菌斑内细菌作用。

②致病性：目前还没有资料证明唾液链球菌群对人有致龋性。

（3）咽峡炎菌群：有 3 个菌种：中间型链球菌、星状链球菌和咽峡炎链球菌。

①特征：为圆形或椭圆形 G^+ 球菌，呈双或链状排列。厌氧或兼性厌氧，在轻唾培养基上为淡蓝色花瓣样菌落。不能利用蔗糖合成胞外多糖。

②致病性：中间型链球菌主要从牙周袋内、肝脓肿及脑脓肿处分离；星状链球菌和咽峡炎链球菌主要从咽部、肝脓肿及脑脓肿处分离。该菌群属条件致病菌，能产生一种称作中间溶解素的蛋白酶样物质，分解组织而形成脓肿。

（4）轻链球菌群：有 7 个菌种：血链球菌、格氏链球菌、副血链球菌、口腔链球菌、轻链球菌、嵴链球菌和肺炎链球菌。

①特征：为圆形或椭圆形 G^+ 球菌，链状排列。血链球菌体直径约 0.8～1.2μm，在轻唾培养基上菌落约 0.7～1.0mm，有光滑型和粗糙型两种类型。轻链球菌体直径小于血链球菌，在轻唾培养基上菌落扁平、质软。该菌群能从菌斑分离，也可从末梢血液及机体其他部位分离。能够利用蔗糖产生细胞外多糖。

②致病性：血链球菌、轻链球菌、格氏链球菌和口腔链球菌等是最早在牙面定植的先锋菌，在菌斑形成过程中起重要作用。其中血链球菌能产生过氧化氢及血链素，对某些牙周病致病菌如牙龈卟啉单胞菌有抑制作用，因而被认为是对牙周组织健康有益的细菌。轻链球菌可以在唾液、菌斑、感染根管及牙周袋分离出来，但是未能肯定其对口腔疾病的致病性。

轻链球菌群够利用蔗糖产生细胞外多糖，但是未发现该菌群与龋病相关。因为能够在一些亚急性细菌性心内膜炎患者的心脏瓣膜或末梢血液分离出血链球菌、轻链球菌等，所以它们被认为是条件致病菌。

（5）其他链球菌：主要有：①酿脓链球菌（*S. pyogenes*）：为菌体直径约 0.6～1.0μm

的G^+球菌，链状排列，可从急性牙龈炎组织中分离，难以在健康口腔组织分离，可以引起多种感染，如咽喉炎、扁桃体炎和猩红热等。②消化链球菌（*Peptostrepotococcus*）：为菌体直径约0.7～1.0μm的G^+厌氧球菌，链状排列，虽然能从牙本质龋、感染牙髓及根管内及人体其他部位脓肿内分离本菌，但是并未明确其致病作用。③乏养链球菌（*Abiotrophia*）：是新从口腔内分离的细菌，作用不清。

2. 其他球菌属

（1）肠球菌属（*Euterococcus*）：口腔内分离的菌种是粪肠球菌（*E. faecalis*），存在健康口腔内，数量少，在免疫低下患者的口腔及感染的牙周袋内及根管内可分离。

（2）葡萄球菌属（*Staphylococcus*）：为呈葡萄状排列的G^+球菌，包括20个菌种，12个以上寄生于人体。最主要的是能引起化脓性感染的金黄色葡萄球菌、表皮葡萄球菌等。可以从牙菌斑内、根面龋及牙周袋内分离。

（3）口腔球菌属（*Stomatococcus*）：曾被称为微球菌属，为菌体直径约0.5～1.3μm的G^+球菌，成双、四联或不规则簇状排列。其中从舌背部分离、可以产生细胞外黏液的细菌被称为黏液性口腔球菌（*S. mucilagenosus*）。

（二）革兰阳性杆菌

1. 放线菌属（*Actinomycetes*）　该菌可从牙菌斑及牙周袋内分离，也可以从头颈部感染病灶内分离。根据近年来新的细菌分类学，放线菌属共有6个菌种，在口腔分离的菌种主要是：衣氏放线菌（*A. israelii*）、内氏放线菌基因Ⅰ型和Ⅱ型（*A. naeslundii genospecies* 1 and 2）及溶牙放线菌（*A. odontolyticus*）。在新的细菌学分类中，目前在临床经常使用的黏性放线菌（*A. viscosus*）已经被并入内氏菌内。

①特征：为G^+杆菌，菌体形态不规则，有杆状、丝状及分枝状等多形性表现。生长条件和菌落形态各异，但是都需要CO_2。衣氏放线菌为兼性和专性厌氧菌，常形成典型灰白色丝状菌落，菌落直径小于2.0mm。内氏放线菌为微需氧和兼性厌氧菌，菌落呈白色，直径1.0～2.0 mm。溶牙放线菌为微需氧和专性厌氧菌，菌落边缘不规则，直径0.5～1.0 mm。放线菌能发酵葡萄糖、果糖，能还原硝酸盐及亚硝酸盐。适合在35～37℃及pH6.7～7.0的环境生长，有耐酸性。

表1-3　放线菌的致病作用

菌种	分离部位	致病作用
内氏放线菌	牙菌斑及龈沟	根面龋、龈炎
衣氏放线菌	菌斑、感染根管及感染部位	颌骨放线菌病
溶牙放线菌	牙菌斑	早期龋
乔氏放线菌	健康龈沟	未发现
戈氏放线菌	健康龈沟	未发现
麦氏放线菌	龈沟化脓部位	牙周炎及脑脓肿

②致病性：不同菌种致病作用不同（表1-3）。与龋病及牙龈炎症关系密切的主要是内氏放线菌。其主要致病毒性作用包括：①菌毛的黏附：菌毛分为Ⅰ型和Ⅱ型。Ⅰ型菌毛在细菌黏附于牙面时起作用；Ⅱ型菌毛在细菌附着在口腔黏膜上起作用。②产生细胞外多糖：能利用蔗糖合成果聚糖和杂多糖而有利菌斑形成。③产酸、耐酸：发酵各种糖，产酸。在菌斑内pH为4.68时仍能继续代谢。

2. 乳杆菌属（*Lactobacillus*） 主要从龋洞内分离，在牙菌斑内检出少，在釉质及根面龋病进展时，数量明显增加。

①特征：G^+杆菌，菌体形态多样，可为长杆、短杆或棒状，无分枝，无芽胞。菌落呈圆形，白色（有时黄色），半透明，大小不等，直径小于2mm。光滑型菌落凸起，边缘整齐，粗糙型菌落表面无光泽，边缘不齐。能够发酵葡萄糖产酸，发酵类型有：同质发酵（产生乳酸）及异质发酵（产生乳酸、乙酸、甲酸、琥珀酸）两种。

②菌种：在口腔内能分离的菌种包括：干酪乳杆菌（*L. casei*）、嗜酸乳杆菌（*L. acidophilus*）、发酵乳杆菌（*L. fermentus*）、唾液乳杆菌（*L. salivarius*）、植物乳杆菌（*L. plantarum*）、短乳杆菌（*L. brevis*）、布氏乳杆菌（*L. buchneri*）、戈氏乳杆菌（*L. gasseri*）、口乳杆菌（*L. oris*）、鼠李糖乳杆菌（*L. rhamnosus*）、齿龈乳杆菌（*L. uli*）及玉米乳杆菌（*L. zeae*）等。

上述菌种与龋发生较密切的主要是干酪乳杆菌、嗜酸乳杆菌、发酵乳杆菌。

③致病性：乳杆菌有较强的代谢糖类产酸能力，可以合成葡聚糖和杂多糖。耐酸，在pH3.8的环境仍能生长。通常认为乳杆菌不是最早引起龋病的致病菌，但是在龋病发生后，有促进龋病发展的作用。在消化道及阴道内则属有益菌，促进营养吸收，刺激免疫活性及防止阴道感染。

3. 真杆菌属（*Eubacterium*） 也称优杆菌，为G^+丝状杆菌，属无芽胞专性厌氧菌，有三十多个菌种，可分成为分解糖及不分解糖两类。在牙菌斑与球菌一起构成谷穗样（corn-cob）结构。可以从牙本质龋、坏死牙髓、头颈部感染病灶内分离。真杆菌属对疾病的作用还待进一步研究。

其他革兰阳性杆菌有：马氏棒状杆菌（*Corynebacterium. matruchotii*）、龋齿罗斯菌（*Rothia. dentocariosa*）、齿双歧杆菌（*Bifidobacterium. dentium*）等。

（三）革兰阴性球菌

1. 韦荣菌属（*Veillonella*） 为G^-专性厌氧球菌，菌体较小，直径约0.3～0.5μm，从牙菌斑内分离。口腔内有小韦荣菌（*V. parvula*）、殊异韦荣菌（*V. dispar*）及非典型韦荣菌（*V. atypical*）等菌种。韦荣菌缺乏葡糖激酶（glucokinase）和果糖激酶（fructokinase），不能直接代谢糖类，但是能利用菌斑内的中间产物乳酸作为本身能源，将乳酸转化为酸性较弱的丙酸。因此认为韦荣菌在菌斑内起到减少乳酸的脱钙作用，从而减缓龋病发生。

2. 奈瑟菌属（*Neisseria*） 为G^-需氧球菌，主要从菌斑内分离，是早期在牙表面的定植菌，也可从鼻咽部分离。奈瑟菌的代谢有双向性，菌斑内有蔗糖时可分解糖并合成胞外多糖，无蔗糖时可以降解菌斑内的乳酸，使之转化为弱酸或挥发性酸。其致病作用不能确定。

3. 莫拉菌属（*Moraxella*） 为G^-需氧菌，不分解糖，在口腔内能被检出，但主要是上呼吸道共生菌。具有α-内酰胺酶活性，而影响抗生素治疗作用。

（四）革兰阴性杆菌

主要存在于龈袋或牙周袋、龈下菌斑背及舌背黏膜舌苔下，它们和牙周炎密切相关，健康牙龈沟内检出很少，如果龈袋内革兰阴性杆菌菌种及数量增加，标志炎症存在及进展。

1. 专性厌氧革兰阴性杆菌

（1）卟啉单胞菌属（*Porphyromonas*）：是从类杆菌属分出的新菌属，是以卟啉产物及不分解糖为特点的独立菌属，包括3个菌种。从龈下菌斑分离的菌种有牙龈卟啉单胞菌（*P. gingivalis*）和不解糖卟啉单胞菌（*P. asaccharolytica*），从感染根管分离的菌种有牙髓卟啉单胞菌（*P. endodontalis*）。从慢性牙周炎患者牙周袋内检出的菌种为牙龈卟啉单胞菌。炎症活动期检出数量高，在健康牙周及牙龈炎患者也能检出，但较少，属于条件致病菌。它是目前公认的慢性牙周炎主要致病菌。

①牙龈卟啉单胞菌的特征：典型的菌体形态为G^-杆菌，培养2天形成透明突起的菌落，3～4天时为棕色，超过5天变为墨黑色，表面似金属光泽，完全溶血。不分解糖，分解蛋白产生苯乙酸、丙酸、丁酸、异丁酸、异戊酸、硫化氢及甲硫醇，苯甲酸脱氢酶（MDH）和谷氨酸脱氢酶阳性。适合的培养温度为36～37℃，需在80% N_2、10% H_2、10% CO_2的厌氧环境生长。营养要求高，维生素K及高铁血红素为特殊营养成分。

②牙龈卟啉单胞菌的致病性：A. 荚膜（capsule）：较厚，具有抗吞噬作用。B. 黏附素：牙龈卟啉单胞菌的黏附素有两类，一类为菌毛，含有菌毛蛋白（pilin），可以和获得膜上的富脯蛋白、富酪蛋白（statherin）等结合，使菌体黏附于牙表面；还可以与轻链球菌群的各种细菌、内氏放线菌、具核梭杆菌、密螺旋体等细菌共聚，促进菌斑形成。另一类为血细胞凝集素（hemagglutinins），目前有五种凝集素分子，它们能凝集血红细胞，从中得到生长必需的血红素，还可以凝集其他细菌。C. 细胞外膜泡（outer membrane vesicles）：牙龈卟啉单胞菌的细胞外膜泡可以分离出大量泡样结构，直径约50 nm，分泌到细胞外，与牙龈组织的细胞、龈下菌斑内的细菌凝集，附着在龈壁上皮，还能携带蛋白酶及内毒素等毒性物质穿过上皮屏障进入牙周组织内，起破坏作用。D. 蛋白酶：包括胰蛋白样酶（trypsin-like proteinases）和胶原酶（collagenases）。前者能够水解免疫球蛋白及补体，激活宿主细胞分泌金属蛋白酶及降解牙周细胞蛋白，对牙周组织起破坏作用；后者溶解牙周组织中的胶原蛋白而破坏牙周组织。E. 内毒素（endotoxins）也称脂多糖（lipopolysaccharides，LPS）：是牙龈卟啉单胞菌外膜的组成部分。包括膜外部的Q-特异性链和Q-多糖（the Q-specific chain and Q-polysaccharide）、膜内多糖粒（polysaccharide core）和疏水的脂类A（the hydrophobic lipid A）。LPS能诱导巨噬细胞及成纤维细胞产生炎性细胞因子；刺激宿主细胞分泌胶原酶；增加牙组织的氧代谢；刺激破骨细胞，增加骨的吸收破坏。F. 其他毒性产物：溶血素（hemolysins）可溶解红细胞；各种有机酸对牙龈组织有刺激作用；另外，牙龈卟啉单胞菌分解含硫蛋白，产生的硫化氢（hydrogen sulphide）、甲硫醇（methylmercaptan）与短链脂肪酸可产生臭味。

（2）普氏菌属（*Prevotella*）：也是从类杆菌分出来的新菌属。包括两部分：产黑色素的菌种和非产黑色素的菌种。它们可从健康龈沟、炎症的牙周袋、黏膜表面分离（表1-4）。

表1-4　口腔内普氏菌属

产黑色素菌种	非产黑色素菌种
中间普氏菌（*P. intermedia*）	颊普氏菌（*P. buccae*）
变黑普氏菌（*P. nigrescens*）	口颊普氏菌（*P. buccalis*）
产黑色素普氏菌（*P. melaninogenica*）	口腔普氏菌（*P. oralis*）
洛氏普氏菌（*P. loescheii*）	口普氏菌（*P. oris*）
人体普氏菌（*P. corporis*）	龈普氏菌（*P. oulora*）
栖齿普氏菌（*P. denticola*）	真口腔普氏菌（*P. veroralis*）
苍白普氏菌（*P. pallens*）	动胶普氏菌（*P. zoogleoformans*）
	潭氏普氏菌（*P. tannerae*）
	栖居普氏菌（*P. enoeca*）
	牙普氏菌（*P. dentalis*）

①特征：为G^-球杆菌，可多形性，专性厌氧。菌落一般为圆形突起。一类为黑色菌落，一类无黑色素，黑色菌落在紫外线照射下产生砖红色荧光。产黑色素菌种需要高铁血红素及维生素 K 为特殊营养。分解糖类产生乙酸、琥珀酸等，水解明胶。

②致病性：含有蛋白酶，能分解蛋白质产生硫化物，并有凝血及溶血作用（凝血及溶血基因已克隆）。该菌属中的中间普氏菌是牙周炎症常分离的菌种，被认为是牙周病致病菌之一，与妊娠性龈炎关系尤为密切。

（3）梭杆菌属（*Fusobacterium*）：从龈袋及牙周袋分离，包括具核梭杆菌（*F. nucleatum*）及其亚种、龈沟梭杆菌（*F. alocis*）、沟迹梭杆菌（*F. sulci*）及牙周梭杆菌（*F. periodonticum*）等菌种（表 1-5）。

表 1-5　口腔内梭杆菌属

菌种	分离部位
具核梭杆菌（*F. nucleatum*）	
梭形亚种（*F. nucleatum subsp*）	炎症的牙周袋
多行亚种（*F. polymorphum subsp*）	正常龈沟
文森亚种（*F. vrincentii subsp*）	炎症龈沟
龈沟梭杆菌（*F. alocis*）	正常龈沟
沟迹梭杆菌（*F. sulci*）	正常龈沟
牙周梭杆菌（*F. periodonticum*）	炎症的牙周袋

①特征：为菌体呈梭形的G^-杆菌，专性厌氧，无芽胞。多数不分解糖，但能合成细胞内多糖。能分解谷氨酸、组氨酸、赖氨酸和天冬氨酸，产生丁酸及少量乙酸、琥珀酸，能分解半胱氨酸产生丁酸、硫化氢、甲硫醇，是口腔异味的主要来源。

②致病性：该菌属中致病性最强的为具核梭杆菌种中的梭形亚种（*F. nucleatum subsp*），是牙周袋内检出较多的菌种。它们产生的多种蛋白酶、硫酸脂酶、内毒素及有机酸等能够破坏牙周组织；它们还能与牙周袋内多种厌氧菌共聚而促进菌斑形成，引起继发感染，被认为是慢性牙周炎重要致病菌之一。

（4）其他革兰阴性专性厌氧菌：弯曲菌属（*Campylobacter*）：简明弯曲菌（*C. concisus*）；昭和弯曲菌（*C. showae*）；唾液弯曲菌（*C. sputorum*）；细丝弯曲菌（*C. gracilis*）。月形单胞菌属（*Selenomonas*）：生痰月形单胞菌（*S. sputigena*）；有害月形单胞菌（*S. noxia*）；福氏月形单胞菌（*S. flueggei*）；牙周病月形单胞菌（*S. infelix*）；脑申月形单胞菌（*S. dianae*）；蛛形月形单胞菌（*S. artemidis*）。螺杆菌属：幽门螺杆菌（*Helicobacter pylori*）。约翰森菌属：懒惰约翰森菌（*Johnsoniiignava*）。

2. 兼性厌氧革兰阴性菌　口腔内可分离的菌种主要包括短小杆菌属的伴放线放线杆菌（*Actinobacillus actinomycetemcomitans*，*Aa*）、艾肯菌（*Eikenellae*）、嗜血杆菌（*Haemophilus*）等菌种，以及二氧化碳噬纤维菌属（*Capnocytophaga*）。

（1）伴放线放线杆菌

①特征：为G^-小杆菌，多形性，在选择性培养基上能形成典型的白色、透明的星状菌落。厌氧及微氧环境生长，生长时需要 5%～10% CO_2。能发酵果糖、麦芽糖、半乳糖和甘露醇糖产酸，氧化酶和触酶反应阳性，可还原硝酸盐。本菌有 8 个生物型及 5 个血清型（a、b、c、d、e）。亚洲人感染的多为 c 型，欧美人感染的多为 b 型。

②致病性：伴放线放线杆菌具有多种毒性物质：A. 白细胞毒素（leukotoxin）：有杀灭

白细胞作用；B. 内毒素：刺激炎性因子和骨吸收反应；C. 胶原酶（collagenase）：分解组织内胶原蛋白；D. 蛋白酶：能分割 IgG，有利于细菌侵入；E. 菌毛：有较强的附着能力。该菌为条件致病菌，属高毒性菌种，主要从侵袭性牙周炎患者的牙周袋内分离，被认为是侵袭性牙周炎主要致病菌。

（2）二氧化碳噬纤维菌属：包括黄褐二氧化碳噬纤维菌（*P. orchracea*）、牙龈二氧化碳噬纤维菌（*P. gingivalis*）和生痰二氧化碳噬纤维菌（*P. sputigena*）3 个菌种。

①特征：G^-杆菌，菌体长而细，通常为（0.4～0.6）μm×（2.5～2.7）μm，末端呈梭形，无牙胞、无鞭毛。兼性厌氧，嗜 CO_2，在 10% CO_2 环境生长良好。细菌滑行生长，所以其菌落薄而平，边缘不齐，多为粉红色或黄色。

②致病性：可以从牙周炎组织、感染根管、干槽症及软组织的脓肿中分离。该菌属中，生痰二氧化碳噬纤维菌的毒力最强，被认为与青少年牙周炎关系密切。

第三节　牙菌斑

Dental plaque

牙菌斑是存在于牙表面的微生物膜（microbial biofilm），是口腔生态系不可分割部分。它与口腔环境保持动态的平衡关系，并维持着口腔正常生理功能。当菌斑生存环境发生改变时，菌斑内菌群数量及比例失调，菌斑出现异常毒性物质，则可导致疾病。因此，控制菌斑、调整口腔内生态平衡关系，对人体健康至关重要。

一、牙菌斑形成（Formation of dental plaque）

牙菌斑形成一般分为七个阶段：

1. 获得膜形成　口腔内细菌一般不与牙表面直接附着，而是通过获得膜定植在牙表面。获得膜是菌斑形成的基础，是由唾液、龈沟液和细菌产物组成的被覆在牙表的一层薄膜（厚度约不足 1μm）。不同部位的名称和组成有所区别。吸附在牙釉质表面的称釉质获得膜（acquired enamel pellicle），成分以唾液为主。附着在牙骨质上的称牙骨质获得膜（acquired cementum pellicle），以龈沟液成分为主。覆盖在黏膜表皮上的称黏液外衣（mucus coat），主要是混合唾液成分。

获得膜含有蛋白质、糖蛋白、脂类、脂多糖、氨基酸、溶菌酶、淀粉酶、球蛋白和细菌代谢产物如葡糖基转移酶、葡聚糖等成分，这些成分都可作为细菌表面黏附素结合的受体（表 1-6、图1-3）。

表 1-6　获得膜组成成分

来源	成分
唾液	
	黏蛋白
	富脯蛋白
	富组蛋白
	球蛋白

续表

来源	成分
	富酪蛋白
	溶菌酶
	淀粉酶
	脂类
	脂糖
细菌	
	葡聚糖
	葡糖基转移酶

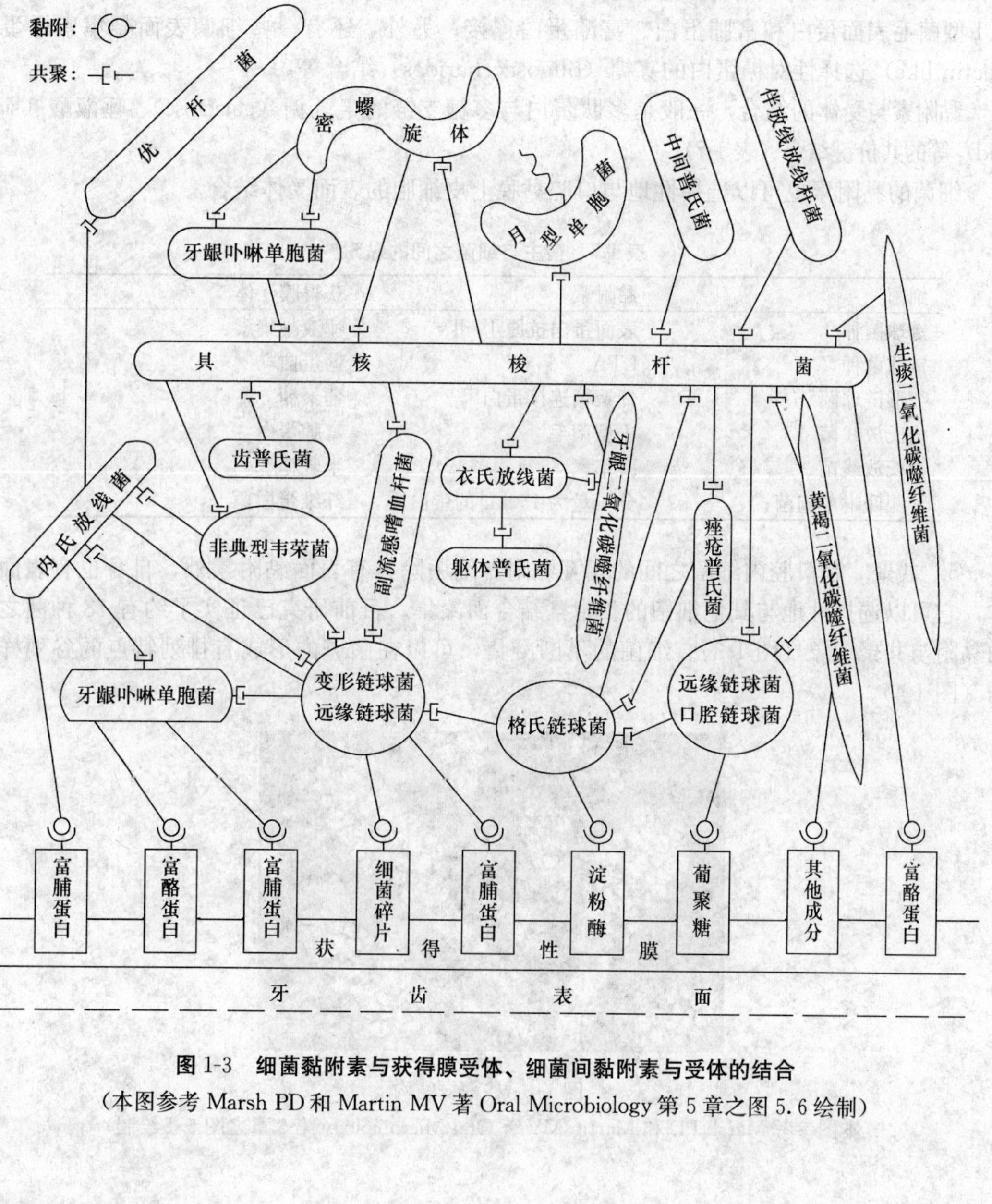

图 1-3　细菌黏附素与获得膜受体、细菌间黏附素与受体的结合

（本图参考 Marsh PD 和 Martin MV 著 Oral Microbiology 第 5 章之图 5.6 绘制）

2. 传递　细菌作为微粒悬于唾液中，多数以布朗运动方式、少数有活动能力的细菌以主动运动方式向牙表面靠近。

3. 初期附着　主要是细菌表面电子和获得膜表面电子间的范德瓦尔斯力及静电结合，是一种远距离的物理性弱结合，这种结合是可逆的。

注：范德瓦尔斯力（van der waals forces）：两个原子或分子相隔约 0.3～0.4nm 时，它们之间产生的相吸或相斥的力。

4. 黏附　细菌表面黏附素与获得膜表面受体的结合，是一种短距离、特异性的化学作用，是不可逆的过程。

特异性是指黏附素与受体有选择性的结合。例如格氏链球菌（*S. gordonii*）选择性地与获得膜上淀粉酶结合；牙龈卟啉单胞菌、变形链球菌、远缘链球菌与获得膜的富脯蛋白结合；远缘链球菌表面的葡聚糖连接蛋白（glucan binding protein）与葡聚糖连接；内氏放线菌Ⅰ型菌毛表面蛋白和富脯蛋白、富酪蛋白连接；另外，还有一些细菌表面凝集素样蛋白（lectin like）选择性对糖蛋白的寡糖（oligosaccharides）结合等。

黏附素与受体的结合，一般是多肽蛋白与多糖支链的半乳糖（galactose）、唾液酸（sialic acid）等的共价键结合（表 1-7）。

细菌的黏附素也可以选择性地与口腔黏膜上皮细胞的表面受体结合。

表 1-7　宿主与细菌之间的黏附

细菌	黏附素	获得膜受体
链球菌种	表面蛋白抗原Ⅰ/Ⅱ	唾液凝集素
链球菌种	LTA	糖蛋白
变形链球菌	葡聚糖连接蛋白	葡聚糖
内氏放线菌	Ⅰ型菌毛	富脯蛋白
卢氏放线菌	凝集素	半乳糖
牙龈卟啉单胞菌	分子量为 150kD 的蛋白质	纤维蛋白原

5. 共聚　是口腔内细菌之间的相互黏附。细菌除具有表面黏附素外，自身也有表面受体，它可以选择性地与其他细菌的黏附素结合而聚集。目前研究已证实了约有 18 种菌之间的黏附与共聚现象（图 1-3）。细菌的不断凝集，可以在菌斑内形成有排列特点的谷穗样结构（图 1-4）。

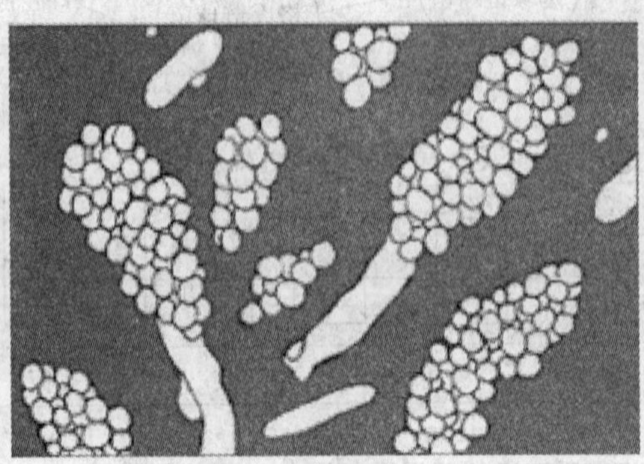

图 1-4　谷穗样结构

（本图参考 Marsh PD 和 Martin MV 著 Oral Microbiology 第 5 章之图 5.1 绘制）

6. 菌斑形成　黏附和共聚的结果，使菌斑形成一个有规律的群体，除初期从唾液获取有限营养外，还从食物中获得生长的营养。一些细菌如变形链球菌群以自身的细胞外酶，利用食物中糖类产生葡聚糖、果聚糖（fructans）等细胞外多糖，构成了菌斑基质及糖原的储备，也构成了菌斑细菌与外界（口腔）进行物质交换的通道。此时期，菌斑基本形成。

7. 扩散　成熟的菌斑在种类及数量上有一定限度，菌斑内细菌在不断增殖，多余的菌细胞要向口腔内扩散，并转移到其他部位定植。有研究证实，菌斑内细菌除黏附外，还具有一种分离作用，如变形链球菌有一种蛋白释放酶（protein-releasing enzyme）能使共聚的细菌脱离开，躯体普氏菌（*P. locscheu*）能产生一种蛋白酶，可以分解它们与口腔链球菌间的结合。游离的菌体进入到口腔唾液，部分可定植到新的部位，另一部分通过唾液从口腔排除。

二、菌斑的组成与结构（Components and structure of dental plaque）

（一）组成

菌斑包括基质及微生物两部分。基质成分为水及固体，固体化学成分包括有机成分及无机。

1. 有机成分：①糖类：葡萄糖、蔗糖、多糖（葡聚糖、果糖和杂多糖）；②蛋白类：免疫球蛋白、白蛋白、乳铁蛋白、多种氨基酸（酪氨酸、苏氨酸及硫氨酸等）及糖蛋白（黏多糖）；③酶类：溶菌酶、淀粉酶、水解蛋白酶等；④脂类：少量脂糖及磷脂；⑤代谢产物：乳酸、甲酸、乙酸、丙酸、戊酸、氨、吲哚、甲硫醇等。

2. 无机成分：钙、镁、磷、钠、钾及少量铁、氟元素。

（二）结构

牙菌斑内细菌间是有序的结合。一般长杆菌及丝状菌与釉质表面是垂直（或有一定角度）排列，球菌黏附在其周围形成谷穗样及试管刷样（test tube brush）结构。细菌间隙的基质也是菌斑与口腔环境进行物质交换的通道。

（三）成分的变化

菌斑形成过程中，由于细菌的生长代谢，菌斑表面及内部成分出现一些有规律的改变：菌斑表面营养丰富，深层减少；代谢产物增加，各种有机酸增加；氧含量表面升高，内部减

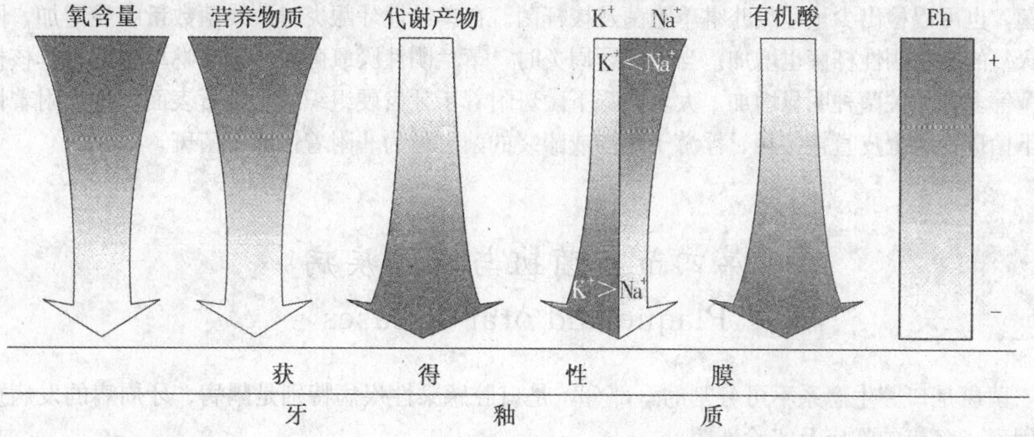

图 1-5　牙菌斑内主要成分的变化规律

（本图参考 Marsh PD 和 Martin MV 著 Oral Microbiology 第 5 章之图 5.3 绘制）

少，表面氧化还原电位为“+”值，内部为“−”值；菌斑表面 [Na^+] 高于 [K^+]，内层 [K^+] 浓度高于 [Na^+]；表面的 pH 为中性，深层变酸（图 1-5）。

三、菌斑的分类和细菌成分（Classification of dental plaque and components of bacteria）

菌斑分类方法主要有两种：一种以龈缘为界，分为龈上菌斑（supragingival plaque）（包括光滑面、邻面、窝沟菌斑）和龈下菌斑（subgingival plaque）（附着性菌斑及非附着性菌斑）；另一种将菌斑分为龈上菌斑、龈缘菌斑（gingival margin plaque）和龈下菌斑。各生境中的菌斑所处环境不同，菌斑内菌种组成也各异。容易引起龋病及牙周病的菌斑大多位于不易清除的区域，如窝沟菌斑（fissure plaque）、邻面菌斑（approximal plaque）、龈沟菌斑及龈下菌斑。

1. 光滑面菌斑　光滑面菌斑内的优势菌群为链球菌，其中以轻链球菌、血链球菌及变形链球菌为主，此外有放线菌、韦荣菌和奈瑟菌等。该部位菌斑内菌群种类和数量容易受宿主卫生、饮食等生活习惯的影响。

2. 窝沟菌斑　殆面窝沟及颊侧窝沟是菌斑滞留区，是龋病易感部位。这个部位的菌群主要是革兰阳性球菌，特别是能产生胞外多糖的菌种，如变形链球菌群。革兰阳性杆菌以放线菌较多，少量是丙酸杆菌。革兰阴性球菌主要是韦荣菌，革兰阴性厌氧菌一般不易被检出。

3. 邻面菌斑　尤其是牙齿接触面以下是龋病的易感区，是不易自然清除菌斑的部位。此处菌群与窝沟菌斑比较，菌的数量多。优势菌为放线菌属，具体菌种是内氏放线菌（*A. naeslundii*）及溶牙放线菌种（*A. ofontyticus*）。革兰阳性球菌检出也较多，如血链球菌及变形链球菌。革兰阴性球菌是奈瑟菌（*Neisseria*），革兰阴性杆菌检出较多的是普氏菌属。

4. 龈下菌斑　位于龈缘下、龈沟或龈袋内，是隐藏细菌最多的部位。此处有唾液及龈沟液营养的支持，有低的氧化还原电位，是最适合厌氧菌生存的部位。菌种包括革兰阳性球菌的轻链球菌群及咽峡炎菌群；革兰阳性杆菌的麦氏放线菌、溶牙放线菌、内氏放线菌和格氏放线菌，还有罗斯菌（*Rothia*）。在健康龈沟内检出的革兰阴性厌氧菌有产黑色素普氏菌、变黑普氏菌，也可以检出少量牙龈卟啉单胞菌及梭杆菌。在单纯性牙龈炎时放线菌数量明显增加，同时厌氧的革兰阴性杆菌也增加。当出现牙周炎时，革兰阴性厌氧菌如牙龈卟啉单胞菌、具核梭杆菌等多种相关菌种明显增加。大多数龈下菌斑附着于牙齿硬组织或牙结石表面，称为附着性龈下菌斑；与上皮直接接触、浮游于龈沟或龈袋的菌斑称为非附着性龈下菌斑。

第四节　菌斑与口腔疾病
Plaque and oral diseases

菌斑是口腔生态系不可分割的一部分，是口腔感染性疾病特别是龋病、牙周病的发病重要因素。多年的临床及实验证明：

- 菌斑在口腔的滞留区就是龋及牙周病易感区。
- 疾病早期及进展期局部，菌斑内菌群比例及数量发生改变，致病菌的数量明显增加。

• 致病菌产生对牙体及牙周组织有害的毒性物质。消除相关细菌及毒素，疾病则得到改善。

• 由菌斑引起的感染性疾病有多因素、多菌种、多毒性特点，属于内源性感染。其病原菌多数属于条件致病菌。

一、龋病与牙菌斑的关系（Relationship between caries and dental plaque）

龋病是菌斑内细菌利用糖类代谢产酸（乳酸等），对牙釉质、牙骨质及牙本质的羟基磷灰石脱钙、破坏而发生的疾病，是致龋菌、含糖食物与宿主口腔相互作用的结果。

（一）致病菌确定

从20世纪20年代起，人们对致龋菌做了系统而又漫长的研究。通过寻找龋洞内及龋早期病损处的病原菌、龋病流行病学调查、细菌学分离技术、动物模型及实验室研究，终于在20世纪70年代末证实：变形链球菌具有强致龋性，特别是其在病变早期的致龋作用，它与牙体各部位的龋损发生有关；乳杆菌具有促进龋发展的作用。20世纪80年代至90年代初又提出放线菌与邻面龋及根面龋发生相关。此后又证实了变形链球菌、乳杆菌与根面龋发生相关。

20世纪90年代初，又提出了非变形链球菌（non-mutans streptococcus），即其他耐酸的口腔链球菌的致龋作用。近几年，在根面龋发生的研究中，发现龈沟及牙周袋内并无变形链球菌及乳酸杆菌，而革兰阴性菌比例明显升高。升高的菌种包括二氧化碳噬纤维菌属和普氏菌属，特别是牙龈嗜二氧化碳噬纤维菌、黄褐色嗜二氧化碳噬纤维菌及中间普氏菌。研究表明这些细菌可能在分解糖类产酸的同时还具有能降解牙骨质基质内蛋白（如胶原蛋白）的作用，这些现象正在引起人们的关注。

到目前为止，公认的致龋菌是：①变形链球菌群，其中主要是变形链球菌和远缘链球菌，②乳杆菌属，主要是乳酪乳杆菌、嗜酸乳杆菌（*L. acidophilas*），③放线杆菌属：内氏放线菌基因2型（原分类法中的黏性放线菌）、溶牙放线菌，其他菌种正待证实。

（二）致病菌毒性作用

1. 黏附　致龋菌有多种黏附功能，例如变形链球菌表面蛋白抗原Ⅰ/Ⅱ、细胞壁脂磷壁酸、表面葡聚糖连接蛋白（glucan binding protein）等可以与牙釉质表面获得膜受体结合，附着在牙表面。内氏放线菌Ⅰ型菌毛也有较强的黏附力。

细胞外多糖合成能力，如变形链球菌有三种受基因调控的葡糖基转移酶，这些酶利用口腔内的蔗糖合成可溶性和不溶性葡聚糖（表1-8）；果糖基转移酶利用蔗糖合成果聚糖。葡聚糖和果聚糖既促进了菌斑形成，又构成菌斑基质成分，成为细菌细胞外营养储备。

2. 产酸　变形链球菌和乳酸杆菌有较强的产酸能力，在糖类存在下，快速代谢产酸。这主要是由于有较完善的糖类磷酸转移体系：磷酸烯醇式丙酮酸糖类磷酸转移酶系统（phosphoenolpyruvate sugar phosphotransferase system，PTS），可以将蔗糖、葡萄糖、麦芽糖、果糖、乳糖等快速转运入细菌细胞内，一部分经代谢为丙酮酸，再经乳酸脱氢酶（lactate dehydrogenase）分解产生乳酸，排到细胞外。另一部分在细胞内合成为细胞内多糖（intracellular polysaccharide，IPS）作为细胞内糖原储备，待外源性营养缺乏时，可继续代谢产酸。

表 1-8 变形链球菌群的多糖产物、合成酶及调控基因

	酶	基因	葡聚糖结构	葡聚糖种类
变形链球菌	GTF-I	*gtfB*	73%α-（1-3）-/27%α-（1-6）-	水不溶性
	GTF-IS	*gtfC*	66%α-（1-3）-/34%α-（1-6）-	混合性
	GTF-S	*gtfD*	30%α-（1-3）70%α-（1-6）-	水溶性
远缘链球菌	GTF-I	*gtfI*	80%～90%α-（1-3）-	水不溶性
	GTF-S	*gtfS*	100%α-（1-6）-	水溶性
	GTF-S	*gtfT*	90%α-（1-6）-	水溶性

3. 耐酸　致龋菌在有较强的产酸能力的同时，还能在菌斑内 pH5.0 以下的环境继续生长代谢产酸（表 1-9）。在这个环境里，菌斑内其他对酸敏感的菌种不能生存。

表 1-9 致病菌的耐酸性

菌种	生长极限 pH	致死 pH
变形链球菌	4.28	3.0
乳酪乳酸杆菌	3.81	2.3
内氏放线菌	4.68	3.2

二、牙周疾病与菌斑（Periodontal diseases and dental plaque）

牙周病是另一个与菌斑相关的感染性疾病。与龋病不同的是，感染来源于龈沟或牙周袋内细菌，出于全身及口腔局部的原因，导致菌群失调，致病菌产生的各种毒素引起牙周组织炎症及损害。

（一）细菌病因学说

目前对菌斑内病原菌的作用有三种观点：①特异性菌斑学说：认为菌斑内个别菌种引起牙周炎症；②非特异性菌斑学说：认为牙周炎是龈下菌斑内所有菌种的联合作用的结果；③生态菌斑学说：认为牙周局部菌斑的环境改变有利于分解蛋白的厌氧菌（一般指革兰阴性厌氧菌）增殖，使龈下菌群平衡失调而导致疾病。

前两种学说孤立地强调菌斑内菌种的作用，但不能解释牙周疾病发生、发展的复杂过程和现象。生态菌斑学说从口腔生态系内宿主（全身和局部）与菌斑之间的生态平衡角度切实地指出了疾病发生的内涵。

（二）牙周病的微生物学特征

由于人类的机体存在不同差异（包括年龄、生长代谢、免疫反应等），口腔内各生境的微环境不同，菌斑内容各异，则表现出不同的牙周疾病类型。

1. 慢性龈缘炎（chronic marginal gingivitis）　炎症限于牙龈。与健康龈沟比较，龈袋菌斑细菌总数增加 10～20 倍。放线菌增加明显，其中包括衣氏放线菌和内氏放线菌。当炎症出现牙龈出血时，产黑色素菌种及巨核梭等革兰阴性厌氧菌种数量会上升。

2. 慢性牙周炎（chronic periodontitis）　慢性牙周炎好发于成年人，表现为牙周组织破坏性炎症：附着丧失，出现牙周袋、牙槽骨吸收，龈下菌斑内革兰阴性厌氧菌增加，多数为不分解糖而降解蛋白质的菌种，包括：牙龈卟啉单胞菌、中间普氏菌、具核梭杆菌、福塞类杆菌、密螺旋体（*Treponema spp*），其次还有躯体普氏菌、口腔普氏菌、直肠弯曲杆菌（*C. rectas*）等。

3. 急性坏死性溃疡性牙龈炎（acute necrotizing ulcerative gingivitis） 是以牙龈组织坏死为特征的炎症。在龈沟里大量检出的各种螺旋体中，密螺旋体的数量可占总菌数的40%，另一个增加的是中间普氏菌，其次为梭形杆菌。

4. 侵袭性牙周炎（aggressive periodontitis） 是一种牙周组织迅速破坏、而炎症反应较轻的特殊类型牙周炎。在龈下菌斑菌群内突出的菌种是伴放线放线杆菌，该菌检出率明显增加，达到70%以上。此外，牙龈卟啉单胞菌、中间普氏菌、二氧化碳噬纤维菌、侵蚀艾肯菌及螺旋体也增加。

上述各牙周炎症类型说明口腔生态系的差异以及机体反应（免疫反应）的区别，这种区别导致菌斑内不同的种群增殖以及产生并分泌相应的毒性物质。

（三）牙周致病菌的确定

经过近三十年的流行病学及实验研究，人们明确了牙周致病菌的特征：

- 在牙周炎病变进展部位的菌斑内存在高数量、高比例的相关菌种。
- 排除这种细菌及其产生的毒性物质后，临床炎症得到改善。
- 细菌在炎症进展的早期便已存在。
- 细菌必需刺激宿主防御系统反应。
- 毒性物质应由相关菌种产生。
- 在适当的动物模型上诱导出相应的炎症。

目前公认的致病菌包括：牙龈卟啉单胞菌、伴放线放线杆菌、中间普氏菌、福塞类杆菌、齿密螺旋体、具核梭杆菌、微小消化链球菌、直肠弯曲杆菌、侵蚀艾肯菌及痰样月形单胞菌等。

（四）牙周致病菌的毒性因素

主要指由致病菌产生的侵袭、破坏牙周屏障、免疫系统及牙周组织的毒性物质。

1. 黏附素 致病菌细胞表面有多种黏附素能与牙龈上皮细胞表面受体结合，使细菌定植在龈袋和牙周袋内壁上。例如，牙龈卟啉单胞菌、伴放线放线杆菌表面的菌毛蛋白、细胞外膜泡、脂多糖及蛋白酶等都具有黏附素功能，与龈袋上皮细胞受体结合。

2. 脂多糖 脂多糖是革兰阴性细菌胞外膜内毒素，其作用是：①诱导炎性因子产生；②刺激宿主细胞分泌胶原酶，减少组织胶原蛋白的形成；③诱导巨噬细胞、成纤维细胞产生细胞因子，刺激局部骨反应。④提高炎症局部氧的消耗，促进牙周组织破坏。

3. 蛋白酶 牙周致病菌如牙龈卟啉单胞菌、齿密螺旋体、福塞类杆菌等都具有分泌蛋白酶的能力，蛋白酶对牙周组织有多种毒性作用：①作为黏附素与龈袋上皮细胞、纤连蛋白胶原复合体（fibronectin-collagen complexes）、成纤维细胞的表面受体相结合；②分解牙周组织和龈沟液的蛋白，如牙龈卟啉单胞菌、具核梭形杆菌能将牙周组织蛋白降解为小分子肽和氨基酸，作为本身的营养来源；③降解宿主的免疫球蛋白；④破坏牙周组织细胞屏障，使菌体侵入组织内，造成组织破坏及炎症。

在产生蛋白分解酶的牙周致病菌中，牙龈卟啉单胞菌能产生活性最强的酶，包括精氨酸和赖氨酸特异性半胱氨酸蛋白酶（arginine and lysine-specific cysteine proteinase），也称胰酶样蛋白酶（trypsin-like proteinase）、X-前二肽蛋白酶（X-prolydipeptidy peptidase）和胶原酶。其中，精氨酸-半胱氨酸蛋白酶（调控基因为 *Rgp*1 和 *Rgp*2）和赖氨酸-半胱氨酸蛋白酶（基因为 *kgp*）是牙周炎早期破坏牙周组织的重要毒性因素。

4. 细胞外膜泡　牙周致病菌的外膜泡是重要的毒性物质，它是在致病菌生长过程中不断从细胞外膜分离出来的泡样物质，直径约为 50nm，除本身起到黏附素作用外，还可携带致病菌的各种毒素（内毒素、蛋白酶）穿入牙周组织内起到破坏作用。已证实牙龈卟啉单胞菌、伴放线放线杆菌和齿密螺旋体有较强的外膜泡分泌功能。

5. 其他毒性因素　包括伴放线放线杆菌所特有的杀灭白细胞和单核细胞的白细胞毒素（leukotoxin）、牙龈卟啉单胞菌和中间普氏菌产生的凝血素（haemogglutinin）和溶血素（hemolysin），以及致病菌的代谢产物（氨及脂肪酸）。

牙周致病菌毒性因素的总结见表 1-10。

表 1-10　牙周致病菌的毒性因素

毒性作用	毒性因素
黏附	膜泡、黏附素、脂多糖、蛋白酶
细菌生长	蛋白酶、溶血素
扰乱宿主防御	膜泡、脂多糖、蛋白酶、血细胞素
破坏组织	膜泡、脂多糖、蛋白酶、细胞毒、黏附素

上述多种毒性物质的参与，说明牙周疾病发生、发展的复杂性。近年来的研究证明，龈下菌斑内的细菌和毒素之间，就致病作用而言，同样存在着相互加强及制约的关系。

（五）宿主和细菌间的作用

致病菌及毒素在龈袋（牙周袋）内，引起宿主防御性反应，一种反应使炎症停止进展，另一种反应是过量毒素及免疫复合物连续作用，使炎症继续发展。

1. 释放金属蛋白酶　明显的反应是脂多糖刺激中性粒细胞大量堆积在牙周局部组织内，并释放潜伏基质金属蛋白酶（latent matrix metalloproteinase）或活性水解酶（hydrolytic enzyme）。致病菌的蛋白酶再活化金属蛋白酶后，降解宿主牙周组织的胶原蛋白、纤连蛋白和层黏连蛋白（laminin）。

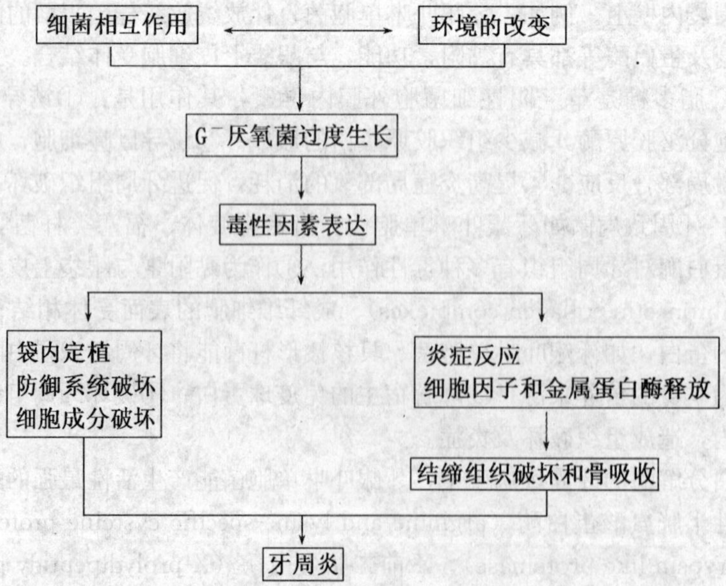

图 1-6　牙周炎发生过程示意图

2. 释放炎性因子　致病菌刺激 T 淋巴细胞释放白介素-1（interleukin-1，IL-1），IL-1 是炎症发展初期的关键因子，起到多种作用：可以刺激成纤维细胞产生胶原酶，能刺激骨反应，激活破骨作用。致病菌刺激巨噬细胞可产生 IL-1α、γ-干扰素（interferon-γ，IFN-γ）和肿瘤坏死因子（tumor necrosis factor，TNF）诱导成纤维细胞释放胶原酶，造成牙周组织破坏。

总之，牙周炎症是环境、宿主、相关细菌间的多因素、多种菌、多种毒性复杂作用的过程（图 1-6）。

第五节　口腔微生物学的研究方法

Study methods of oral microbiology

一、标本收集（Sample collection）

（一）黏膜表面

可用棉拭子擦拭黏膜局部表面，也可用钝的器械轻刮收集，如调和刀。舌背部除调和刀外，还可用刮匙或金属小环收集。

（二）唾液

根据检测的要求，采用不同的收集方法。

1. 单腺体唾液　用于检测单侧腮腺、颌下腺的成分及菌群分析，可用碘造影注射器、细的导管及带吸盘的腮腺导管收集器获得标本。

2. 混合唾液　在规定的时间内，受试者将唾液吐入容器（试管或小烧杯），也可用吸管直接收集。混合唾液的收集可分静态唾液（unstimulated saliva）和动态唾液（stimulated saliva）的收集。收集静态唾液是为了观察在自然状态下口腔正常菌群的变化情况。动态唾液多用于针对性检测与口腔疾病相关的菌种数量变化，如检测口腔内混合唾液内变形链球菌的数目及进行能监控龋危险因素的活性试验。

动态唾液收集方法一般是受试者在收集唾液前咀嚼石蜡或纯胶母，1～2 分钟后收集唾液。收集时间可根据研究需要确定，如清晨未进行口腔卫生之前，或饭后 2～3 小时等。

（三）牙菌斑

不同的部位收集工具和方法不同。

1. 光滑面　包括釉质和根表面。可用牙科探针、洁治器及牙签收集。

2. 窝沟　一般标本收集只限于窝沟口处菌斑，用探针尖和洁治器尖即可。

3. 邻面　可用探针、牙签及牙线收集。

4. 根管　感染根管多用纸尖和光滑髓针棉捻收集。

5. 龈下菌斑　龈袋及牙周袋内菌斑主要是革兰阴性厌氧菌，为保证标本菌种的成活率，收集菌斑应按无氧操作要求进行。

(1) 纸尖法：是较常用的收集方法。根据牙周袋的宽窄选择不同型号的纸尖，插至袋底，30 秒后取出，放到标本瓶内转送到实验室接种，放纸尖及取出的同时局部吹无氧气体（N_2）。该方法收集菌量大，但做定量分析不精确。

（2）标准环法：收集工具像细菌接种环，环的内径约 1mm，用正畸结扎丝制成。取样时，将小环插入袋底，收集菌斑（图 1-7），同时吹无氧气体，减少局部氧的含量。收集后，在小环根基部剪断放入标本瓶内。用抽气换气的简易装置（图 1-7）将标本瓶抽真空后更换无氧气体，封严后送至实验室。该方法制作简便，能分离袋内常见的相关牙周袋内厌氧菌。

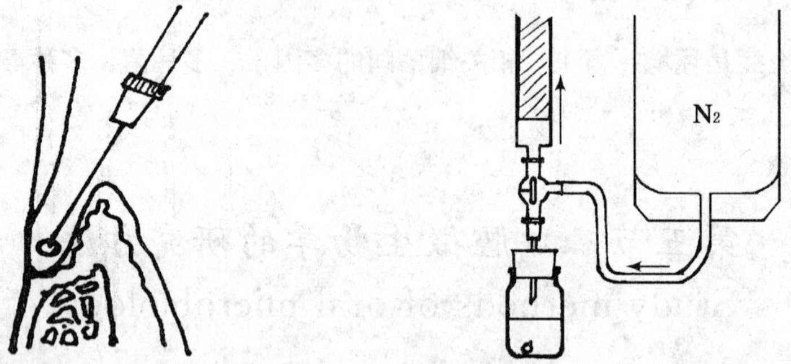

图 1-7　标准环法收集龈下菌斑

（3）充气套管法：此方法是用注射器针头样套管，内装有金属丝针芯，丝末端有倒刺并缠绕藻酸钙，隐藏在套管内。取样时，将套管插入牙周袋内，然后推出针芯，收集袋内菌斑。同时套管内通无氧气体。收集后，抽回针芯，从龈袋取出，套上金属帽，送至实验室。该法装置制作复杂，末端针心伸出时易引起袋内组织出血，使用较少。

（4）滤纸收集法：目的是收集袋内龈沟液，分析袋内菌斑产物。一般选用有一定厚度、较韧的滤纸，宽度约 2mm，放置袋内 5～6 秒后取出，放置标本瓶内，送至实验室，进行浸提或离心后分析。

二、传送（Transportation）

指将收集的标本放入标本瓶内，转送到实验室。传送液是保证标本瓶内菌种成活的一个环节。传送液应保证菌种细胞与胞外液体平衡，维持生存能力，一般不加营养成分，以免在传送过程中，因细菌繁殖而影响菌群的定量分析。常用的传送液和方法有：

1. Ringer 液　NaCl 225mg，KCl 10.5mg，$CaCl_2$ 6mg，$NaHCO_3$ 5mg，H_2O 100ml 。该液体维持菌斑细菌活力 2～3 小时，用量 1～2ml。

2. 生理盐水　一般用于收集菌斑后，短时间接种，可选用。

3. 注射器传送　适合抽取脓液后立即接种。收集后针头插上胶塞封闭后送至实验室。

三、培养（Cultivation）

传送液经振荡混匀后，根据实验需要，按一定稀释度及一定量接种选择及非选择培养基。

（一）培养基

根据需要可用选择培养基（selective media）及非选择培养基（non-selective media）（表 1-11、1-12）。

表 1-11　部分选择培养基

选择细菌	培养基名称或简称	主要成分	
产黑色素菌种	BPS 培养基	胰蛋白胨一大豆琼脂* (TSA)	
		5%	兔血
		5μg/ml	氯高铁血红素
		0.5μg/ml	维生素 K_1
		40μg/ml	卡那霉素
牙龈卟啉单胞菌	PG 培养基	0.65%	Columbia 琼脂
		5%	羊血
		5μg/ml	氯高铁血红素
		10μg/ml	维生素 K_1
		10μg/ml	硫酸黏菌素
		15μg/ml	萘啶酮酸
		10μg/ml	杆菌肽
梭杆菌属	CVE 培养基	胰蛋白胨一大豆琼脂 (TSA)	
		5%	羊血
		200μg/ml	色氨酸
		5μg/ml	结晶紫
		4μg/ml	红霉素
伴放线放线杆菌	TSBV 培养基	胰蛋白胨一大豆琼脂 (TSA)	
		10%	血清
		75μg/ml	杆菌肽
		50μg/ml	万古霉素
口腔链球菌	轻唾培养基 (MSA 培养基)	胨胨琼脂	
		5%	蔗糖
		75μg/ml	曲利本兰
		0.8μg/ml	结晶紫
变形链球菌群	MSB 培养基	MSA 琼脂 (MSA agar)	
		15%	蔗糖
		0.2U/ml	杆菌肽
放线菌属	CFAT 培养基	胰蛋白胨一大豆琼脂 (TSA)	
		5%	羊血
		13μg/ml	硫酸钙
		85μg/ml	氟化钠
		1.2μg/ml	中性吖啶黄
		2.5μg/ml	亚碲酸钾
		1.25μg/ml	碱性品红
乳酸杆菌属	Rogosa 培养基	10.0g	胰蛋白胨
		5.0g	酵母
		2.0g	柠檬酸氨
		6.0g	KH_2PO_4
		0.58g	$MgSO_4 \cdot 7H_2O$
		0.25g	$MuSO_4 \cdot 4H_2O$
		0.03g	$FeSO_4 \cdot 7H_2O$

续表

选择细菌	培养基名称或简称	主要成分	
		20g	葡萄糖
		1.0g	吐温 80
		1.32ml	乙酸
		1000ml	水

注：胰蛋白胨一大豆琼脂：也称胰蛋白酶水解物—大豆琼脂，是常用的厌氧菌分离口腔菌群的基础培养基。

表 1-12　非选择培养基

培养基名称	主要成分	
BHI 琼脂培养基	3.7g	心脑浸膏
	0.5g	酵母浸膏
	2.5g	琼脂
	100ml	水
	0.05g	盐酸半胱氨酸
	1.0ml	氯高铁血红素
	0.02ml	维生素 K_1
	1.5g	胰蛋白胨
CDC 琼脂培养基	0.5g	大豆蛋白胨
	0.5g	酵母浸膏
	0.05g	盐酸半胱氨酸
	0.5g	NaCl
	5～10ml	羊血
	2.0g	琼脂
	100ml	水
	0.5mg	氯高铁血红素
	1.0mg	维生素 K_1

（二）孵育

口腔微生物的孵育温度通常为 36.0～37.0℃，培养基 pH 为 7.0 左右（乳酸杆菌培养 pH 为 5.0 以下）。菌种有不同的生长周期，因此孵育时间不同，变形链球菌为 48 小时，乳酸杆菌为 3 天，卟啉单胞菌及普氏菌属为 5 天，放线菌则需要 5～7 天。

气体环境：①专性厌氧菌适合在 80%N_2、10%CO_2、10%H_2 及放置钯催化剂的环境内生长；②微需氧菌适合生长环境是 90%N_2、5%CO_2、5%空气，不加钯催化剂；③嗜二氧化碳细菌环生长境为 10%CO_2＋空气。各种细菌需要的气体环境见表 1-13。

表 1-13　口腔菌种的不同生长环境

细菌类型	气体状态	菌种
专性厌氧菌种	80%N_2、10%CO_2、10%H_2＋钯催化剂	牙龈卟啉单胞菌
		中间普氏菌
		口腔普氏菌
		福塞类杆菌
		具核梭杆菌

续表

细菌类型	气体状态	菌种
微需氧菌种	90% N_2、5% CO_2、5% H_2	嗜酸乳酸杆菌
		内氏放线菌
		变形链球菌
		远缘链球菌
		放线菌
嗜二氧化碳的菌种	10% CO_2+90%空气	牙龈二氧化碳噬纤维菌
		伴放线放线杆菌

四、鉴定方法（Methods of identification）

在临床采集标本后，将其接种于适合的固体培养基，在不同的生长条件下孵育，然后在培养基上挑选要分离的典型菌落，进行分纯，次代培养后进行细菌学鉴定。

（一）传统鉴定方法

根据典型菌落及菌体的革兰染色性质，再进行培养物的生化反应。另外，也可应用各种酶活性试验及细菌的脂肪酸代谢产物的气相色谱分析等方法，也可用特异性抗体直接确定菌的种类。生化反应系统目前用得比较多的有 BioMerieux 公司的 API 微生物鉴定系统，还有根据不同原理制成的各种细菌自动生化鉴定仪以确定菌种。

（二）PCR 检测方法

目前已广泛应用细菌 16SrRNA 特异性基因片段鉴定菌种。常见口腔菌种的 16SrRNA 引物如下：

牙龈卟啉单胞菌：	上游引物	5’-GCGTATGCAACTTGCCTTAC-3’
	下游引物	5’-GTTTCAACGGCAGGCTAAC-3’
中间普氏菌：	上游引物	5’-CCTAATACCAGATGTTGTCCACA-3’
	下游引物	5’-AAGGAGTCAACATCTCTGTATCC-3’
伴放线放线杆菌：	上游引物	5’-AAACCCATCTCTGAGTTCTTCTTC-3’
	下游引物	5’-ATGCCAACTTGACGTTAAAT-3’
福塞类杆菌	上游引物	5’-GCGTATGTAACCTGCCCGCA-3’
	下游引物	5’-TGCTTCAGTGTCAGTTATACCT-3’

五、口腔几种致病菌的鉴定（Identification of several oral pathogenic bacteria）

（一）变形链球菌群各菌种的鉴定

收集受试者口腔内唾液或牙菌斑标本后，经稀释后接种于变形链球菌选择培养基，在微氧条件下，37℃孵育 48 小时，挑取典型菌落做次代培养（液体培养），然后进行生化反应试验，根据各菌种的不同反应确定菌种（表 1-14）。

表 1-14　变形链球菌群的不同特征

	变形链球菌 (c、e、f)	远缘链球菌 (d、g)	鼠链球菌 (a)	仓鼠链球菌 (b)	道恩链球菌 (h)
精氨酸	(－)	－	－	＋	－
七叶苷	＋	D	D	＋	－
菊糖	＋	D	D	＋	＋
甘露醇	＋	＋	＋	＋	＋
山梨醇	＋	D	＋	＋	－
乳糖	＋	＋	＋	＋	＋
棉籽糖	＋	D	＋	＋	－
水杨苷	＋	－	＋	＋	＋
海藻糖	＋	D	－	＋	－

注："＋"为90%以上菌株阳性；D为21%～79%菌株阳性；"（－）"为11%～20%菌株阳性；"－"为90%及其以上菌株阳性。

（二）牙龈卟啉单胞菌的鉴定

1. 传统鉴定　收集牙周袋内菌斑标本，接种在选择培养基。经厌氧37℃、5天培养，挑选典型黑色菌落进行次代培养后，按要求进行各种生物化学反应，确定菌种（表1-15）。

表 1-15　卟啉菌种的不同特性

	牙龈卟啉单胞菌	牙髓卟啉单胞菌	不解糖卟啉单胞菌
岩藻糖苷酶	－	－	＋
凝羊血蛋白	＋	－	－
胰蛋白样活性	＋	－	－
苯乙酸产物	＋	－	－

除生物化学反应外，可以用P.g的特异性抗体（多克隆、单克隆、膜泡抗体）的免疫反应进行快速鉴定牙龈卟啉单胞菌。

2. PCR鉴定　选择牙龈卟啉单胞菌的特异性引物进行PCR扩增，并用国际参考菌种（ATCC33277）做对照。目前常用的引物有：

牙龈卟啉单胞菌16SrNA：上游引物：5’-GCGTATGCAACTTGCCTTAC-3’
下游引物：5’-GTTTCAACGGCAGGCTAAC-3’

牙龈卟啉单胞菌fimA：上游引物：5’-ATAATGGAGAACAGCAGGAA-3’
下游引物：5’-TCTTGCCAACCAGTTCCATTGC-3’

（三）中间普氏菌的鉴定

1. 传统鉴定　收集龈下标本接种在CDC培养基上（含氯高铁血红素和维生素K_1），厌氧培养5天，挑选黑色菌落，进行次代培养后，如葡萄糖发酵及血凝试验阳性，则可初步确定为中间普氏菌。

2. PCR鉴定　特异性基因引物为：

16SrRNA：上游引物：5’-CCTAATACCAGATGTTGTCCACA-3’
下游引物：5’-AAGGAGTCAACATCTCTGTATCC-3’

*orf*1（溶血基因）：上游引物：5’-GCGATGGTGCACGTGAAAATG-3’
下游引物：5’-CCCACGCACGCTTCCAAGTAG-3’

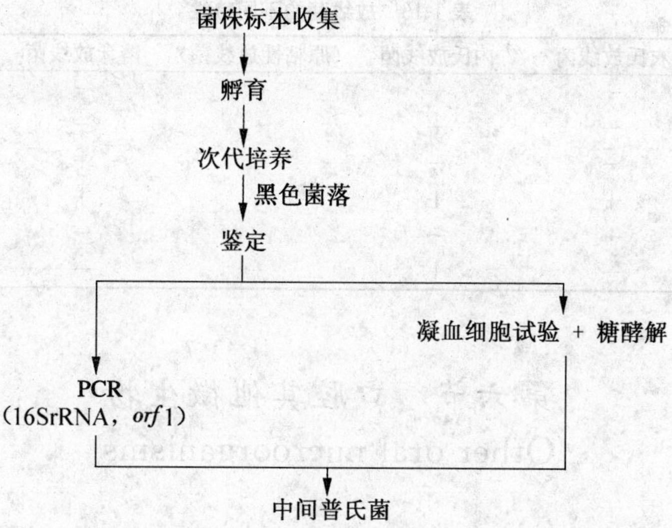

图 1-8　中间普氏菌的鉴定要点

国际参考菌株 ATCC25261 做对照，中间普氏菌的鉴定要点见图 1-8。

（四）放线菌的鉴定

收集菌斑标本，接种于放线菌选择培养基（CFAT agar），经微需氧气体、37℃、5～7 天培养，挑选不同形态的菌落进行生化及酶活性试验，确定各菌种（表 1-16、图 1-9）。

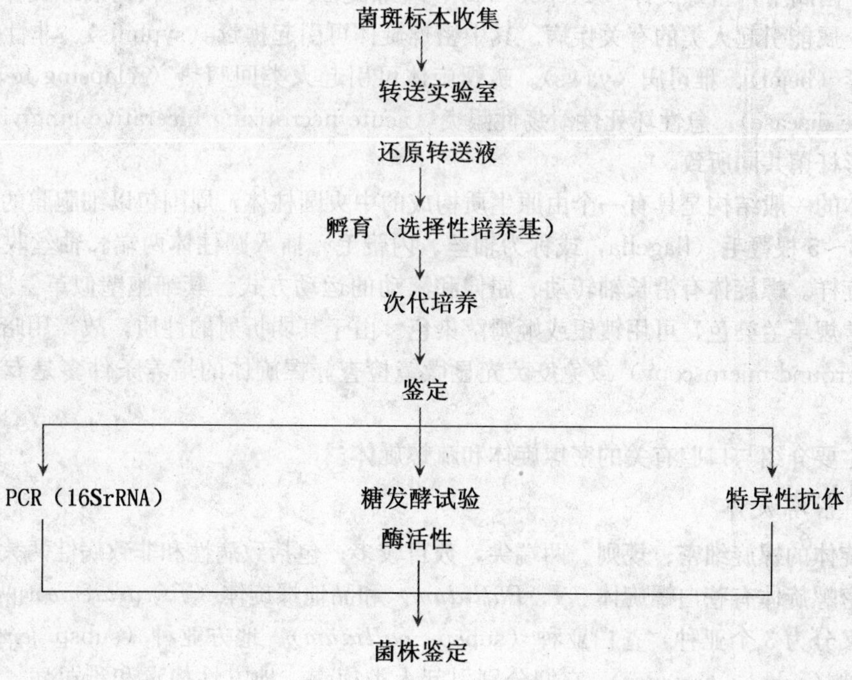

图 1-9　放线菌的鉴定要点

表 1-16　放线菌的不同特性

	衣氏放线菌	内氏放线菌	（原粘性放线菌）	溶牙放线菌	麦氏放线菌
触媒	−	−	+	−	−
脲酶	−	+	+	−	d
粉红菌落	−	−	−	+	−
葡萄糖	+	+	+	+	+
核糖	+	−	−	−	+
棉籽糖	−	+	+	−	−

第六节　口腔其他微生物
Other oral microorganisms

一、螺旋体（Spirochete）

（一）概述

螺旋体（spirochete）在自然界和动物体内广泛存在，种类很多。根据螺旋体的大小、螺旋数目、规则程度及螺旋间距等，螺旋体目可分为两个科，即螺旋体科（Spirochaetaceae）和钩端螺旋体科（Leptospiraceae）。螺旋体科分为 5 个属，钩端螺旋体科分为 2 个属。在上述 7 个菌属中，密螺旋体（Treponema）、疏螺旋体（Borrelia）和钩端螺旋体（Leptospira）三个属能引起人类的有关疾病。其中密螺旋体可引起梅毒（syphilis）、非性病性（地方性）梅毒（bejel）、雅司病（yaws）。疏螺旋体可引起人类回归热（relapsing fever）和莱姆病（lyme disease）。急性坏死性溃疡性龈炎（acute necrotizing ulcerative gingivitis）是螺旋体与梭形杆菌共同所致。

螺旋体的一般结构是具有一个由原生质构成的中央圆柱体，周围包以细胞膜的螺旋形微生物，有 3～5 根鞭毛（flagella，或称为轴丝、内鞭毛）插入圆柱体两端。轴丝收缩使菌体扭曲呈螺旋样。螺旋体有沿长轴转动、屈伸和滚动的运动方式。其细胞壁似革兰阴性细菌，但不易被常规革兰染色，可用镀银或姬姆萨染色。由于其弱折射的性质，故需用暗视野显微镜（dark-ground microscopy）或免疫荧光显微镜检查。螺旋体的培养条件多是专性厌氧或微需氧。

本节主要介绍与口腔有关的密螺旋体和疏螺旋体。

（二）密螺旋体

密螺旋体的螺旋细密、规则、两端尖，数目较多；包括致病性和非致病性两大类。对人体致病的密螺旋体有苍白螺旋体（*T. Pallidum*）和品他螺旋体（*T. carateum*）两个种。苍白螺旋体又分为 3 个亚种：苍白亚种（subsp. *pallidum*）、地方亚种（subsp. *endemicum*）和极细亚种（subsp. *pertenue*），它们分别引起人类梅毒、地方性梅毒和雅司病。品他密螺旋体引起人类品他病。在牙龈和牙邻面区寄居的口腔内的密螺旋体已被发现一百多年，目前至少在口腔发现有齿垢密螺旋体（*T. Denticola*）等七种螺旋体并已被分别鉴定命名。以下介绍与口腔有关的几种密螺旋体。

1. 苍白螺旋体（*Treponema Pallidum*）　苍白（亚种）螺旋体俗称梅毒螺旋体。人体是苍白螺旋体的唯一宿主及梅毒的唯一传染源。梅毒有先天性和后天性两种，前者从母体通过胎盘传染给胎儿，后者主要经性接触传播，梅毒各期均可有口腔表现。

苍白螺旋体直径 0.10～0.15μm，波幅 0.3μm，波长 0.6μm，全长 7～8μm。有 8～14 个致密而规则的小螺旋，两端尖直，运动活泼。Fontana 镀银染色法可将螺旋体染成棕褐色。新鲜标本不用染色，用暗视野显微镜可观察其形态和运动方式。苍白螺旋体不能在无活细胞的人工培养基上繁殖。在家兔上皮细胞培养中仅有限生长，繁殖慢，约 30 小时才分裂一次，并只能维持数代。因此，在体外培养多作为抗原用于检测病人的血清学抗体。在氧浓度为 3%～4%时生长最宜。该螺旋体抵抗力极弱。对温度和干燥特别敏感。加热 41.5℃ 经 1 小时死亡，在 50℃ 5 分钟死亡；血液中的苍白螺旋体，在 4℃置 3 天后可死亡；离体 1～2 小时也可死亡。对常用化学消毒剂敏感。对青霉素、四环素、红霉素及砷剂敏感。

梅毒的免疫是感染性免疫，即有苍白螺旋体感染时才有免疫力，一旦螺旋体被杀灭，其免疫力随之消失。如 I 期梅毒时，硬下疳未经治疗自愈后，患者再次感染时不再形成硬下疳。因为此时螺旋体已经入血呈菌血症状态，感染仍存在，只是处于潜伏状态。若硬下疳一被发现即采用有效药物及时治疗，可杀死患者体内的全部螺旋体。这样，局部和血液都不存在螺旋体，亦即感染与免疫同时终止。如此时患者再次感染，则其病程重新从 I 期硬下疳开始。

苍白螺旋体侵入机体后，可被中性粒细胞和巨噬细胞吞噬，但不一定被杀死。只有当特异性抗体形成后，并在补体协同下，才能使吞噬加强并具有杀伤作用。近年来研究表明在梅毒免疫中，细胞免疫比体液免疫重要。从实验资料发现，Ⅰ、Ⅱ期梅毒病变中的细胞因子类型呈现典型的 Th1 细胞免疫应答。

梅毒螺旋体的微生物检查法包括标本渗出液或局部淋巴结抽出液显微镜检查。可采用暗视野或荧光显微镜检查。一般认为人体感染苍白螺旋体后，除产生特异性抗体外，还产生一种为反应素（reagin）的抗体。反应素的来源有两种假说：一种认为是此螺旋体表面存在的脂质；另一种认为是破坏宿主细胞后由细胞释放的脂质。血清学检查方法有非密螺旋体抗原（反应素）实验和密螺旋体抗原（特异性抗原）试验两类。

（1）非密螺旋体抗原试验：用正常牛心肌的心脂质作为抗原，测定患者血清中的反应素（抗脂质抗体）。最常用的有 VDRL 试验和 RPR 试验。VDRL 试验（venereal disease research laboratory）是 1946 年美国性传播疾病研究实验室发明的，故以此实验室命名。原理是以胆固醇为载体，包被上心脂质，构成 VDRL 抗原微粒。当与血清中的反应素结合，就相互黏附形成凝集，为阳性反应；不发生凝集者，为阴性反应。RPR 试验（rapid plasma reagin）是 VDRL 试验的改良。原理是用未经处理的活性碳颗粒吸附 VDRL 抗原。此颗粒若与待检血清的反应素结合，即可用肉眼识别黑色凝聚块。VDRL 和 RPR 两种试验适用于大量过筛时使用。由于反应素在非密螺旋体感染如风疹、水痘及类风湿关节炎、系统性红斑狼疮等患者也可呈阳性。因此，对这类敏感性很高、特异性较差的结果分析时必须结合临床资料。

（2）密螺旋体抗原试验：采用 Nichols 株螺旋体作为抗原，测定血清中的螺旋体特异性抗体，特异性强，可作为梅毒的证实试验。常用的有 FTA-ABS 试验（梅毒螺旋体荧光抗体吸附试验）和 TPHA（梅毒螺旋体血凝试验）。此试验特异性虽强，但仍不能区分雅司病、品他病和地方性梅毒。脓皮病、痤疮、真菌病等也可出现生物学假阳性。因此，仍需结合临床资料来分析。近来，也可用PCR技术检测苍白螺旋体的特异DNA片段，或用免疫印迹法测定与此螺旋体的特异性抗体。

2. 品他螺旋体（*T. carateum*） 主要引起累及皮肤的非性传播疾病。表现为皮肤色素脱失与过角化。主要见于中美洲、南美洲和印度西部的黑人。

3. 极细亚种螺旋体（subsp. *pertenue*） 为主要累及皮肤的雅司病。传播方式主要通过与感染皮肤病损的直接接触。临床表现类似梅毒。应注意血清学与梅毒有假阳性反应。

4. 口腔密螺旋体（*oral treponemas*） 目前至少已发现有7种口腔密螺旋体，包括齿垢密螺旋体（*T. Denticola*）、奋森密螺旋体（*T. Vincentii*）、曲齿密螺旋体（*T. Scoliodontium*）、口腔密螺旋体（*T. Orale*），*T. Pectinovorum*，*T. Socranskii*，大齿密螺旋体（*T. Macrodentium*）。这些螺旋体主要在人类和灵长类口腔中的龈缘和龈沟内寄居，是内源性感染的来源。具体的传播途径不十分清楚。

上述口腔密螺旋体是（5～15）×0.5μm，有3～8个螺旋，比梅毒螺旋体略疏松。长短不一，有学者将其按长度分为小、中、大三型。革兰染色阴性，但着色较差。口腔密螺旋体（不同于苍白螺旋体）能在体外培养，为专性厌氧，在口腔螺旋体分离培养基（oral treponema isolation，medium）上可缓慢生长。通过发酵（fermentation）反应和血清学（凝聚）试验区分不同的亚种。如怀疑有急性坏死性溃疡性龈炎或进展型牙周炎时，可取牙龈、牙周袋深部的菌斑进行革兰染色并在光学显微镜下观察。口腔密螺旋体对口腔密螺旋体的致病性不十分清楚，可能内毒素起到一定作用。急性坏死性溃疡性龈炎和奋森咽峡炎（Vincent's angina）是由梭螺菌（梭形杆菌和奋森螺旋体）混合感染所致。在进展型牙周炎中也可能起一定作用。口腔密螺旋体对青霉素和甲硝唑敏感。

（三）疏螺旋体（Borrelia）

疏螺旋体亦称包柔螺旋体。长8～40μm，宽0.2～0.5μm。有3～10个稀疏而不规则的螺旋，呈波状。其中部分对人类、哺乳动物或禽类有致病性。对人类致病的主要有伯氏疏螺旋体（*B. burgdorferi*）、回归热疏螺旋体（*B. recurrentis*），它们均通过吸血昆虫媒介而分别致莱姆病和回归热。此外，与口腔关系密切的是奋森疏螺旋体（*B. vincentii*）。

1. 伯氏疏螺旋体 寄生或储存宿主是野生或驯养的哺乳动物。啮齿类的白足鼠和畜类的鹿更为重要，借助以硬蜱（ixodex）为代表的昆虫传播，引起人类莱姆病，因1977年在美国康涅狄格（Connecticut）州的莱姆镇发现而名。1982年Burgdorfer自硬蜱体内和患者体内均分离培养出伯氏疏螺旋体而证实其病源。1985年我国首次发现莱姆病，现我国已有十多个省和自治区证实有莱姆病存在。伯氏疏螺旋体进入人体后能激发巨噬细胞等使之产生IL-1、IL-6和TNF等细胞因子；亦能活化补体替代途径，释放C3a、C5a等炎症介质，促使炎症的发生。由于伯氏疏螺旋体在莱姆病的整个病程中数量较少，因此，一般不做直接镜检和分离培养，主要依靠血清学试验和分子生物学技术来诊断。目前试验最多的是免疫荧光法和ELISA法。有研究报告此伯氏疏螺旋体抗体在肉芽肿性唇炎患者有一定比例的升高，推测可能与发病有一定关系。

2. 回归热疏螺旋体 回归热是由多种疏螺旋体引起的急性传染病。根据传播媒介昆虫的不同，可分为两类。一为虱传回归热（又称流行性回归热），由回归热疏螺旋体引起；另一种为蜱传回归热（地方性回归热），由多种疏螺旋体如杜通疏螺旋体（B. *duttonii*）引起。回归热的微生物检查方法主要是采取发热期血液，直接涂片后进行Giemsa或Wright染色，在光镜下可查见比红细胞长数倍的螺旋体。

3. 奋森疏螺旋体　奋森（Vincent）于1896年和1898年在住院的坏疽性口炎者和咽炎患者局部观察到螺旋体和梭形杆菌的存在。奋森疏螺旋体（Borrelia Vincentii）的形态与回归热疏螺旋体类似。正常情况下，与梭杆菌（*Fusobecterium fusiforme*）寄居于人类口腔牙龈部。当机体免疫功能下降时，这两种菌大量繁殖，协同引起奋森咽峡炎、牙龈炎和口腔坏疽等。

微生物检查法可采用直接涂片和革兰染色镜检。

二、真菌（Fungi）

真菌是一种真核细胞型（eukaryotic）微生物，具有两层膜包围的核和线粒体等分化了的细胞器，并具有几丁质（chitin）和葡聚糖（glucan）等形成的厚的细胞壁。真菌广泛分布于自然界，种类繁多，有十余万种。大多数真菌对人无害，有的甚至有益（用于抗生素和酿酒等）。引起人类疾病的真菌约三百余种，包括致病、条件致病及致癌的真菌。对真菌的研究称为真菌学（mycology）。真菌界目前已被归为生物分类四界（原核界、植物界、动物界、真菌界）系统之一。而致病性真菌是指能够以某种形式引起人或动物的功能或器质性损害的真菌。真菌向组织内侵入、增殖，引起的疾病群称为真菌感染（mycotic infection 或 fungous infection）。真菌感染可分为表浅感染和深部感染。表浅感染往往需要角蛋白存在，而口腔黏膜通常无足够的角蛋白层。因此，有学者将口腔真菌感染归为深部感染，进一步分为两型即常见的口腔念珠菌病和真正的深部感染。后者极为少见，如新型隐球菌病、荚膜组织胞浆菌病、芽生菌病、接合菌病、副球孢子菌病及曲霉菌病。近年来真菌感染明显上升。这与滥用抗生素引起的菌群失调和应用激素、抗癌药物导致的免疫低下等因素有关。在口腔真菌感染中最常见的是条件致病真菌——念珠菌（*Candida*）引起的感染。

（一）真菌的形态与结构

真菌可分为单细胞和多细胞两类。单细胞真菌呈圆形或卵圆形，称酵母菌（*yeast*），对人类致病的主要有新生隐球菌（*Crytococcus neoformans*）和念珠菌（*candida*，又称为假丝酵母菌）；多细胞真菌大多长出菌丝（hyphae）并交织成团，称丝状菌（filamentous fungus）或称为霉菌（mold or mould）。酵母菌和霉菌细胞均可以形成新的、游离的、可以发育成新个体的细胞，叫作孢子（spore），孢子使菌体得以保存和繁殖。因此，真菌有两种基本结构即酵母形态（yeast form）和霉菌形态（mould form）。某些真菌可因环境、营养等条件的改变，而使两种形态发生互变，称为双相性（dimorphic）。因此，双相真菌（dimorphic fungi）是指某些真菌的形态随培养条件而变化，在感染组织内寄生和在37℃高营养培养基上培养时呈酵母相，在体外腐生和在27℃培养时呈菌丝相。如深部真菌病中的球孢子菌病、副球孢子菌病、皮炎芽生菌病、孢子丝菌病等。

真菌比细菌大几倍甚至几十倍。结构比细菌复杂。真菌细胞壁主要由多糖（75%）和蛋白质（25%）组成。多糖主要为几丁质的微原纤维，缺乏肽聚酶，故青霉素或头孢菌素不能杀灭真菌。真菌的细胞膜含有细菌不具备的固醇（sterol）。

酵母菌呈圆形或卵圆形，以出芽方式繁殖，芽生孢子成熟后脱落成独立个体。形成新的、游离的、可以发育成新个体的细胞即孢子。

霉菌能长出菌丝，菌丝延伸分支，有的菌丝上长出孢子。按其横隔的有无可分为有隔菌丝（septate hypha）和无隔菌丝（aseptate hypha）。有隔菌丝可见于子囊菌、担子菌及半知菌；无隔菌丝仅见于接合菌。菌丝的顶端不断发育，边分支边生长，形成网状、树枝状及束状的集合体称为菌丝体（mycelium）。各种丝状菌长出的菌丝和孢子形态不同，是鉴别真菌的重要标志。

多数医学上的重要真菌由于其有性形式尚未鉴定故均称为不全真菌（fungi imperfecti）。概括起来可将医学真菌分为以下三种：①酵母类菌（yeasts）；②丝状真菌（Filamentous fungi）；③双相真菌（Dimorphic fungi）。

（二）真菌的培养条件

真菌的营养要求不高，在一般细菌培养基上也能生长。最适宜的酸碱度是 pH4.0～6.0，浅部真菌病的最适温度为 22～28℃。深部真菌感染真菌一般在 37℃中生长最好。培养真菌需较高的湿度和氧。目前使用最多的医学真菌是选择性培养基——沙保培养基（Sabouraud dextrose agar，SDA）和土豆培养基（potato dextrose agar，PDA）。SDA 主要含 1%蛋白胨、4%葡萄糖和 2%琼脂。可在培养基中加一定量的放线菌酮和氯霉素，前者可抑制污染真菌，后者可抑制细菌生长。SDA 和 PDA 含糖分较多且 pH 低而不同于细菌的培养基。有些病原真菌，如念珠菌、组织胞浆菌、新生隐球菌等加放线菌酮后生长受抑制，宜用无抗生素的血琼脂平板，见有生长后转种沙保培养基。

（三）真菌的致病性

关于真菌致病性的研究较少，并限于几种真菌。一般来讲，细菌的毒力与其产生内毒素和外毒素有关。而多数真菌则不同，不产生内、外毒素。因此，真菌引起的感染多数不像细菌和病毒引起的多为急性感染，而是以慢性感染为主，只是在某些免疫功能极度低下者才引起致命的急性感染。白念珠菌、烟曲霉菌、黄曲霉菌的细胞壁糖蛋白有内毒素样活性，能引起组织化脓性反应和休克，烟曲霉菌和黄曲霉菌还能致多种器官的出血和坏死。白念珠菌等念珠菌属与毒力有关的因素是其具有较强的黏附人体细胞的能力、形成菌丝的能力及分泌细胞外蛋白酶（extracellular proteases）和磷酸酶（phospholipase）的能力。白念珠菌可形成芽管、菌丝，随着芽管的形成其黏附力加强。双相真菌如夹膜组织胞浆菌、皮炎芽生菌等进入机体后必须先转换成酵母型，使其在巨噬细胞中不被杀灭。新生隐球菌的夹膜有抗吞噬作用。

不同的真菌致病方式如下：

1. 致病性真菌感染　主要是一些外源性真菌感染。浅部真菌如皮肤癣菌是由于真菌的嗜角质性，并能产生角蛋白酶水解角蛋白。在皮肤局部大量繁殖后通过机械刺激和代谢产物的作用，引起局部炎症和病变。深部真菌感染后真菌不被杀死，能在吞噬细胞中生存、繁殖，引起慢性肉芽肿或组织坏死和溃疡。

2. 条件致病性真菌感染　主要是一些内源性真菌引起的。如白念珠菌、曲霉菌、毛霉菌。这些真菌的致病性不强，只有在机体免疫力降低时发生。

除以上两种形式外，真菌的超敏反应、真菌中毒症、真菌产物与肿瘤的关系也是真菌致病的形式。

（四）真菌的免疫

真菌感染的发生与机体的天然免疫状态有关，最主要的是皮肤、黏膜屏障，它们一旦受到破损、创伤或在其内放置导管，真菌可侵入。皮脂腺分泌的饱和和不饱和脂肪酸均有杀菌作用。在正常菌群中有细菌也有真菌。由于菌与菌之间的相互拮抗而保持平衡。一旦比例失调可导致继发感染。

在获得性免疫方面，真菌感染因其胞壁厚，即使有抗体和补体也不能完全杀灭它。但特异性抗体可以阻止真菌转为菌丝，抑制真菌吸附于体表。一般认为真菌感染的恢复主要靠细胞免疫，真菌抗原刺激宿主后特异性淋巴细胞增殖，释放IFN-γ和IL-2等激活巨噬细胞、NK细胞等，参与对真菌的杀伤。

（五）真菌的微生物学检查法

1. 标本　浅部感染真菌的检查可用70%乙醇棉球擦拭局部后取皮屑、毛发、指（趾）甲屑等标本；口腔黏膜念珠菌的检查可直接刮取病损黏膜脱落细胞及义齿组织面；深部真菌感染的检查可根据病情取痰、血液、脑脊液等标本。

2. 直接镜检和意义　将标本置玻片上。滴加10%KOH少许，以盖玻片覆盖后在火焰上微微加温，使被检组织中的角质软化。标本变薄透明，然后在低倍镜或高倍镜下检查。若见菌丝或孢子，即可初步诊断有真菌，但不能确定菌种。

3. 分离培养　直接镜检不能确诊时应做真菌培养。口腔黏膜念珠菌病的培养方法有棉拭子培养法、唾液培养法、含漱（浓缩）培养法、印膜培养法、印迹培养法等。

（六）酵母样菌

酵母样菌的形态为单细胞、卵圆形、直径2～5μm。母细胞（parent cell）分裂繁殖是靠芽生，多在侧壁出芽，称为子细胞（daughter cells）。这些子细胞逐渐增大直至与母细胞分离而自成一代。多数酵母样菌可形成假菌丝（pseudohyphae，chains of elongated budding cells devoid of septae）。只有少数酵母样菌可产生真菌丝。以下仅介绍口腔常见的念珠菌。

念珠菌又称为假丝酵母菌，为条件致病菌，主要引起皮肤、黏膜和内脏的急性和慢性炎症。可以是原发性，但多数为继发感染，多发生于免疫力低下患者。

1. 念珠菌属的种类和分型　目前认为念珠菌属中至少有230种，其中对人类致病的念珠菌仅数种，在口腔念珠菌感染中以白念珠菌（*C. albicans*）、光滑念珠菌（*C. glabrata*）、热带念珠菌（*C. tropicalis*）、克柔念珠菌（*C. krusei*）、乳酒念珠菌（*C. Kefyr*）、近平滑念珠菌（*C. Paraposilosis*）、季也蒙念珠菌（*C. guillermondii*）、都柏林念珠菌（*C. dubliniensis*）为主。念珠菌的形态、大小各异（图1-10、图1-11）。念珠菌菌种的鉴定

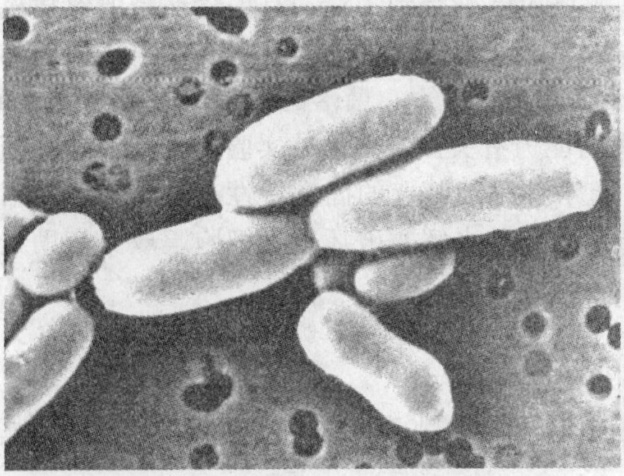

图1-10　克柔念珠菌的扫描电镜像（5000×）

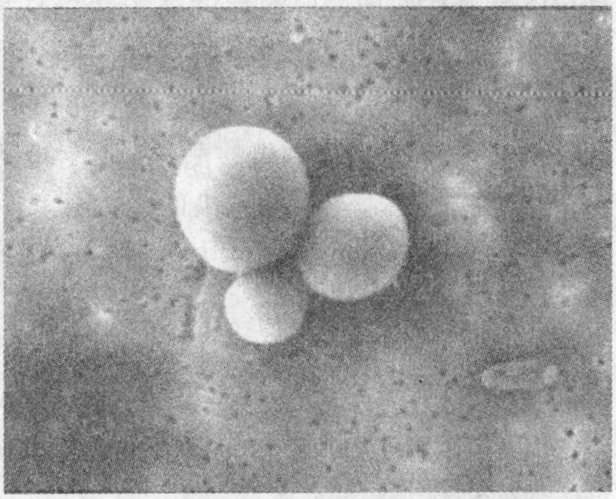

图1-11　白色念珠菌的扫描电镜像（7000×）

目前有根据念珠菌发酵利用各种糖的生化反应原理制成的商品化试剂盒。一般来讲，白念珠菌占所有念珠菌感染的90%以上，但近年来由于抗真菌药物的广泛应用，其他念珠菌如都柏林念珠菌、克柔念珠菌等感染有增多趋势。用显色培养基培养可以发现同一个体同时携带多种念珠菌及混合感染的情况。白念珠菌是口腔、胃肠道、阴道的常驻菌。因此多数是内源性感染，少数情况下有母婴及婴儿之间的交叉外源性感染。由于白念珠菌常见且研究较多，故以下重点介绍。

2. 白念珠菌的生物学特性　白念珠菌菌体呈圆形或卵圆形（2μm×4μm）。革兰染色阳性，着色不均匀。以芽生孢子出芽繁殖。孢子伸长成芽管，不与母体脱离，形成较长的假菌丝。各种临床标本及活检标本中除芽生孢子外，还有大量假菌丝，表明白念珠菌处于活动状态，有诊断价值。白念珠菌在普通琼脂、血琼脂与沙保培养基上均可生长良好。需氧。室温或37℃孵育1～3d长出菌落，菌落呈灰白色或奶油色，表面光滑，带有浓厚的酵母气味。培养稍久，菌落增大。菌落无气生菌丝，仅有大量向下生长的营养假菌丝，呈类酵母型。在玉米粉培养基（cornmeal agar）等营养不好的培养基上可长出厚膜孢子（chlamydospore）。在血清中37℃孵育3小时后可见芽管（germ tubes）形成（芽管为初始的菌丝）。芽管和厚膜孢子的形成有助于对白念珠菌的鉴定。1995年新命名的都柏林念珠菌也可产生芽管和厚膜孢子。简易的区别办法是白念珠菌在42℃生长良好，而都柏林念珠菌生长差或不生长。有学者对从HIV感染和艾滋病患者分离保存的白念珠菌做进一步鉴定，证明17%为都柏林念珠菌。

白念珠菌的分型方法有多种，主要有生物学特性分型和分子水平分型方法，前者包括血清学、菌落形态、生物型、抗药性的分型方法，后者包括蛋白水平、DNA水平、核型、随机扩增片段多态性分型等方法。但上述分型方法尚缺乏公认的各实验室可以比较的标准方法。

3. 念珠菌的致病性　念珠菌可侵犯人体多个部位如口腔与阴道黏膜、皮肤、肺、肠、肾和脑。口腔念珠菌病是由念珠菌感染引起的口腔黏膜的急性、亚急性和慢性损害。近年来，随着广谱抗生素、肾上腺皮质激素、细胞毒性药物和放射治疗的广泛应用，口腔念珠菌感染日益增多。一般来讲，感染性疾病的发病机制中微生物的致病力是关键因素。但是，口腔念珠菌病的发病则与多种因素有关，包括宿主因素和微生物因素，其中宿主因素如机体抵抗力减弱，特别是免疫功能低下是念珠菌入侵的主要因素。此外，包括各种侵入性操作造成的医源性的外源性念珠菌感染也逐渐受到关注。有关念珠菌的致病机制至今尚不明了。有研究表明念珠菌的致病力与念珠菌对宿主黏膜及树脂塑料表面的黏附力（adherence）、疏水性（hydrophobic）、芽管形成的能力、菌落的转化现象（switching system）、产生蛋白酶和磷酸酶这两种水解酶的能力有关。许多体外实验证实，白念珠菌对宿主黏膜的黏附与引发感染的能力相关。疏水性是细胞壁的固有特性，是念珠菌与宿主黏膜的黏附有关的物理性力。白念珠菌产生的各种水解酶破坏宿主细胞膜成分有助于念珠菌侵入。

4. 念珠菌的检查方法

（1）涂片法

①10%KOH直接镜检法：取口腔黏膜病损区的假膜、脱落上皮、鳞屑等。详见前“真菌直接镜检法”所述。

②革兰染色法：将取材的标本干燥后常规固定革兰染色。念珠菌为革兰阳性。

③PAS（过碘酸雪夫）染色：标本固定后常规 PAS 染色。念珠菌呈粉红色。

（2）培养法：所有以下培养法均接种在沙保培养基上。

①棉拭子培养法：用消毒棉拭子在病变处取材后接种。

②唾液培养法：取 0.5ml 全口混合唾液接种在 SDA 上，记录每毫升唾液生长的念珠菌菌落数。

③含漱培养：取 1ml 灭菌磷酸盐缓冲液（PBS）或生理盐水让患者（尤其是口干的患者）含漱 1 分钟，混匀后接种，记录每毫升含漱液的菌落数。

④含漱浓缩培养（concentrated rinse culture，CRC）：方法基本同含漱培养法，只是在接种前将含漱液离心浓缩 10 倍。

⑤印迹培养（imprint culture）：取 2cm×2cm 的灭菌海绵轻蘸沙保肉汤培养基，然后在口腔各部位放置 1 分钟取出，放在 SDA 上，培养 3 小时后去掉海绵，观察每平方毫米形成的菌落数。

⑥印膜培养（impression culture）：常规用印膜材取印膜，灌注沙保弱培养基，待阳膜凝固后，常规培养，观察阳膜上的菌落数。

（3）组织切片染色：慢性增殖型念珠菌病需行活检后做组织病理学检查并用 PAS 染色，镜下可见上皮浅层有念珠菌菌丝和孢子穿过角化层而深达棘细胞层。

三、病毒（Viruses）

（一）DNA 病毒

与口腔有关的 DNA 病毒主要有乳头状多瘤空疱病毒（Papovaviruses）、腺病毒（Adenoviruses）和疱疹病毒（Herpesviruses）。

1. 乳头（状）多瘤空疱（形）病毒（Papovaviruses）　又称乳多空病毒，与口腔有关的乳多空病毒主要是人类乳头瘤病毒（human papilloma virus，HPV）。以下主要介绍 HPV。

（1）HPV 的生物学特性：HPV 是一组嗜上皮组织的小双链 DNA 病毒，呈球形，直径 52～55nm，20 面立体对称，无包膜。病毒衣壳由 72 个壳微粒组成。病毒基因组为双链环状 DNA，约 7.8～8.0kb。HPV 基因组含有 7 个早期开放阅读框（open reading frame，ORF）和 2 个晚期开放阅读框。早期区（early region，ER）编码与病毒复制、转录调控和细胞转化有关的蛋白（E_5、E_6、E_7），晚期区编码的结构蛋白 L_1 和 L_2 是衣壳的主要和次要蛋白。应用基因克隆和分子杂交方法，基于多核苷酸序列的同源性，已发现 HPV 至少有八十多个亚型，各型之间的同源性少于 50%。凡同源性大于 50%，但限制性内切酶片段不同的称为亚型。HPV 对皮肤和黏膜上皮细胞有高度亲嗜性。病毒在这些细胞中的复制依赖于细胞的分化阶段。HPV 病毒 DNA 的合成主要在上皮棘层和颗粒层，衣壳抗原表达局限在上皮细胞最上层。病毒复制能诱导上皮增殖，表皮变厚，伴有棘层增生和某些程度的表皮角化，在颗粒层常出现嗜碱性包涵体。上皮增殖形成乳头状瘤或疣。

（2）HPV 的致病性与免疫性：HPV 的传播主要通过直接接触感染者的病损部位或间接接触被病毒污染的物品。生殖器感染主要由性交传播。新生儿可通过产道受感染。病毒感染仅停留于局部皮肤和黏膜中，不产生病毒血症。不同型的 HPV 侵犯的部位和所致的疾病也不尽相同。目前报告 HPV 可能与口腔鳞状细胞乳头状瘤（HPV6、HPV 11、HPV 13、HPV 16、HPV 32）、口腔寻常疣（HPV2、HPV4）、口腔尖锐湿疣（HPV6、HPV 16）、口腔黏膜局灶性上皮增生、口腔白斑及口腔鳞癌（HPV 16、HPV 18）有关。由 HPV 基因组编码的产物中，E_6、E_7 蛋白具有癌基因的功能，其作用机制是 E_6、E_7 可以分别和细胞中的 P53 蛋白和 Rb 基因产物 $P110^{Rb}$蛋白相结合，从而干扰了该两种抑癌基因产物抑制细胞分裂和增长的功能，使细胞从正常向恶性转变。

关于 HPV 免疫应答的研究较少。HPV 感染后可以产生特异性抗体，但该抗体没有保护作用。由于 HPV 不能在体外组织培养中生长，因而不能开发灭活的或减毒的活病毒作为预防性疫苗。目前研究较多的疫苗是基于基因工程技术制备的新一代疫苗，不含致癌病毒基因，比完整病毒更安全、副作用小。目前正在研究的疫苗主要针对宫颈癌有关 HPV 的重组活载体疫苗、多肽疫苗、病毒样颗粒、裸 DNA 颗粒、可食用性疫苗。

（3）HPV 的微生物学检查法：近来，用免疫组化方法检测病变组织中的 HPV 抗原，用核酸杂交法和 PCR 法检测 HPV 的 DNA 序列，已被广泛用于疣的确诊和 HPV 致病关系的研究。HPV 的血清学检查尚未普遍开展。

2. 腺病毒（Adenoviruses） 腺病毒是 1953 年 Rowe 等从健康人腺样组织的细胞培养中发现的。几乎同时，Hilleman 等人（1954）从急性呼吸道疾病患者的咽喉洗液中也分离到同样的病毒。1956 年 Enders 等人建议称其为腺病毒。腺病毒是双链 DNA 病毒，其基因组约 36kb。分 49 种血清型，用于重组构建的一般是血清型 2（Ad2）和血清型 5（Ad5）。腺病毒可引起人类许多急性感染如流感样疾病、急性咽炎、婴幼儿致死性肺炎、结合膜炎、角膜结合膜炎、膀胱炎及严重的肠炎等；腺病毒可以引起人类扁桃体、腺样体和其他淋巴组织的隐性持续性感染；腺病毒是研究真核基因表达的良好模型，因为 Ad2 和 Ad5 易于培养和纯化，在感染过程中产生大量的病毒 RNA，其表达调控系统，可以模拟宿主细胞的基因表达机制；腺病毒还是缺损性 DNA 病毒——腺病毒伴随病毒，又称腺相关病毒（adeno-associated virus，AAV）的辅助病毒。

3. 疱疹病毒（herpesviruses） 疱疹病毒科是一群中等大小、有包膜的 DNA 病毒。现已发现 110 多种以上。根据其生物学特性又分为 3 个亚科：α 疱疹病毒如单纯疱疹病毒（herpes simplex virus，HSV）和水痘一带状疱疹病毒（herpes varicella- zoster virus，VZV）能迅速增殖引起细胞病变，宿主范围广，多在感觉神经节内建立潜伏感染；β 疱疹病毒如巨细胞病毒（cytomegalovirus，CMV）的宿主范围窄，生长周期长，可引起感染细胞形成巨细胞，能在唾液腺、肾和单核吞噬细胞系统中建立潜伏感染；γ 单纯疱疹如 EB 病毒（Epstein -Barr virus，EBV）宿主范围最窄，感染的靶细胞主要是 B 细胞，病毒可在细胞内长期潜伏。与人类有关的疱疹病毒及其所致疾病见表 1-17。

表 1-17 人疱疹病毒的种类及其所致的主要疾病

病毒	所致疾病
HSV 1 型（人疱疹病毒 1 型，human herpesvirus 1，HHV1）	龈口炎、唇疱疹、角膜结膜炎、脑炎、甲沟炎
HSV 2 型（人疱疹病毒 2 型，human herpesvirus 2，HHV2）	生殖器疱疹、新生儿疱疹
VZV（人疱疹病毒 3 型，human herpesvirus 3 型，HHV3）	水痘、带状疱疹、肺炎、脑炎

续表

病毒	所致疾病
EB病毒（人疱疹病毒4型，human herpesvirus 4，HHV4）	传染性单核细胞增多症，多克隆B淋巴细胞淋巴瘤等
CMV（人疱疹病毒5型，human herpesvirus 5，HHV5）	巨细胞包涵体病、输血后传染性单核细胞增多症、先天性畸形
人疱疹病毒6型（human herpesvirus 6，HHV6）	婴儿急疹、幼儿急性发热等
人疱疹病毒7型（human herpesvirus 7，HHV7）	未确定
人疱疹病毒8型（human herpesvirus 8，HHV8）	卡波西（Kaposi）肉瘤

疱疹病毒的主要特点是病毒呈球形，病毒核衣壳为由162个壳微粒组成的立体对称20面体，直径约为120nm。其内是由线形DNA组成的核心。核衣壳周围有一层薄厚不等的非对称形披膜。最外层是病毒的包膜，其表面的刺突由病毒编码的糖蛋白组成。有包膜的成熟病毒体直径约120～300nm。除EB病毒外，人疱疹病毒均能在人二倍体细胞核内复制，产生明显的细胞病变，核内有嗜酸性包涵体。病毒可通过细胞间桥直接扩散。感染细胞同邻近未感染的细胞融合，形成多核巨细胞。病毒感染宿主细胞可表现为增殖性感染和潜伏性感染。前者病毒增殖并引起细胞破坏；后者病毒不增殖，病毒DNA稳定地持续于细胞核内。病毒基因组的表达受抑制，直到受刺激因素激活后又可转为增殖性感染。

以下介绍与口腔关系密切的几种疱疹病毒。

(1) 单纯疱疹病毒（HSV）

①概述：HSV是疱疹病毒的典型代表，主要特点是宿主范围广、复制周期短、致细胞病变作用强，在细胞培养中容易扩散，在神经节中常形成潜伏感染。HSV是发现最早的人疱疹病毒。“Herpes”古代用于描述病毒感染引起的扩散性皮肤损害。19世纪后期在体外分离培养HSV后，根据细胞病变特点才逐渐将痘病毒和疱疹病毒区分开来。20世纪初已明确认识到HSV及其引起的疾病；20世纪50年代美国学者采用鼠成纤维L细胞培养HSV获得成功；20世纪60年代发现自口腔HSV感染处分离的HSV接种到鸡胚的绒毛尿囊膜上形成的疱较小，而自生殖器感染处分离的HSV同样接种形成的疱较大。因此，当时将形成小疱的病毒称为Ⅰ型单纯疱疹病毒（HSV1），将形成较大疱的病毒称为Ⅱ型单纯疱疹病毒（HSV2）。

②分类：目前国际病毒分类委员会（International Committee on the Taxonomy of Virus，ICTV）疱疹病毒研究小组根据病毒的理化性状、生物学特征和病毒DNA内切酶图谱及对温度敏感性的差异仍将HSV分为两个血清型：HSV1和HSV2。两型病毒DNA具有较多（50%）的同源性。该两型在生物学、血清遗传学及致病性等方面有所不同，HSV1型主要引起口腔黏膜、咽、口周皮肤、面部、腰以上皮肤（above the belt）及脑的感染；HSV2型主要引起腰以下皮肤（below the belt）及生殖器的感染。虽然引起口腔损害的主要为HSV1型，但也有约10%的口腔损害中可分离出HSV2型，约15%～37%的原发生殖器疱疹由HSV1型引起。HSV病毒体中有11种包膜糖蛋白，分别称为gB、gC、gD、gE、gG、gH、gI、gJ、gK、gL和gM。其中gC是HSV1型的特异性抗原。因此，可以根据需要选择基因组同源的部分制备同时检出两型病毒的探针，也可用具有特异性的片段做探针进行HSV1和HSV2的分型检测。目前已完成HSV1和HSV2型全基因测序工作，人们对HSV基因组序列、基因产物、病毒复制过程、蛋白转位、膜结构及基因调控等的认识有了

新的突破。

③流行病学与致病性：HSV 抗寒冷。自病损的疱液及唾液中可分离出 HSV。流行病学资料表明约 30%～90%的居民血清中有抗 HSV 抗体，说明曾发生过单纯疱疹病毒感染。约 0.75%～10%的成人在唾液中周期性播撒病毒。HSV 在体液及表面可生存数小时。多数认为，人类是 HSV 的天然宿主，口腔、皮肤、眼、会阴部及中枢神经系统易受累。HSV 也是口腔感染最常见的病毒，可引起的口腔黏膜及口周皮肤的以疱疹为主的感染。与口腔有关的 HSV 感染主要有原发性及复发性疱疹性龈口炎、疱疹性甲沟炎（herpetic whitlow）。

当身体尚无抗 HSV 的循环抗体时，HSV 引起的感染为原发感染；若发生于体内有抗 HSV 抗体时，则为继发或复发感染。原发感染中，HSV 集中在完整的疱疹液里。HSV 可沿感觉神经干周围的神经迁移而感染神经节如口面部的三叉神经节，在极少数病例，HSV 可进入中枢神经系统，引起脑炎、脑膜炎。HSV 也可潜伏于泪腺及唾液腺内。

尽管原发感染后机体产生了抗 HSV 的循环抗体，但该抗体无明显的保护作用。在情绪波动、劳累、全身疾病、过度日照、外伤及机械刺激等情况下，潜伏的 HSV 可再次沿神经干向外迁徙到神经末梢，在邻近的黏膜上皮细胞内自身复制，导致 HSV 感染的复发。免疫学研究显示，单纯疱疹复发的次数与循环抗 HSV 抗体水平无关，说明该抗体保护作用有限。对 HSV 感染的免疫学研究表明，受感染的患者的淋巴细胞正常，但淋巴细胞释放出的巨噬细胞抑制因子和淋巴毒素不足，可能是单纯疱疹复发的原因之一。此外，在原发感染后，又可能有不同亚型及不同株病毒感染，即使有较高的抗体滴度，也可能再感染，也是感染易复发的原因。

HSV 与癌变的关系尚存在争议。有学者认为，病毒潜伏在宿主上皮细胞，其分裂繁殖后，子细胞可发生突变，因此，HSV1 型可能与唇癌的发生有关，HSV2 可能与宫颈癌有关。HSV 近年来报道可能与某些口腔黏膜发病有关。虽然对 HSV 的研究历史悠久，HSV 基因组序列已经弄清，但由于 HSV 的基因组很大，仍有许多人类认识的空白点，如 HSV1 潜伏感染的机制、HSV2 与肿瘤的关系尚未明确。

④微生物学检查法：对疱疹病毒感染的临床诊断多根据临床表现的特点。实验室诊断只是用于最终确诊。非特异的疱疹病毒检查包括水疱组织涂片染色观察有无嗜酸性包涵体的多核巨细胞、电镜检查受损细胞中是否含有不成熟的病毒样颗粒。特异的 HSV 检查方法有病毒的分离培养接种于人胚肾、人羊膜或兔肾等易感细胞，经 1～2 天培养后，细胞出现肿大、变圆、形成融合细胞等病变，然后用免疫学的方法如用 HSV1 和 HSV2 的单克隆抗体做免疫荧光染色鉴定；也可应用荧光素标记或酶标记的单克隆抗体直接对病损涂片进行染色。最近应用原位核酸杂交法和 PCR 法检测标本中的疱疹病毒 DNA 可区分 HSV1 和 HSV2。

（2）水痘一带状疱疹病毒（herpes varicella- zoster virus，VZV）：VZV 是引起小儿水痘（chickenpox，varicella）和成人带状疱疹（herpes zoster，shingles）的病毒。VZV 与 HSV 有较多的同源性，基本特性与 HSV 相似，但只有一个血清型。VZV 的研究远少于 HSV，原因是 VZV 在体外难以生长，一般动物及鸡胚对 VZV 均不敏感，除猴的动物模型外，尚无其他动物模型。VZV 只能在人胚成纤维细胞中增殖并缓慢地产生局灶性细胞病变，受感染的细胞出现嗜酸性核内包涵体和多核巨细胞。

VZV 在儿童无免疫力的情况下初次感染表现为水痘。潜伏多年后，在成人或老年人中复发则表现为带状疱疹。VZV 具有亲神经性，感染后沿着感觉神经逆行至三叉神经节细胞潜伏下来。在一定条件下，如感冒、外伤、免疫缺陷等，病毒被激活通过感觉神经元细胞下行至皮肤黏膜造成感染发作。VZV 具有高度传染性，直接接触，特别是吸入可传染。多数认为 VZV 感染后可获得终生免疫，个别免疫功能缺陷者除外。

水痘和带状疱疹的临床症状都较典型，一般可不依赖实验室诊断。必要时可从疱疹基底部取材进行涂片，检查嗜酸性核内包涵体，或用单克隆抗体免疫荧光法检测 VZV 抗原。

应用 VZV 减毒活疫苗，免疫接种 1 岁以上未患过水痘者可有效地预防水痘的感染与流行。

(3) EB 病毒（Epstein-Barr virus，EBV）：1964 年 Epstein、Barr 和 Achong 在 Burkitt 淋巴瘤细胞系观察到病毒颗粒，称为Epstein-Barr 病毒（EBV），又名人类疱疹病毒 4 型（human herpesvirus 4，HHV4）。1983 年完成了 B95.8 株全序列测定。人类是 EBV 唯一的天然宿主。EBV 与多种人类疾病相关，如传染性单核细胞增多症（infectious mononucleosis）、Burkitt 淋巴瘤（African form of Burkitt's lymphoma）、鼻咽癌（nasopharyngeal carcinoma in men of certain ethnic groups in Southern China）、口腔毛状白斑（oral hairy leukoplakia）。

EBV 是一种嗜 B 细胞的人疱疹病毒，主要侵犯 B 细胞。过去认为只有 B 细胞表面有 EBV 受体，但最近发现在腮腺导管、咽部以及某些上皮细胞亦有 EBV 受体。EBV 在 B 细胞中可引起两种形式的感染：①增殖性感染，即 EBV 感染 B 细胞后，仅极少部分细胞的病毒基因组能充分表达引起感染；②非增殖性感染。后者可表现为潜伏感染，EBV 感染 B 细胞后，多数细胞中的病毒基因组处于潜伏状态，带有 EBV 基因组的 B 细胞可获得在组织培养中维持长期生长和增生的能力，称为转化（transformation）或永生化（immortalization），在一定条件下，EBV 基因组被激活而表达，转为增殖性感染；另一种非增殖性感染表现为恶性转化，受 EBV 感染和转化的 B 细胞在不断分裂与增殖的过程中，受到某些辅助因子的促发，个别细胞可发生染色体易位等异常变化，最终转化为恶性肿瘤细胞。

EBV 通过唾液、呼吸道分泌物传染，少数通过输血传染。EBV 在人群中感染非常普遍。我国 3～5 岁儿童的 EBV 抗体阳性率达 90%以上。幼儿感染后多数无明显症状，或引起轻度咽炎和上呼吸道感染。青春期发生原发感染约有 50%出现传染性单核细胞增多症。感染后的病毒可先侵犯口咽部如腮腺导管上皮细胞并在局部形成增殖性感染。病毒可在口咽部排出达数周或数月。口咽部上皮细胞释放出的 EBV 感染局部 B 细胞，后者进入血循环而造成全身性 EBV 感染。

EBV 缺乏良好的体外培养系统，不能用常规的疱疹病毒培养方法培养。一般用人脐血淋巴细胞，或用从外周血分离的 B 淋巴细胞培养 EBV。由于分离培养困难，一般用血清学方法辅助诊断。在有条件的实验室，也可用原位核酸杂交法或 PCR 法检查标本细胞中的 EBV-DNA，或用抗补体免疫荧光法检查细胞中的 EBV 核抗原（EB nuclear antigen，EBNA）以证明是否存在 EBV 感染。

(4) 巨细胞病毒

①生物学性状：CMV 的形态与基因组结构与 HSV 极为相似，但病毒感染的宿主范围和细胞范围均狭窄。在体内，人 CMV 可感染各种不同的上皮细胞、白细胞和精子细胞等；在体外，人 CMV 只能在人成纤维细胞中才能增殖，且增殖缓慢，复制周期长。初次分离时常需经 2～6 周才出现细胞病变，其特点是细胞肿胀、核变大，形成巨大细胞，核内有密致的嗜碱性包涵体，其外有一晕轮围绕。

②致病性与免疫性：人群中 CMV 感染非常广泛，初次感染大多在 2 岁以下，通常呈

隐性感染，少数有临床症状。60%～90%成人已有 CMV 抗体。人感染后虽产生抗体，但多数可长期带毒成为潜伏感染。潜伏感染的部位常在唾液腺、乳腺、肾、白细胞或其他腺体中，病毒可长期或间歇地在唾液、乳汁、尿液、精液或宫颈分泌物中排出，通过口腔、产道、胎盘、哺乳、输血、器官或骨髓移植等多种途径传播。CMV 可导致无症状感染（symptomless infection）、先天性感染（congenital infection）和围生期感染（postnatal infection）等。

③微生物学检查法：a. 细胞学检查：尿标本经离心后取沉渣涂片，Giemsa 染色镜检，观察巨大细胞及细胞核内的典型包涵体。b. 病毒分离：取病人的尿、唾液、生殖道分泌物，或白细胞等标本，接种人胚成纤维细胞，培养 4～6 周以观察细胞病变。采用离心法使病毒吸附于单层细胞，结合用单克隆抗体免疫荧光染色检测 CMV 的早期抗原，可于培养后第 2 天得到阳性结果。c. 核酸杂交和 PCR 法检测病毒 DNA：用标记 DNA 探针核酸杂交法等检测 CMV 的 DNA，其阳性检出率明显高于细胞培养。d. 抗原检测：应用人 CMV 编码蛋白的特异性单克隆抗体，直接检测临床标本。e. 血清学诊断：应用 ELISA 检测 CMV 的 IgM 抗体，可以帮助诊断 CMV 的近期感染。

（5）人疱疹病毒 6 型：1986 年美国报告从 6 例淋巴增生性疾病的外周单个核细胞分离到一种新的病毒。该病毒的形态结构和疱疹病毒的其他成员相似，但分子病毒学和免疫学研究则显示它与 HSV、VZV、CMV 和 EBV 均不同，故命名为人疱疹病毒 6 型（human herpesvirus 6，HHV6）。HHV6 主要感染 $CD4^+$ T 细胞。HHV6 在人群中的感染十分普遍。血清流行病学研究表明，在 60%～90%的儿童及成人血清中查到 HHV6 抗体。健康带毒者是主要的传染源，经唾液途径传播。HHV6 的原发感染多见于 6 个月至 2 岁的婴儿，感染后大多无临床症状，少数可引起幼儿丘疹或婴儿玫瑰疹。在免疫功能低下的患者，体内潜伏的 HHV6 常可被激活而发展为持续的急性感染。

采集唾液和外周血淋巴细胞标本接种经 PHA 激活的人脐血或外周血淋巴细胞培养分离 HHV6。也可用原位杂交和 PCR 技术检测受染细胞中的病毒 DNA。血清学试验常用间接免疫荧光法检查抗病毒的 IgM 和 IgG，以确定近期感染和既往感染。

（6）人疱疹病毒 7 型：人疱疹病毒 7 型（human herpesvirus 7，HHV7）是 1990 年从一健康成人外周血的 $CD4^+$ T 细胞经促有丝分裂剂活化后分离到的一种新型疱疹病毒。病毒 DNA 的分析表明，HHV6 与 HHV7 只有有限的同源性。血清流行病学调查显示，大多数健康成人血清 HHV7 型抗体阳性。目前认为 HHV7 主要潜伏在外周血单个核细胞和唾液腺中，从健康成人的唾液中可分离出 HHV7，因而唾液传播是此病毒的重要传播途径。除幼儿皮疹外，HHV7 与其他疾病的关系尚不清楚。

（7）人疱疹病毒 8 型：人疱疹病毒 8 型（human herpesvirus 8，HHV8）是最近发现的又一新型人类疱疹病毒。本病毒主要存在于艾滋病患者的卡波西（Kaposi）肉瘤组织及淋巴瘤患者的血清，血浆、外周血白细胞中也可检测到 HHV8 型 DNA。核苷酸序列分析表明，HHV8 型病毒的一些基因与 EB 病毒和松鼠猴疱疹病毒基因具有部分同源性，但与 HSV1、VZV、CMV、HHV6、HHV7 型的 DNA 无关。目前认为，HHV8 是一种新的病因因子，参与某些肿瘤及增生性疾患的致病过程，与卡波西肉瘤的发生、血管淋巴母细胞增生性疾病及某些增生性皮肤疾患的发病有关系。

（二）RNA 病毒

1. 呼吸道病毒　一些呼吸道病毒如正黏液病毒科（orthomyxoviridae）的流感病毒（influenza virus）、副黏病毒科（paramyxoviridae）的副流感病毒（parainfluenza virus）、麻疹病毒（measles virus）、腮腺炎病毒（mumps virus）、呼吸道合胞病毒（respiratory syncytial virus）与口腔有一定关系。以下仅介绍与口腔关系相对密切的腮腺炎病毒。

腮腺炎病毒是流行性腮腺炎的病原体，呈世界性分布。它只有一个血清型，人是其唯一宿主。可取患者唾液、尿液或脑脊液进行病毒分离。腮腺炎病毒易在鸡胚羊膜腔、鸡胚细胞或猴肾细胞内增殖，形成多核巨细胞。目前疫苗接种是预防流行性腮腺炎的有效措施。

2. 柯萨奇病毒　柯萨奇病毒（coxsackievirus）是一种肠道病毒（enterovirus），后者属小 RNA 病毒科（Picornaviridae）。其受体广泛分布于组织和细胞中，包括中枢神经系统、心、肺、黏膜和皮肤等。柯萨奇病毒主要有 A、B 两组。A 组包括 1～22 型；B 组包括 1～6 型。致病特点是病毒在肠道增殖，却很少引起肠道疾病。与口腔有关的主要是柯萨基病毒 A 组病毒的某些血清型引起的疱疹性咽峡炎（herpangina）和由柯萨奇病毒 A16 引起的手－足－口病。除柯萨奇 A 病毒等少数几个型别必须在乳鼠中增殖外，其余都能在猴肾原代和传代细胞等细胞中增殖产生病变。用病毒特异性组合和单价血清做中和试验进行鉴定。

3. 人类免疫缺陷病毒（human immunodeficiency virus，HIV）　略，详见第三章。

四、支原体及衣原体（Mycoplasma and chlamydiae）

（一）支原体

支原体是一类没有细胞壁的原核细胞型微生物。细胞膜含固醇，能通过 0.45μm 滤菌器；但呈二分裂繁殖，含 DNA 和 RNA。支原体是目前所知的能在无生命培养基中繁殖的最小微生物。由于它们能形成有分枝的长丝，故称之为支原体。

与人类有关的支原体有引起原发性非典型肺炎的肺炎支原体，引起泌尿生殖道感染的溶脲支原体、人型支原体和生殖器支原体及与 HIV 感染患者新近分离出来的穿透支原体。唾液、口腔黏膜和牙菌斑中均可分离出支原体，约 6%～32%的人类口腔可分离出支原体，但其意义不十分清楚。口腔密螺旋体对口腔中分离出来的支原体如口腔支原体（*Myc. orale*）、肺炎支原体（*Myc. pneumoniae*）、颊支原体（*Myc. buccale*）、唾液支原体（*Myc. salivarium*），尚有待进一步研究。

（二）衣原体

衣原体是一类严格在真核细胞内寄生，有独特发育周期，能通过细菌滤器的原核细胞型微生物。过去曾被认为是病毒，现归属于广义细菌中的一类微生物。根据衣原体的抗原结构和 DNA 同源性的特点，将衣原体属（Chlamydiae）分为四个种，包括沙眼衣原体（*Chlamydia trachomatis*）、肺炎衣原体（*Chlamydia pneumoniae*）、鹦鹉热衣原体（*Chlamydia psittaci*）和兽类衣原体（*Chlamydia pecorum*）。衣原体广泛寄生于人类、哺乳动物及禽类，仅少数能致病，能引起人类疾病的衣原体主要有沙眼衣原体和肺炎衣原体。目前，由衣原体感染所致的性传播疾病增加很快，生殖道感染的发病率已超过淋病奈瑟菌感染。衣原体对多种抗生素敏感。

沙眼衣原体除少数菌株来自小鼠外，人类是其主要自然宿主。我国学者汤飞凡（1897—1958）在 1955 年采用鸡胚卵黄囊接种法在世界上首次分离培养出沙眼衣原体，他是世界上发现重要病原体的第一个中国人。现在多采用多种传代细胞对沙眼衣原体进行培养。沙眼衣原体主要引起沙眼、包涵体结膜炎和泌尿生殖器感染。有报告在牙周组织、口腔黏膜中可检测到沙眼衣原体，用直接荧光单克隆抗体方法检测颞下颌关节病患者血清，其抗沙眼衣原体抗体高于对照组。但是，有关衣原体与口腔疾病的关系尚处于研究阶段。衣原体的微生物检查包括直接涂片镜检、分离培养和核酸检测。采用 Giemsa、碘液或荧光抗体染色镜检，检查上皮中有无包涵体。可采用感染组织的刮取物或分泌物，接种鸡胚卵黄囊或传代细胞如经放线菌酮处理的单层 McCoy 细胞或 Hela-229 细胞等。应注意衣原体的标本正确采集和运送十分重要，采集的标本或菌株可加入蔗糖－磷酸盐－谷氨酸盐（SPG）培养基，放入－70℃冰箱或液氮保存，运送后应尽快接种，若在 24h 内接种，标本可暂保存在－4℃冰箱。可采用直接免疫荧光法或酶联免疫法检测标本中的衣原体。聚合酶链反应（PCR）、连接酶链反应（LCR）等核酸扩增技术已广泛应用于衣原体的检查。

肺炎衣原体又称 TWAR 衣原体。其命名来自 1965 年台湾小学生眼结膜分离的衣原体（Taiwan-183，TW183）和 1983 年美国大学生急性呼吸道感染者咽部分离的另一株衣原体（acute respiratory-39，AR-39），因两株的抗原性相同，合并后称 TWAR。TWAR 是呼吸道疾病的病原体。近年来发现 TWAR 与冠状动脉硬化和心脏病的发生有关。目前尚未见到与口腔感染的关系的研究。

（第 1-5 节：杨圣辉，第 6 节：徐岩英）

参考文献

1. Asi Kainen S，and G. chen.. Oral ecology and person-to-person transmission of *Actinobacillus actinomycetemitans* and *Porphyromonas gingivalis*. Periodoufology，2000，20：65～81
2. Marsh PD，and MVMartin. Oral microbiology. 4th ed. NewYork：Churchill Living Stone. 2000
3. Wood SR，et al. Architechure of intact natural human plaque biofilms. Studied by confocal laser scanning microscopy. Journal of Dental Research，2000，79：21～27
4. Walter J. Loesche. Role of *streptococcus mutans* in human dental decay microbiology reviews，1986，5（4）：353～380
5. Howard K Kuramitsu，and Richard P. Ellen. Oral bacterial ecology. Norwich：Horizon Scentific Press，2000
6. J Bagg，et al. Essentials of microbiology for dental students. OXFORD，1999
7. Samaranayake LP. Essential microbiology for dentistry. Singapore：Singapore-Churchill Livingstone，1996
8. 刘正，边专．口腔生物学．第 2 版．北京：人民卫生出版社，2003
9. 黄文林．分子病毒学．北京：人民卫生出版社，2002
10. 周学东，肖晓蓉．口腔微生物学．成都：四川大学出版社，2002

11. 陆德源．医学微生物学．第5版．北京：人民卫生出版社，2001
12. 彭文伟．传染病学．第5版．北京：人民卫生出版社，2001
13. 徐岩英，Samaranayake LP，郭传瑸．口腔医院感染控制的原则与措施．北京：北京医科大学-协和医科大学出版社，1998
14. Marsh PD，and Martin MV．Oral microbiology．4th ed．Wright：Oxford，2000

第二章　口腔生物化学

Oral biochemistry

本章仅就牙齿及牙周组织、口腔黏膜、唾液腺及唾液、舌与味觉的生物化学做扼要的介绍。因为口腔直接与外界相通，口腔内难免有细菌生长，其生化代谢具有重要病理意义。因此，口腔内细菌的生物化学代谢也一并在此讨论。

第一节　牙齿及牙周组织

Tooth and periodontal tissues

一、硬组织形成的生物学过程（Biological process of formation of hard tissue）

牙及牙周组织是口腔内的重要组成部分。牙由牙釉质、牙本质及牙骨质构成。牙周组织包括牙龈、牙周膜、牙槽骨和牙骨质。其中牙及牙周组织中的牙槽骨和牙骨质等硬组织矿化是一个复杂的生物学过程，称为生物矿化，即生物体内的钙、磷等离子，在生物调控下通过化学反应形成难溶性无机盐，并与有机基质结合，形成机体矿化组织。无机盐主要是磷灰石晶体和非晶体化的磷酸钙。

1. 牙釉质与牙本质　在牙釉质、牙本质形成的初始阶段，成釉细胞与成牙本质细胞之间是相互制约的。先形成的釉质位于切缘或牙尖处，但在第一层牙本质形成之前没有釉质的形成；而从牙乳头的前成牙本质细胞转化为成牙本质细胞又需要内釉上皮的诱导。

牙釉质形成始于牙胚发育的钟状期。在钟状期，冠方区的内釉上皮已经成为成熟的分泌型成釉细胞；在颈环处的内釉上皮，初期仍为前成釉细胞。随着牙胚的进一步发育，前成釉细胞内的高尔基体、粗面内质网增殖，细胞排列更加整齐，核位于基部，Tomes 突形成，脱氢酶活性增加。这样，前成釉细胞即演变为成釉细胞。当各部位的内釉上皮都转化为成釉细胞后，诱导第一层牙本质形成，出现釉牙本质界。在此基础上，位于切缘或牙尖处的釉质开始形成。首先，在成釉细胞顶端的 Tomes 突分泌成釉蛋白和釉蛋白，形成釉质基质，基质中存在着矿化促进成分。同时，细胞通过线粒体将 Ca^{2+}、PO_4^{3-} 浓缩，形成矿化小泡。矿化小泡中的 Ca^{2+}、PO_4^{3-} 脱离细胞后开始沉淀，形成不定形的磷酸钙针形晶体。针形晶体被紧包在釉蛋白中，在釉蛋白外则是连续的釉原蛋白。在釉质形成初期，所含有的有机质和水约占釉质湿重的 30%；此后，依赖分泌后成釉细胞和乳头层细胞的协同作用，釉质内的有机质和水被吸收排除，矿化物继续沉积，不定形的矿化物晶体长轴也开始沿着与釉质牙本质界线垂直的方向延伸，不断成熟，通过固相转换，形成更稳定的羟磷灰石晶体。同时，成釉细胞后退，留出空隙，空隙方向与矿化物晶体长轴平行，矿化晶体沿着空隙继续生长沉积，排列有序，形成釉柱。釉柱周围与基质接触。随着晶体长大成熟，成釉蛋白逐渐减少，最后只有釉蛋白作为基质。最后成熟的釉质中，矿化物达到 96%以上，有机成分只占 1%左右。

牙本质是牙齿的另一种矿化组织，分布于牙冠和牙根部。牙本质由高度分化的特殊细胞即成牙本质细胞生成。与釉质不同，牙本质矿化时，首先在成牙本质细胞层顶端分泌胶原性有机基质一胶原蛋白，成为牙本质的前身。随后，细胞合成磷蛋白，并将其直接分泌在有机基质一胶原蛋白层上；一部分磷蛋白与胶原蛋白结合，一部分降解。矿化基质小泡内的磷酸钙微晶或钙离子与磷蛋白结合。结合后的钙离子或磷酸钙微晶继续沉积，形成有序的羟磷灰石晶体。牙本质中的羟磷灰石晶体大部分与胶原纤维伴行，沉积在纤维内；部分晶体沉积在胶原纤维周围，将胶原纤维包绕在内；另外还有一部分晶体沉积在钙球内，与胶原纤维没有联系。

2. 牙骨质　牙骨质是一种特殊的矿化结缔组织，也是牙体三种矿化组织中硬度最小的一种组织。牙骨质覆盖在牙根表面，有时也扩展到牙冠。其基本结构成分是细胞、纤维和无定形基质。细胞成分包括成牙骨质细胞、牙骨质细胞和纤维细胞三种。在结构、功能方面，成牙骨质细胞类似成骨细胞，合成、分泌的蛋白主要是Ⅰ型胶原和牙骨质均质性基质。牙骨质细胞相当于骨细胞，结构上与成牙骨质细胞类似，但细胞器不发达，代谢活性较低。牙骨质细胞膜与矿化的陷窝壁之间有间隙存在，内含无定形基质。牙骨质内胶原主要有两种：一种是成牙骨质细胞合成、分泌的牙骨质内源胶原纤维；另一种是由牙周韧带的成纤维细胞生成的粗大的外源性胶原纤维。外源性胶原纤维穿入牙骨质内，与牙骨质表面垂直，其功能是将牙齿固定在牙槽窝内。牙骨质内无血管和神经，正常情况下无吸收和改建，但根尖部牙骨质可以持续生长，具有修复和补偿的功能。牙骨质矿化过程与其他骨类似，但牙骨质在矿化过程中无胞外矿化基质小泡。

3. 牙槽骨　与人体其他骨骼一样，牙槽骨由细胞成分、无机物和有机基质组成。骨骼中含水量约为骨总质量的20%～30%，其余70%～80%均为固体成分。细胞成分包括成骨细胞（osteoblast）、骨细胞（osteocyte）和破骨细胞（osteoclast）。骨细胞的数量很少，只占骨总体积的2%～3%。无机物以钙、磷为主，又称为骨盐（bonysalt），占固体成分的60%，主要是磷酸钙、碳酸钙、柠檬酸钙、磷酸氢钠和磷酸镁等，其他还有极少量的钾盐和氟化物。有机质中的90%～95%是胶原蛋白，其他成分还有脂类和糖蛋白等，全部有机质占固体成分的40%。

骨矿化机制主要是物理一化学学说和细胞学说。在骨形成的初始阶段，首先是成骨细胞分泌胶原（collagen）和蛋白聚糖（proteoglycan）等有机物质，随后胶原聚合，形成胶原纤维，即尚未钙化的骨有机基质（organic matrix）；而成骨细胞则被骨有机基质包埋，转化为骨细胞。当局部 Ca^{2+} 和 PO_4^{3-} 超过其浓度积常数（Ksp）时，钙盐开始沉积于胶原纤维表面。最初生成的钙盐是无定形沉淀 $CaHPO_4 \cdot 2H_2O$ 和 $Ca_3(PO_4)_2 \cdot 3H_2O$，此后随着钙盐的不断沉积，已形成的无定形沉淀进一步钙化，形成柱状或针状的羟磷灰石结晶，即骨晶（bonycrystal），广泛分布于骨基质中。骨的特性主要是由胶原和骨晶决定的：由于胶原的存在，使骨具有良好的韧性；而骨晶虽然体积很小，但密度极大，非常坚硬，并规律地分布在胶原纤维上，因此使骨非常坚硬。实际上，在骨的形成过程中，既存在成骨作用，又存在溶骨作用。成骨与溶骨作用是骨代谢过程中对立统一的两个方面。骨代谢过程既包括骨基质的合成和骨盐的沉积，又包括骨基质的分解和骨盐的溶解吸收。参与调节骨吸收的有甲状旁腺激素（PTH）、破骨细胞活动因子（OAF）、前列腺素（PGE1、PGE2）。调节骨沉积的因子有降钙素（calcitonin，CT）、维生素 D_3 和雌激素等。牙槽骨与人体其他骨一样不断地进行生理改建，但牙槽骨的更新过程更快，在颌骨生长期、牙齿萌出以及乳恒牙替换期，改建过程尤为显著。组织学研究表明，功能性恒牙的牙槽突和固有牙槽骨都存在着持续性改建，其组织学表现是活动性骨吸收和沉积，即 Howship 吸收窝和成骨细胞里的骨样组织出现。而陈旧性改建的指标是出现强嗜碱性休止线。

二、牙髓的代谢（Metabolism of pulp）

牙髓位于牙髓腔内，通过根尖孔与牙周膜相连。在形态学上，牙髓从外向内可以划分为成牙本质细胞层、少细胞层、多细胞层和固有牙髓。牙髓中含有成牙本质细胞、成纤维细胞、巨噬细胞、树突状细胞、肥大细胞、淋巴细胞以及未分化的间充质细胞等。牙髓组织中的纤维有胶原纤维和弹性纤维。其中胶原纤维主要是Ⅰ型和Ⅲ型胶原纤维；弹性纤维仅存于动脉血管壁。牙髓的其他组成成分还有牙髓基质，主要化学成分为蛋白聚糖和糖蛋白。

由于牙髓组织中细胞成分相对较少，因此牙髓组织耗氧量比其他组织低。牙髓的代谢活动主要在成牙本质细胞层，其中糖代谢主要是糖氧化途径，在不同程度的缺血条件下，还存在着糖酵解途径。

三、牙周膜的代谢（Metabolism of periodontal ligament）

牙周膜是由多种细胞、基质和纤维组成的致密结缔组织，位于牙根部牙骨质表面和固有牙槽骨之间。牙周膜含有大量的胶原纤维，将牙齿固定在牙槽窝内，具有悬韧带的作用，因此又称作牙周韧带。

牙周膜内的细胞包括纤维母细胞、造牙骨质细胞、破牙骨质细胞、成骨细胞、破骨细胞、白细胞、浆细胞、肥大细胞、脂肪细胞、少量上皮剩余（马拉赛上皮剩余）细胞和未分化间充质细胞。其中以纤维母细胞为主，其内含有微管和微丝，排列方向与纤维束一致。牙周膜内的纤维主要是胶原纤维，按照一定方向排列成束，称为主纤维；此外还有弹力纤维和 Oxytalan 纤维。主纤维按其位置、功能的不同，自牙颈部向根间方向可以分为牙槽嵴纤维、水平纤维、斜纤维、根尖纤维和根间纤维等五组。各组纤维通常状态下呈波纹状，受到功能性张力时则拉紧。Oxytalan 纤维多分布在胶原纤维之间，粗约 15μm，无横纹，长短不一，与发育中的弹力纤维相似，具有较强的耐酸性和嗜碱性。其功能目前尚不清楚，可能与调节血流和营养有关。在牙周膜细胞、纤维、血管和神经之间充满无结构的基质，主要由蛋白聚糖和糖蛋白组成，含水量达到 70%。

牙周膜具有形成、支持、感觉、营养、稳定等功能。由于牙周膜结构和功能上的特殊性，除了正常的能量代谢外，还有胶原纤维和弹力纤维的代谢。

1. 胶原纤维的生物合成　胶原属于分泌性蛋白质，纤维母细胞和间充质细胞都可以合成。以Ⅰ型胶原为例，Ⅰ型原胶原由 α_1 和 α_2 两种肽链组成，其前体是 α_1（Ⅰ）链和 α_2（Ⅰ）链，称为前胶原。前胶原在纤维母细胞中合成后，在内质网和高尔基体内进行修饰，即：①脯氨酸和赖氨酸残基羟化；②前 α 链糖化；③前胶原中形成二硫键。修饰完成后通过囊泡转移到细胞膜，以胞吐形式分泌到细胞外。在细胞外，在前胶原肽酶的作用下，前胶原降解去除两端前肽，形成两端仅有较短的伸展端肽的原胶原。一旦原胶原形成，其分子通过非共价键自动进行阶梯式聚合，但不够稳定。接着，通过赖氨酰氧化酶对原胶原分子两端伸展部分中的赖氨酸和羟赖氨酸残基进行催化，使其 ε-氨基氧化为醛，随后进行共价交联，形成稳定的胶原纤维。

2. 胶原纤维的降解　胶原纤维结构稳定，不容易被一般的蛋白酶降解，在体内，半衰期可达数月或数年，更新较慢。胶原的降解主要是胶原酶作用的结果。胶原酶属于金属蛋白酶，其活性与 Ca^{2+} 密切相关。其对Ⅰ型原胶原的切割部位特异性地定位于 773～774 的甘氨酸和异亮氨酸之间。在体内条件下，产生的两个片段自动变性，随后由其他蛋白酶进一步降解。体内的胶原酶来自多种细胞，纤维母细胞和相关间质细胞是其主要来源。在组织损伤、愈合等特定条件下，上述细胞产生大量的胶原酶分泌到细胞周围组织中，使局部胶原降解。此外，在口腔环境中存在的梭状芽胞杆菌也分泌一些胶原酶，主要作用于胶原甘氨酸至脯氨酸残基之前的肽键，作用位点多，直接破坏胶原纤维。

3. 弹性纤维的合成和降解：在体内，牙周膜的弹性纤维主要来自纤维母细胞，其合成过程与胶原类似：首先在粗面内质网合成原弹性蛋白及微纤维蛋白前体，合成的原弹性蛋白进入内质网腔进行少数脯氨酸残基羟化，微纤维蛋白前体进行糖化，随后通过高尔基体转运及囊泡形式分泌到细胞外。在细胞外，微丝纤维糖蛋白在细胞膜表面特殊受体上形成微纤维支架，同时结合原弹性蛋白，使原弹性蛋白经赖氨酰氧化酶催化进行共价交联，聚合形成不溶性的、稳定的弹性纤维。体内的弹性纤维非常稳定，一般蛋白酶很难使其降解。嗜中性粒细胞可以吞噬弹性纤维，其溶酶体中含有弹性蛋白酶，具有降解弹性纤维的作用。

第二节 口腔黏膜
Oral mucosa

口腔黏膜分布在口腔内壁表面，前与唇部皮肤相连，后与咽部黏膜相连。完整的黏膜上皮是阻止异物及微生物进入深层组织的生理屏障。根据口腔黏膜所处部位不同及功能上的差异，可以分为咀嚼黏膜、被覆黏膜和特殊黏膜三种类型。口腔黏膜的组织结构与皮肤相似，由表层的上皮和深层的结缔组织组成。口腔黏膜的结缔组织称为固有层。上皮和固有层紧密相接，二者之间为基底膜。不同部位的黏膜由于功能不同，其结构也不同。咀嚼黏膜覆盖在颚骨和牙槽骨表面，上皮表层一般是角化或者不全角化，固有层厚，胶原纤维粗大，组织致密。被覆黏膜位于唇、颊部内侧，口底、舌下区域以及软腭等处，上皮无角化，固有层中弹力纤维数量居多，黏膜下层多较疏松。特殊黏膜专指舌背部黏膜，其表面分布着许多不同类型的乳头，如丝状、菌状、轮廓和叶状乳头等。同时还分布着味觉感受器——味蕾。特殊黏膜的固有层中含有丰富的血管、弹性纤维和胶原纤维。

一、口腔黏膜上皮的代谢（Metabolism of epithelium of oral mucosa）

1. 能量代谢：口腔黏膜上皮的代谢特点之一是以无氧酵解为主，有氧代谢为辅，这是由其结构特点决定的。深层的基底膜及邻近的细胞从固有层血供中获取营养，表层细胞的营养来源主要依赖于各种营养物质从深层向表层的渗透。在营养物质由深层至表层渗透过程中，到达细胞的营养物质逐渐减少，尤其是氧的输送量明显减少，使浅层细胞处于相对缺氧状态，越接近表层的细胞，缺氧状态越严重，因此，表层细胞的能量来源主要是无氧酵解。在上皮细胞摄取的葡萄糖中，70%以上通过无氧酵解方式提供能量，只有2%左右通过有氧代谢。无氧酵解代谢在胞浆中进行，参与无氧酵解代谢的酶在各层细胞中的含量无明显变化，仅在表层细胞中因细胞活力下降而略减少。有氧代谢是在细胞内线粒体中进行的。随着细胞向表层迁移，线粒体的含量逐渐减少，参与有氧代谢的酶含量也明显下降，最终导致细胞有氧代谢能力下降。在口腔上皮中，葡萄糖还可以通过已糖旁路代谢产生丙糖，丙糖进一步通过无氧酵解代谢向细胞提供能量。此外，口腔上皮细胞还能利用氨基酸和脂质产生能量。

2. 合成代谢：由于口腔黏膜上皮在不断更新，因此口腔上皮的合成代谢非常活跃。以蛋白质为例：口腔角化上皮除了角化层外，其他各层都有活跃的蛋白质代谢。研究表明，将同位素标记的氨基酸注入机体后，上皮各层细胞摄取的氨基酸种类也各不相同，说明不同层的上皮细胞合成不同的蛋白质。而在口腔非角化上皮，蛋白质合成主要在基底层及基底上层细胞内进行。随着细胞增殖并向表面迁移，细胞的蛋白质合成能力显著下降。此外，口腔上皮细胞中脂质和糖蛋白的合成也非常活跃。在细胞增殖更新的过程中，随着细胞分化并向浅层迁移，细胞内脂质总量减少，磷脂减少尤其显著；同时固醇（旧称甾醇）类增加。其原因是细胞器大量溶解，释放出来的磷脂被细胞内磷脂酶分解为游离脂肪酸。

二、口腔黏膜结缔组织的代谢（Metabolism of connective tissue of oral mucosa）

口腔黏膜结缔组织构成了口腔黏膜的固有层。固有层的结缔组织结构致密，在口腔各部位的厚度不一，覆盖黏膜下组织，或直接贴附于骨膜上。其主要细胞成分是纤维母细胞，它可以合成、更新结缔组织内的纤维和基质，在维持组织的完整性方面起着重要的作用。在黏膜下层的结缔组织是厚度和密度都不同的疏松结缔组织，此层内含有腺体、血管、淋巴管以及神经、脂肪组织等。口腔黏膜中含有大量的胶原纤维和弹性纤维。其中，胶原纤维属于糖蛋白，约含糖 0.3%～0.5%，由己糖、半乳糖以及葡萄糖等成分组成。蛋白质部分则含有较多的甘氨酸、羟脯氨酸和羟赖氨酸。弹性纤维在极易变形的口腔衬里黏膜中含量最多，其主要的组成物质是弹性蛋白，形成纤维核心，周围则包绕着糖蛋白组成的微纤维细丝。弹性纤维含有己糖和己糖胺。与胶原类似，其中 1/3 为甘氨酸，脯氨酸占 11%以上；与胶原不同的是，弹性纤维中羟脯氨酸含量很少，没有羟赖氨酸，而赖氨酸较多。口腔黏膜结缔组织中，胶原纤维和弹性纤维的代谢旺盛。胶原纤维代谢异常主要见于两种疾病，一种是恶性肿瘤，由于肿瘤细胞的病理作用使胶原酶活性增高，导致胶原纤维遭到破坏；另一种疾病为癌前状态，典型的如口腔黏膜下纤维变性。

口腔黏膜结缔组织基质是一种胶质样复合物，主要成分为蛋白聚糖，其间渗透着组织液。组织液中含有血浆蛋白质、维生素、激素、各种酶、电解质以及其他代谢产物。蛋白聚糖具有重要的生理功能，与基质中其他大分子或各种细胞相结合，既维持基质中大量水分及阴离子含量，又调节一些细胞的功能。在固有层内，由于有充足的营养供应，因此组织的能量代谢以有氧代谢为主。

三、口腔黏膜上皮的更新和影响因素（Regeneral and influential factors of epithelium of oral mucosa）

1. 口腔黏膜上皮的更新　由于口腔环境的特殊性，口腔黏膜上皮的更新就显得尤其必要，以维持其结构和功能的完整性，但口腔上皮细胞分裂的准确部位仍不清楚。按照上皮细胞更新的程度、所处位置以及功能，可以将复层扁平上皮分为生发相、成熟相和表层功能相。生发相内的细胞增殖产生新的细胞，新细胞向浅层迁移，在成熟相分化，分化成熟后的细胞继续向表层迁移，在表层功能相发挥其功能直至脱落。口腔黏膜上皮的生发相主要位于基底层及其上的 2～3 层细胞，目前认为处于生发相的细胞有两种，一种是干细胞，它能够产生新的基底细胞，既保证基底层不断更新，又维持基底层细胞不断增殖的能力；另一种是真正的“上皮更新”细胞，在增殖、分化成熟的同时，逐渐从深层组织向上皮表面迁移，更新取代老化的口腔黏膜上皮组织。

2. 更新的影响因素　影响口腔黏膜上皮更新的因素很多，全身和局部组织的代谢状态、机体内相关激素的水平等都可以影响口腔黏膜上皮的更新。例如肾上腺素水平增高可以抑制有丝分裂并能延长有丝分裂的时间。皮质类固醇激素也能够抑制上皮细胞的有丝分裂并使其变薄。此外，由上皮细胞本身产生的能够抑制其自身分裂繁殖的抑素（chalone）也能够控制细胞的成熟与增殖。其中由上皮中分化细胞产生的抑素 G1 主要作用于基底细胞，可以抑制其从 G1 期进入 S 期。而由基底细胞产生的抑素 G2 则抑制其自身细胞从 G2 期进入有丝分裂期。一般认为，抑素是通过负反馈调节对上皮的增生和成熟进行调节的。另外，对人口腔黏膜上皮增殖是否具有节律性以及是否受年龄因素的影响，目前还没有定论。

第三节　唾液腺、唾液和龈沟液

Salivary glands，saliva and gingival crevicular liquid

一、唾液腺的功能（Functions of salivary glands）

唾液腺包括腮腺、颌下腺、舌下腺 3 对大涎腺，以及位于口腔黏膜下层的小涎腺。小涎腺根据其所处解剖部位的不同，分别称为腭腺、唇腺、颊腺及磨牙后腺等。

在 3 对大涎腺中，腮腺是浆液性腺体，颌下腺和舌下腺都属于混合性腺体。前者以浆液性腺泡为主，后者以黏液细胞为主。在小涎腺中，唇腺为黏液腺或混合腺。腭腺均为黏液腺。颊腺是以黏液性腺泡为主的混合腺。磨牙后腺为混合腺，但以浆液性腺泡为主。舌腺由 3 组腺体组成，除了舌中组腺体为浆液腺外，舌前组和舌后组腺体均为黏液腺。

无论何种唾液腺，其主要功能是分泌唾液，唾液的主要功能即是消化食物。此外还有润滑、保护、缓冲、清洁以及抗菌等作用。所分泌唾液的性质与唾液腺的组织结构密切相关。全部唾液腺的分泌都是在神经支配下进行的。腮腺的分泌纤维源于下涎核，颌下腺和舌下腺的分泌纤维源于上涎核。

二、唾液成分的功能（Functions of components of saliva）

唾液是一种混合性腺分泌物，90％以上由腮腺、颌下腺和舌下腺分泌的，其余由位于唇、颊、腭、舌等部位的小唾液腺分泌而成。唾液性质因所分泌腺体的不同而不同：腮腺分泌物主要为浆液性，而颌下腺和舌下腺主要分泌黏液性分泌物，并且含有各种糖蛋白成分。3 种腺体分泌物相对于水的黏度系数（37℃）分别是：腮腺，1.3；颌下腺，2.6；舌下腺，11.0。

1. 唾液化学组成

从腺体导管直接收集到的唾液是纯净、无菌的，能够真实反映各个腺体的分泌情况。如果使用石蜡刺激，从口内收集到的全唾液除了含有各个腺体分泌的成分外，还含有食物残渣、菌斑、细菌、脱落的上皮细胞，甚至可能还含有龈沟液。表 2-1 列出了人混合性唾液中主要的化学组成成分。

唾液分泌是一个主动的过程，其成分完全不同于血浆成分。如果将腺体导管结扎，即使管内压力达到正常血压的 2 倍，唾液仍然能继续分泌。未刺激混合性唾液中含水约 94％，受刺激后混合性唾液中含水 99.0％～99.5％，固形物相当于无机物和有机物的含量。唾液属于低渗性液体，其密度在1.002～1.008，pH为5.6～8.0，平均值为6.7。

(1) 无机成分：唾液中的无机物实际上是一些电解质，其含量约为全唾液的0.2%～0.3%，主要为钙、磷、钾、钠、氯及重碳酸盐，其次是一些微量电解质，即在唾液中浓度低于1mmol/L，包括氟、硫氰酸盐、镁、硫酸盐、碘以及其他一些微量元素如锌、铅、铜等。

表2-1 刺激性混合唾液与血浆中主要的化学组成

化学成分			唾液（mM）	血浆（mM）
无机物				
		Ca^{2+}	1～2	2.5
		Mg^{2+}	0.2～0.5	1.0
		Na^{+}	6～26	140
		K^{+}	14～32	4
		NH_4^{+}	1～7	0.03
		$H_2PO_4^{-}+HPO_4^{2-}$	2～23	2
		Cl^{-}	17～29	103
		HCO_3^{-}	2～30	27
		F^{-}	0.001～0.005	0.01
		SN^{-}	0.1～2.0	—
有机物				
	一般成分			
		尿素（成人）	2～6	5
		尿素（儿童）	1～2	—
		尿酸	0.2	3
		氨基酸（free）	1～2	2
		葡萄糖（free）	0.05	5
		乳酸盐	0.1	1
		脂肪酸（mg/L）	10	3000
	大分子（mg/L）			
		蛋白质	1400～6400	70000
		蛋白聚糖	110～300	1400
		淀粉酶	380	—
		溶菌酶	109	—
		过氧（化）物酶	3	—
		IgA	194	1300
		IgG	14	13000
		IgM	2	1000
		脂质	20～30	5500

①钙、磷：通常全唾液中的钙平均含量为1.45mmol/L，磷的含量为5.42mmol/L。但在各种唾液腺分泌的唾液中含量是不同的，在未经刺激的颌下腺唾液中，总钙的浓度为2～8mmol/L，高于未经刺激的腮腺唾液中的钙浓度（0.2～2.5 mmol/L）。磷的浓度正相反，腮腺唾液中的磷浓度高于颌下腺唾液的磷的浓度。在刺激的条件下，上述两种腺体分泌的钙浓度均增加，而磷的浓度则下降。钙在唾液中一般以两种形式存在，即离子钙（可透析钙）和与蛋白质结合的不可透析性钙。唾液中磷的存在方式也是两种，分别是可透析磷及与蛋白

质结合的不可透析磷。10%作为有机组成如磷酸化碳水化合物、磷脂以及核（酸）蛋白。在未经刺激的腮腺唾液中主要是离子钙，占总钙的90%以上，不可透析性钙仅为10%。在刺激的条件下，离子钙含量下降至总量的60%以下，不可透析性钙可上升至30%以上。磷含量在刺激前后的变化与钙相类似；唾液中各种磷酸盐是互相平衡的。唾液中钙和磷的浓度可能与患龋后牙齿的再矿化、釉质成熟与矿化以及牙结石的形成等直接相关。

②钾、钠、氯：钾、钠、氯是唾液中主要的阳离子和阴离子。在未刺激的腮腺分泌物中钾离子的浓度高于钠离子，分别是20～50 mmol/L和1～10 mmol/L。在刺激后，则发生逆转，钾、钠离子的浓度分别为10～30 mmol/L和20～60 mmol/L。这是由于在低流率时，分泌物与导管细胞有足够的时间接触，使大量的钠离子和氯离子被重吸收。但在相对高的流率时，重吸收时间减少，因此唾液中钠离子和氯离子的浓度大大增加。与此相反，在低流率时，唾液中钾离子浓度超过血浆中的浓度。随着刺激开始，流率增加，钾离子浓度下降。腮腺分泌的唾液中钾离子浓度的变化尤其明显。但在连续刺激的情况下，钾离子的浓度能够保持在较为恒定的水平。

③重碳酸盐：唾液中的重碳酸盐主要来自腮腺和颌下腺。其浓度低于血浆浓度。随着唾液流率增加，重碳酸盐浓度也相应增加，随之唾液的pH亦升高。未刺激腮腺唾液的pH为5.5±0.01,刺激后则上升到7.4±0.5。颌下腺唾液在刺激前pH是6.4±0.06，刺激后可上升至7.1±0.3。重碳酸盐是唾液缓冲能力的决定性因素，占唾液缓冲能力的64%～90%。唾液的缓冲能力与龋病的抵抗力呈正相关。此外，由于小唾液腺分泌液中不含有重碳酸盐，所以它几乎没有缓冲能力。

④微量电解质：除了钙、钠、钾、氯、磷酸盐和重碳酸盐等电解质外，唾液中还含有一些微量电解质，如氟、硫氰酸盐、碘、溴等。

氟在体内是一种必需元素。腮腺唾液中的氟浓度为0.007～0.03ppm，低于血浆中的氟浓度。氟在牙齿的形成及预防龋齿方面有重要作用。氟的作用与牙釉质中羟磷灰石晶体的改变有关，其羟基可能为氟所取代，因而加强牙齿抗龋坏能力，促进牙齿再矿化。

$$\underset{\text{羟磷灰石}}{3[Ca_3(PO_4)_2]\cdot Ca(OH)_2}+2F^- \longrightarrow 3[Ca_3(PO_4)_2]\cdot CaF_2+2OH^-$$

从膳食和饮水中摄入的氟主要在胃内吸收，吸收速度快，吸收率也很高。口服10mg氟化物40～60分钟后腮腺中氟浓度即明显增加，此后逐渐下降，但在24小时内能持续保持较高浓度，约为正常浓度的2～3倍。据推算，饮水中的氟含量不宜过高，一般应在1mg/L以下，以0.7mg/L最为适宜，可以有效地预防龋齿。但如果氟含量过高，又可以对机体造成危害。若长期饮用氟含量在2mg/L以上的水，可对牙釉质造成损害，形成氟斑牙。

唾液中硫氰酸盐浓度一般为0.125～0.375mmol/L，随流率的增加而下降。硫氰酸盐本身可以直接抑制细菌生长，但由于口腔内硫氰酸盐浓度较低，所以对口腔的保护作用较弱。

⑤微量元素：唾液中含有多种微量元素，对口腔疾病的发生有一定作用，有些可以抑制龋病的发生，有些则促进龋病的发展。如Fe、Cu、Mn、Cr、B、Mo等含量增加，可能促进龋患的发展。

(2) 有机成分：唾液中主要的有机成分是蛋白质，含量为1.5～2.5mg/mL。采用凝胶电泳的方法进行检测，可以发现唾液中含有多种蛋白质，目前已鉴定的唾液蛋白质有40余种。根据蛋白质的来源，可以将其分为两类：一类是腺泡细胞来源，包括粘液性腺泡细胞与浆液性腺泡细胞；另一类是非腺泡细胞来源，包括导管细胞、浆细胞等，以及其他不明来源的蛋白和血清蛋白（见表 2-2）。

唾液中绝大部分蛋白质属于糖蛋白，如糖基化淀粉酶、糖基化富脯蛋白、粘蛋白、富组氨酸糖蛋白等，这些糖蛋白决定了唾液黏稠和润滑的特性。糖蛋白含有一个或多个复合多糖侧链，又称作黏多糖，这些侧链以共价键和蛋白骨架相结合。粘多糖是由已糖（半乳糖或甘露醇）、氨基已糖（氨基葡萄糖或氨基半乳糖）、甲基戊糖（岩藻糖）和唾液酸（N-乙酰神经氨酸）组成。糖蛋白中氨基已糖含量如果大于 4%，则称为黏蛋白，小于 4%，仍称为糖蛋白。唾液酸的羧基基团在正常 pH 范围内可以全部离子化，释放负电荷，相邻侧链携带的这些负电荷由于太近从而在分子内产生静电排斥，有助于分子保持伸展状态。糖蛋白分子的这种长杆状结构以及在溶液中的特殊形状可以吸引、保留水而形成凝胶，起到润滑、保护作用。

唾液中其他可溶性糖蛋白还包括免疫球蛋白，主要是 SIgA。唾液中还含有一些由遗传因子决定的、有抗原性的糖蛋白，其性质与 ABO 系统的血型物质相类似，可以通过检测残留在某些物体上的唾液从而确定其血型特征，这在法医学上有着重要意义。

唾液中还含有各种酶，如 α-淀粉酶、碳酸脱氢酶、溶菌酶、过氧物酶、磷酸酶等。其中一部分是由唾液腺分泌的，另外还有一些在混合性唾液中发现的酶来自于口腔内的细菌。

除了大分子物质外，唾液中还含有少量的脂质，各种氨基酸、尿素及一些维生素。

表 2-2　唾液中主要蛋白质

腺泡细胞来源	非腺泡细胞来源
富脯蛋白	溶菌酶
富组蛋白	激肽释放酶
富酪蛋白	分泌型 IgA
粘蛋白	唾液过氧化氢酶
淀粉酶	纤维连接蛋白
含胱氨酸蛋白	维生素 D、B_{12}结合蛋白
	核糖核酸酶
	脂肪酶
	血清蛋白及 IgG

2. 唾液的功能

（1）保护功能：唾液对口腔组织的保护作用是唾液内各种成分综合作用的结果。唾液中的黏蛋白具有低溶解性、高黏稠性、弹性和附着性，这些特性使黏蛋白能选择性地吸附在口腔黏膜表面形成一层保护层，成为其天然的保护屏障，维持口腔黏膜的完整性。既能润滑防止口腔黏膜脱水，又能阻止口腔内的微生物等有害物质穿透黏膜侵入体内。同时，因其具有润滑性和高黏稠性，使唇颊能自由运动，机械冲刷作用可以保护牙齿、口腔黏膜使其处于清洁状态；缓冲作用可以调节唾液的 pH，使口腔处于中性环境，可以预防牙齿无机物被溶解。在口腔经食管到胃肠道内壁表面覆盖着连续不断的黏膜组织，使上述消化道深层组织与其内容物隔离开来。唾液中的糖蛋白为此提供了机械和化学保护。并且，由于唾液大量的、连续不断的分泌，能够稀释并带走大量的细菌和聚集的毒素。唾液中的特异性免疫成分如 SIgA 在口腔局部抗感染过程中发挥重要作用，能够中和病毒毒性，抑制微生物对上皮细胞、牙齿表面以及菌斑的黏附作用。

(2) 修复功能：唾液中的蛋白或者糖蛋白在牙釉质表面沉积，形成富含钙和磷的沉积膜，对早期的龋齿再矿化修复有重要作用。在口腔黏膜受到损伤后，唾液能迅速在伤口表面形成保护膜，促使伤口收缩、愈合。

(3) 辅助消化功能：唾液能提供水、黏蛋白等润滑分子，不仅能与进入口腔的食物充分混合使其软化，还能覆盖口腔内软、硬组织，使其润滑，使摩擦减至最小，有助于食物咀嚼及吞咽。唾液中含有淀粉酶，对食物中的淀粉最先开始消化。

(4) 辅助感觉功能：唾液与食物混合，能够溶解食物中的各种成分，有助于刺激口腔黏膜上的味觉感受器产生味觉，有利食物吞咽。在体内缺水或脱水的情况下，唾液分泌减少，产生口渴感觉，提示饮水以补充水分。

(5) 其他作用：唾液能够润滑唇及舌，有助于发音。唾液具有的流变学特性使其能增强义齿基托与牙槽脊黏膜之间的附着力，有助于义齿固位。

三、龈沟液的来源和功能（Producing and functions of gingival crevicular liquid）

1. 龈沟液的来源　龈沟是游离龈和牙面之间形成的一条狭窄的沟隙，环绕牙颈部，向口腔开放。正常时深约 0.5mm。有两个侧壁和一个沟底。其中与牙面相对的侧壁及沟底覆盖着龈沟上皮。由于龈沟上皮通透性强，在龈沟上皮下结缔组织中毛细血管的通透性增加时，血浆、组织液和蛋白等能够通过毛细血管壁，经过龈沟上皮，渗透到龈沟中，产生龈沟液。这是龈沟上皮与口腔内其他部位上皮的不同之处。龈沟液中含有多种蛋白质，如 α、β 球蛋白，以及 γ 免疫球蛋白和纤维连接蛋白。龈沟液中还含有大量具有吞噬功能的多形核粒细胞；此外还有较高浓度的尿素、溶菌酶以及脱落的上皮细胞。这些物质对龈沟上皮有一定的保护作用。

2. 龈沟液的功能

(1) 龈沟液的冲洗作用：由于龈沟上皮具有通透性，因此如果有细菌和其他外来颗粒物质进入龈沟，龈沟液流量增加，流速增快，短时间内即可将细菌及其代谢产物等冲洗出龈沟外，保持局部清洁。

(2) 吞噬作用：龈沟液中含有大量的具有活性的白细胞，它们具有吞噬、破坏、杀灭细菌的能力，能够清除进入龈沟的细菌等外来入侵者。

(3) 免疫作用：龈沟液中含有多种免疫球蛋白，如 IgG、IgA、IgM 和纤维蛋白原等，具有吞噬、破坏细菌的功能，可以有效地抑制细菌在龈沟内生长、繁殖。龈沟液中还含有大量的特异性抗体，如抗牙龈类杆菌抗体、抗中间类杆菌抗体等。这些抗体可以通过调理、趋化吞噬细胞以及激活补体系统等发挥其抗菌作用。此外，龈沟液中的溶菌酶和乳铁蛋白等也具有抗菌功能。

第四节　菌斑的生化特征

Biochemical characters of plaque

一、菌斑的化学成分（Chemical components of plaque）

牙菌斑由细胞成分和非细胞成分组成，在湿重条件下，80％为水分，20％为固体物质。在固体物质中，主要是蛋白质、碳水化合物、脂肪等有机物；此外还有少量的无机成分（表2-3）。实际上，菌斑中的各种化学成分是处于动态变化中的。不同部位、不同个体、不同成熟程度的菌斑成分也不同。尤其无机成分，随着菌斑钙化程度的不同，差别相当大。

表 2-3　菌斑中主要成分及含量

水：80％（湿重）	细胞内水分 50％
	细胞外水分 30％
固体物质：20％（湿重）	细菌 10％
	细胞外蛋白质 6％
	细胞外多糖＋无机物 4％

1. 蛋白质　菌斑中固体物质的40％～50％是蛋白质，主要来自唾液、龈沟液以及细菌。从唾液和龈沟液中获得的蛋白主要有白蛋白、唾液糖蛋白、免疫球蛋白和一些酶。其中，免疫球蛋白包括 IgG、SIgA 以及少量的 IgM、补体 C3、乳铁蛋白等。菌斑总蛋白量略高于唾液。来自宿主的酶主要是淀粉酶、过氧化物酶和溶菌酶等。来自细菌的蛋白主要是细菌本身及其分泌的一些酶，如透明质酸酶、胶原酶、蛋白水解酶、溶纤维素酶、葡糖基转移酶、果糖基转移酶、己糖激酶等。

2. 糖类　菌斑中的糖类占固体物质的13％～18％。由于受到食物和菌斑中细菌种类的影响，其含量和成分相差较大，主要以低分子可溶性糖和细菌合成的细胞内、外多糖形式存在。低分子可溶性糖主要有葡萄糖、果糖、蔗糖、麦芽糖、半乳糖和葡糖胺等，其中葡萄糖约占50％以上；细菌合成的多糖主要是细胞外多糖，较为重要的多糖为葡聚糖、果聚糖，此外还有少量杂聚糖，是菌斑基质的重要组成成分。根据水溶解性，细胞外多糖分为水溶性和非水溶性两种。细胞内多糖主要是细菌在细胞内合成的糖原。作为细胞内储存糖的形式，在缺少糖源的情况下，糖原可以分解代谢，为细胞提供能量。

3. 脂类　菌斑中脂类物质占固体物质的10％～14％，多存在于菌斑基质中。主要是糖脂、中性脂肪和磷脂。在菌斑形成的不同阶段，菌斑中脂类含量也发生变化。成熟菌斑中糖脂减少，中性脂肪和磷脂增加。与新生菌斑相比，成熟菌斑中总脂质的量减少。在菌斑形成初期，脂质有利于细菌对牙面的黏附，同时对菌斑矿化也有一定作用。

4. 无机成分　菌斑中含有的无机成分较少，占固体物质的5％～10％。主要来自唾液、食物和牙面。包括钙、磷、钾、钠及一些微量元素，如氟、铝、硒、锌、镁、铜、铁、铅、锰、锂和锶等。无机成分主要以非离子形式存在于菌斑细胞外。在 pH 降低时，非离子形式的钙、磷、氟可以解离成离子形式：Ca^{2+}、F^-、HPO_4^{2-}、$H_2PO_4^-$、PO_4^{3-}，在细胞外液中保持较高的钙、磷、氟含量，与唾液之间形成浓度差。这种相对高浓度钙、磷、氟含量的情况，将在菌斑矿物质溶解和沉积、牙釉质脱矿与再矿化中影响钙、磷的移动方向。而微量元素可以通过菌斑细胞外液影响细菌代谢、釉质晶体的脱矿与再矿化。

5. 氨基酸　菌斑中的氨基酸主要存在于细胞外液。包括谷氨酸、天冬氨酸、缬氨酸、丙氨酸、甘氨酸、脯氨酸和亮氨酸。细胞外的氨基酸是细胞内的 4 倍左右。较高浓度的游离氨基酸可以为菌斑中的细菌代谢提供氨和碳源，对菌斑代谢起积极作用。

6. 有机酸　菌斑细菌代谢过程中产生大量的有机酸，排出细胞外。菌斑细胞外液中的有机酸包括乙酸、乳酸、丙酸和甲酸等，对牙釉质龋的发生起重要作用。

二、菌斑内物质代谢（Metabolism of components of plaque）

菌斑内的物质代谢活动主要是由细菌完成的，包括物质的分解代谢和合成代谢两个方面。分解代谢为细菌提供生命活动所需要的能量和生物合成所需的前体。合成代谢则为菌斑的更新提供物质保证，同时也是分解代谢的基础。从代谢的角度来看，菌斑内的细菌可以分为两种类型：一种是利用氮源物质生成碱性产物，导致 pH 升高；另一种是将糖类转化成有机酸，最终导致 pH 下降。虽然一些特殊种类的细菌的新陈代谢主要依赖于其中一种形式，但绝大多数细菌都是通过上述两种方式代谢。通常情况下，菌斑内的优势微生物种类在很大

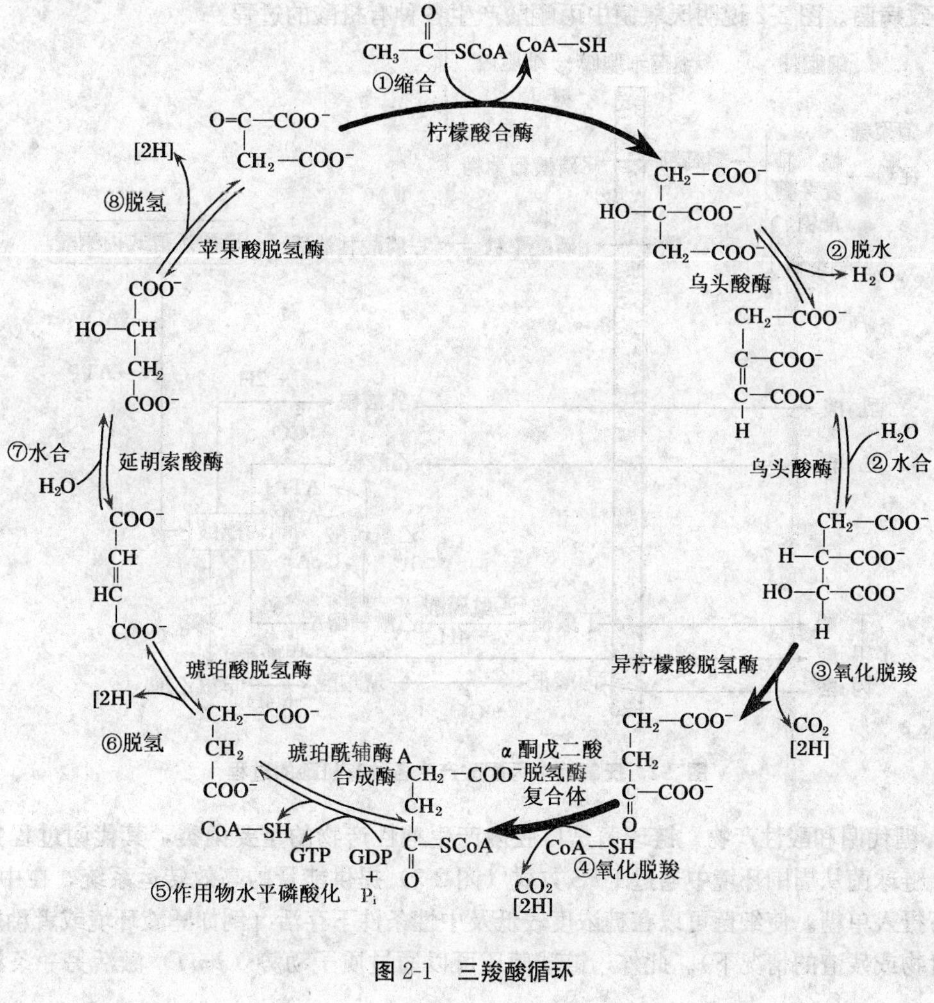

图 2-1　三羧酸循环

程度上取决于代谢底物的供应。包括外源性营养物质，也就是从食物、唾液、龈沟液中获得的营养物质；或者是内源性的，即一直存在于菌斑内部的营养物质。代谢底物包括糖类、尿素、氨基酸、肽、蛋白质、糖蛋白以及细胞碎片。此外还有细胞外多糖，如葡聚糖和果聚糖。

如何利用这些代谢底物取决于菌斑中微生物的种类及生存条件。通常，葡萄糖作为细菌碳源的主要糖类，主要以葡萄糖酵解的方式转变为丙酮酸，然后由丙酮酸进一步降解或合成其他物质。包括糖酵解途径（Embeden-Meyerhof pathway，EMP）、磷酸戊糖途径（phosphoketolase pathway，HMS）和恩特纳—道德洛夫途经（Enter-Doudoroff pathway，EDP）。在供氧充足的情况下，也可以进行有氧氧化。在新生菌斑中，生物合成反应需要大量的能量，葡萄糖通过糖酵解途径提供能量，丙酮酸分解则依赖于氧的供应情况。在菌斑的外表面，细菌在有氧条件下，丙酮酸可以通过三羧酸循环（图 2-1）完全氧化生成 CO_2 和水，并释放出能量。而在快速形成的、较厚的菌斑内部，扩散进来的氧很少，并且很快就被消耗掉。在缺氧条件下，丙酮酸被还原成乳酸。另外还可以生成其他有机酸如乙酸、丁酸、甲酸以及丙酸等，导致菌斑内部 pH 迅速下降，成为龋病损害的直接原因。不同种类的细菌或不同部位的菌斑中，产生的酸性产物也各不相同。乳酸是菌斑糖代谢后生成的主要酸性产物，在细胞内、外的浓度可以迅速增加。因此可以认为在龋病过程中，能够产生乳酸的细菌是主要致病菌。图 2-2 说明厌氧菌中丙酮酸产生各种有机酸的过程。

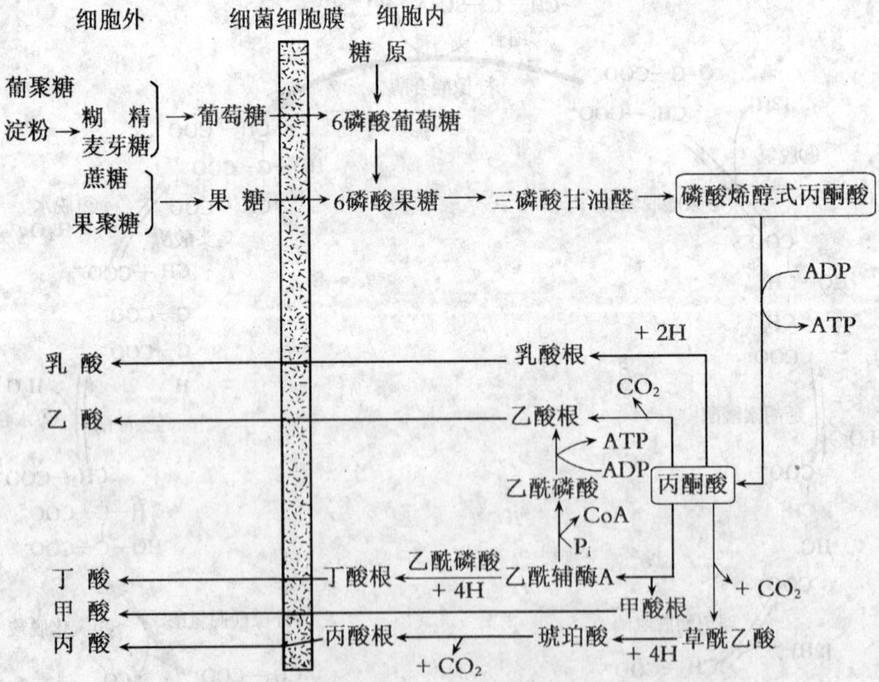

图 2-2　厌氧菌中丙酮酸产生各种有机酸的过程

1. 糖代谢和酸性产物　链球菌是口腔内产生酸性产物的重要菌类，其代谢过程具有代表性。链球菌从周围环境中通过 PTS 方式（图 2-3）提供能量的高效转运系统，在中性 pH 条件下摄入单糖。使细菌可以在糖浓度较低及中性条件下存活（例如唾液环境或者釉质表面缺少食物或残渣的情况下）。此外，链球菌还可以通过质子动势（*pmf*）激活另一条糖摄入途径。该途径最常见于光滑突变株在 pH5.5 的条件下摄入糖。当细胞外 pH 大于细胞内的 pH 时，有机物可以利用 pH 梯度，细胞在酸性条件下持续地从细胞外摄入糖以满足代谢需要。虽然效率较低，但其他细菌则没有这一糖摄入途径。由于链球菌对富糖环境和低 pH 条件都能适应，因此，在致龋菌斑中占主导地位。

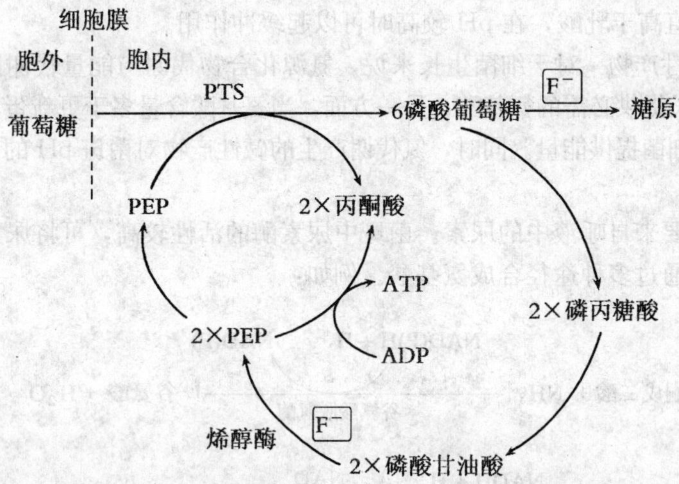

图 2-3　磷酸烯醇式丙酮酸糖类磷酸转移酶系统（PTS：phosphoenolpyruvate sugar phosphotransferase system；PEP：**磷酸烯醇式丙酮酸**；F^-：**氟作用位点**）

链球菌并不含有三羧酸循环所需要的酶，也没有细胞色素系统，主要依赖于无氧糖酵解途径获得能量。酵解产生的丙酮酸的转归则由糖的利用程度决定。

另一途径是由丙酮酸甲酸裂合酶激活，可以将丙酮酸转化成乙酰辅酶 A 和甲酸（见图 2-4）。3 磷酸甘油醛能够抑制该反应。因此，仅仅在糖分解中间产物水平较低，也就是在缺少糖供应的情况下，才通过此途径。这样可以使细菌能获得额外的 ATP，最大限度地利用糖分解中间产物。

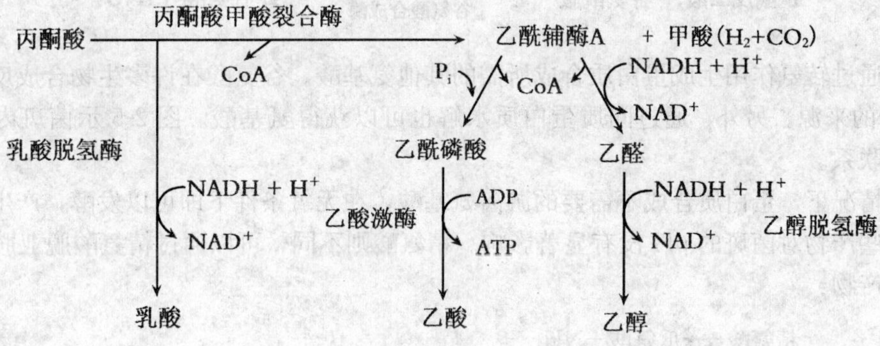

图 2-4　丙酮酸甲酸裂合酶激活途径

在链球菌中，乳酸脱氢酶以无活性二聚体或者有活性的四聚体的形式存在。后者同 1，6 二磷酸果糖结合后，结构稳定，因此能将丙酮酸利用率提高 7 倍以上。

上述途径产生的乳酸和乙酸以质子化的形式（protonated forms）转运到细胞外，堆积在外部菌斑基质中，通常浓度较高。当葡萄糖迅速代谢时，细胞外乳酸浓度增高，阻止乳酸进一步向外渗透，使细胞内外形成酸性梯度，最终细胞停止代谢。而韦荣菌缺乏葡萄糖激酶和果糖激酶，但可以利用链球菌等其他细菌代谢产生的中间产物如乳酸、丙酮酸等，最后生成丙酸、乙酸、CO_2 和氢。同时也为链球菌清除代谢废物。韦荣菌利用乳酸进行代谢的反应过程如下：

$$\text{乳酸} + H_2O \longrightarrow \text{乙酸} + CO_2 + H_2$$
$$\text{乳酸} + H_2 \longrightarrow \text{丙酸} + H_2O$$

丙酸和乙酸的 pK 值高于乳酸，在 pH 较高时可以起缓冲作用。

2. 氮代谢和碱性产物　对于细菌生长来说，氮源化合物代谢与能量代谢同样重要：一方面，可以为细菌生长提供必需的氨基酸；另一方面，当氨基酸含量多于更新蛋白质所需要的量时，氨基酸也可为细菌提供能量。同时，氮代谢产生的碱性产物对菌斑 pH 的调节也发挥重要作用。

口腔细菌氮主要来自唾液中的尿素。菌斑中尿素酶的活性较高，可将尿素水解成二氧化碳和氨，而氨可以通过多种途径合成氨基酸。例如：

$$\alpha\text{-酮戊二酸} + NH_3 \xrightleftharpoons[\text{谷氨酸脱氢酶}]{NAD(P)H + H^+ \quad NAD(P)^+} \text{L-谷氨酸} + H_2O$$

$$\text{丙酮酸} + NH_3 \xrightleftharpoons[\text{丙氨酸脱氢酶}]{NADH + H^+ \quad NAD^+} \text{L-丙酮酸} + H_2O$$

$$\text{L-谷氨酸} + NH_3 \xrightarrow[\text{谷氨酰胺合成酶}]{ATP \quad ADP} \text{L-谷氨酰胺} + P_i$$

$$\alpha\text{-酮戊二酸} + \text{谷氨酰胺} \xrightarrow[\text{谷氨酸合成酶}]{NADH + H^+ \quad NAD} 2\text{L-谷氨酸} + H_2O$$

随后通过转氨作用生成蛋白质合成所需的其他氨基酸。谷氨酸在许多生物合成反应中作为$-NH_2$ 的来源。另外，通过间质蛋白质水解也可以获得氨基酸。图 2-5 示菌斑内糖类和氮代谢的联系。

通常情况下，蛋白质合成不需要的游离氨基酸，在无氧条件下即可以发酵，产生有机酸和氨。这些产物对菌斑的 pH 没有显著影响。精氨酸则不同，可以通过精氨酸脱亚胺酶途径生成碱性产物：

$$\text{精氨酸} \longrightarrow \text{瓜氨酸} + NH_3$$
$$\text{瓜氨酸} + P_i \longrightarrow \text{氨甲酰磷酸} + \text{鸟氨酸}$$
$$\text{氨甲酰磷酸} + ADP \rightarrow ATP + CO_2 + NH_3$$

上述途径在细菌中广泛存在，在无氧条件下可以为细菌提供能量来源。一般来说，这一反应只在精氨酸供应充足的情况下进行；并且由于反应产物 NH_3 的作用，使 pH 显著升高。尤其在 pH 较低的条件下，反应生成的中间产物鸟氨酸随后即进行脱羧反应，消耗 H^+，使 pH 升高，同时产生大量腐胺：

$$\text{鸟氨酸} + H^+ \rightarrow \text{腐胺} + CO_2$$

氨基酸在无氧氧化过程中产生 NADH，同时释放能量：

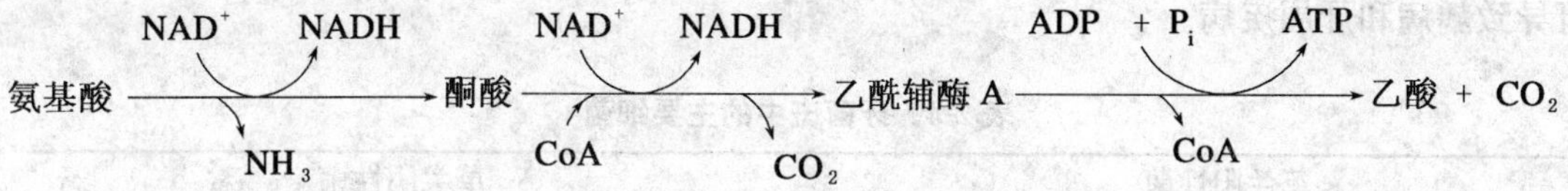

通过鸟氨酸去氨基还原，或者脯氨酸分解还原生成 5 氨基戊酸 $CH_2NH_3^+(CH_2)_3COO^-$，NADH 能被重新氧化成 NAD^+。

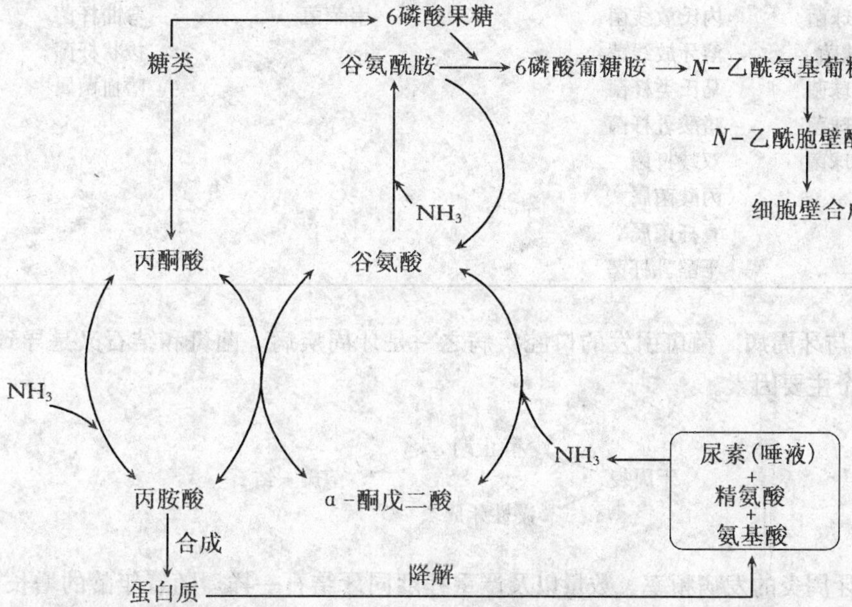

图 2-5 细菌糖类和氮代谢的联系

在陈旧性菌斑中，当细菌生长受到抑制时，能够产生更多的氨，常多于氨基酸合成所需。无论氨还是有机酸发生堆积，都将影响到酸碱比例，最终影响到菌斑的 pH。在开放环境中并且唾液流量较大的情况下，细菌产生的代谢废物可以被唾液冲走，菌斑的 pH 就能够维持相对稳定。在新形成的菌斑，结构疏松并且较薄，细菌密度也较低，并且基本上只有很少或者没有细胞外多糖，因此上述情况比较常见。如果口腔卫生条件较差，随着菌斑不断成熟，其厚度和密度也持续增加，细胞外多糖大量堆积，导致菌斑内部与外界交流困难，尤其当蔗糖大量利用时，将使大量的有机酸和铵盐残留在菌斑基质内，最终使 pH 明显改变。但改变后的 pH 要恢复到正常状态则是一个缓慢的过程。如果菌斑处于较高或较低的 pH 环境中，并相对稳定，有可能导致菌斑内的菌群在长时间内发生改变，进而使宿主发生病理改变。

三、菌斑引发口腔疾病的机制（Mechanism of oral diseases caused by plaque）

龋病、牙周病是最常见的口腔疾病，严重危害人类的身心健康。菌斑中含有大量各种细菌，有些是对宿主无害的细菌，还有相当多的致病菌（表 2-4）。当菌斑中过量致病微生物及其代谢产物作用于易感宿主（牙）和宿主组织，或者致病微生物突破宿主防御屏障时，即可导致龋病和牙周疾病。

表 2-4　牙菌斑中的主要细菌

革兰阳性菌		革兰阴性菌	
革兰阳性球菌	革兰阳性杆菌	革兰阴性球菌	革兰阴性杆菌
变形链球菌	伊氏放线菌	布兰汉球菌	嗜血伴放线杆菌
血链球菌	黏性放线菌	奈瑟球菌	类杆菌
唾液链球菌	内氏放线菌	韦荣菌	弯曲杆菌
轻链球菌	溶牙放线菌		梭状杆菌
茸毛链球菌	马氏类杆菌		嗜血菌属
米勒链球菌	嗜酸乳杆菌		
消化链球菌	双歧杆菌		
	丙酸菌属		
	真杆菌属		
	干酪乳杆菌		

1. 菌斑与牙周病　菌斑引发的口腔疾病之一是牙周疾病。菌斑和结石又是导致慢性牙周疾病的两个主要因素。

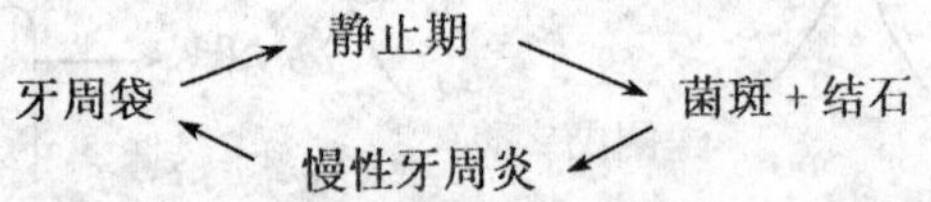

龈炎和牙周炎的发病频率、数量以及严重程度同牙结石一样，随着年龄的增长而增加。研究表明，龈炎的发生主要与菌斑的存在有关，而结石则起促进作用。急性牙龈炎可以因菌斑聚集引起，其病理表现是暂时的可恢复的非破坏性炎症，去除菌斑后可自愈。但是慢性牙龈炎转变为牙周疾病则同感染从龈沟向深层广泛扩散等因素密切相关。由于宿主防御功能缺陷时常引起菌斑源性牙龈炎，如果牙龈炎不能得到及时有效的控制，炎症持续存在，侵入深层组织，造成牙周结缔组织的进行性破坏，则最终导致牙周病。在病变过程中，牙周组织结构发生变化，牙周膜与牙齿表面的附属纤维断裂，龈沟上皮附着向根方移位，最终形成牙周袋，同时伴有炎性反应和牙槽骨吸收。菌斑引发牙周病可以通过以下三种途径来实现。

（1）菌斑代谢产物的直接破坏作用：牙周病变的发展与细菌种类及数量密切相关。随着病程的进展，革兰阴性厌氧杆菌的数量逐渐增加，尤其是类杆菌属和螺旋体属等致病菌。致病菌可以生成胶原酶、透明质酸酶、蛋白水解酶，某些成分具有内毒素样的作用，在代谢过程中还能产生 H_2S 和 NH_3。在进展性牙周袋中，可以观察到大量的螺旋体存在，侵袭正常组织，导致中性粒细胞、淋巴细胞以及纤维母细胞数量下降，损伤上皮与根面之间的牙周膜，致使龈沟上皮与牙周组织的完整性和连续性遭到破坏。在一些急性牙龈炎病例中可以观察到螺旋体侵入组织内部，但在慢性感染的牙龈中并不普遍存在。最直接的原因是一些细菌不断地释放各种有害物质侵入正常的上皮组织，导致组织正常结构受到破坏，功能受到影响。

外毒素：通常是一些释放到细胞外的蛋白质，其中一些是高毒性的组织毒素，包括肉毒杆菌、破伤风杆菌、白喉杆菌和志贺杆菌产生的神经毒素；还有一些是低毒性毒素，如链球菌和葡萄球菌产生的溶血素和杀白细胞素等，可以破坏红细胞和白细胞，最终影响牙周细胞正常的营养吸收以及使牙周组织的抵抗力下降。

内毒素：是一种脂蛋白一多糖复合物，是构成革兰阴性菌菌壁完整的必需成分，活菌一般只释放少量的内毒素，通常在细菌死亡后大量释放出来。内毒素是一种烈性的炎症因子，对牙周组织有较强的毒性，可以通过完整的龈沟上皮，经由血液系统扩散到牙周组织，对牙龈、牙骨质和牙槽骨均有破坏作用。研究表明，在牙周病患者血清中，口腔细菌内毒素的抗体水平明显高于正常人群。龈下菌斑的内毒素含量也明显高于龈上菌斑。

酶：菌斑细菌能够产生水解酶，可以破坏结缔组织，导致牙周疾病损伤范围逐步扩大，但不是直接导致牙周疾病的决定性因素。水解酶包括透明质酸酶、糖苷酶、胶原酶、溶纤维素酶以及其他各种蛋白水解酶。其中透明质酸酶可以破坏牙龈上皮细胞间的酸性糖胺聚糖，有利于其他细菌或酶深入到深层结缔组织中，进一步破坏牙周组织上皮和纤维，使牙周组织分解、血管通透性增高，导致炎症扩散。

低分子量成分：在菌斑的水溶性提取物中还发现有对白细胞有趋化作用的糖肽、低聚糖、胺、硫化氢、甲硫醇（CH_3SH）、吲哚、有机酸、铵盐等成分。实验研究表明，由于这些物质具有脂溶性，扩散能力强，容易渗透穿过完整的龈沟上皮，因而可以导致实验模型产生免疫反应和细胞损伤。在正常口腔环境中，上述有害物质基本上都能被分解或排泄出体外，产生的毒害作用可以降到最低。例如氨离子，在正常情况下，细胞可以将其转化为尿素、谷氨酸盐或者天冬酰胺酸，从而消除其毒性作用，因而能够耐受大量的氨离子。在病理条件下，如果氨离子浓度和细胞外环境中 pH 都处于高水平状态，则氨离子转化为氢离子和脂溶性的氨：

$$NH_4^+ \longrightarrow NH_3 + H^+$$

由于氢离子可以缓慢地渗透进入亲脂性细胞膜，使膜内外 pH 形成梯度，菌斑和组织液允许大量的 NH_3 进入细胞内以中和细胞内的缓冲系统，最终导致细胞内 pH 升高以及由此而引起的细胞损伤。在严重的牙周疾病患者中可以观察到，随着病变的发展，pH 和龈沟液数量都有增加，个别病例的 pH 可以达到 9.0。胺、有机酸及其他能够影响 pH 的有害物质也能够以如下方式进入细胞内，使细胞受到损害。

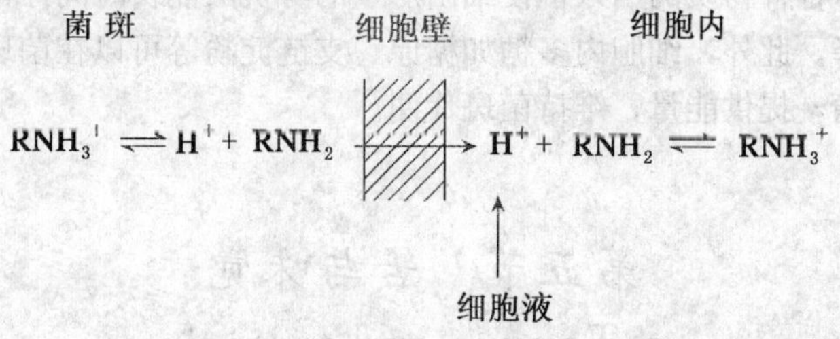

（2）菌斑引起的免疫性病理损害：细菌产生的代谢产物，如脂肪酸（丁酸、丙酸）、脂多糖、内毒素、黏多肽、各种酶以及细菌自身溶解后的各种产物都具有较强的抗原性，能够引起宿主的一系列免疫反应。此外，结合上皮合成的 IL-1、PGE2 等炎性递质也能通过结合上皮进入结缔组织，导致组织水肿、牙龈血管出现炎性改变及血管通透性增高。例如，在内毒素作用过程中，脂蛋白成分的作用相当于毒素，而多糖则刺激抗体的形成。早期对牙周组织的致敏作用可以进一步增强此后牙周组织对同种内毒素的一系列反应，并增加中性粒细胞

对入侵病菌的吞噬能力。白细胞损伤后释放出的溶菌酶和胶原酶使组织蛋白变性，变性后的蛋白又成为自身抗体，导致更严重的抗原抗体反应；同时大量的T淋巴细胞和B淋巴细胞游出浸润组织；释放出更多的溶菌酶和变性蛋白，形成恶性循环。

（3）其他因素对菌斑的辅助作用：如果已经形成急性牙周疾病，此时，不管龈缘处是否有菌斑存在，都有可能发展成慢性牙周疾病。在这一过程中，其他一些因素（包括肿瘤、咀嚼压力、龋坏、牙齿缺失、对颌牙功能丧失以及设计不良的牙刷等）对牙周疾病的形成起到了促进作用。正常情况下，不良修复、牙排列不齐等异常咬㓣产生的作用力对牙齿本身及牙周膜都会产生破坏作用，但由于机体的适应和自我修复能力，通常不会产生病理改变。在已经形成牙周疾病的情况下，上述因素产生的“外力”可以导致龈沟上皮与牙周组织的完整性和连续性遭到进一步的破坏，牙龈上皮对细菌的抵抗力下降，从而使其更易感染，加重病情。

2. 菌斑与龋病　龋病是在以细菌为主的多种因素影响下，发生在牙齿硬组织的一种慢性疾病。其表现为牙齿的牙釉质、牙本质或牙骨质进行性破坏，色、形、质均发生改变，形成龋坏。病变进一步发展还可以引起牙髓病、根尖周病以及颌骨炎症等病变，影响身心健康。研究表明，菌斑与龋病的发生有着密切的关系，牙菌斑量多者患龋率也较高。

菌斑代谢产生的有机酸如乳酸、乙酸和丙酸是导致龋病发生的直接原因。在适当的糖类和蔗糖存在的条件下，菌斑中的致龋菌产生的乳酸、乙酸、丙酸等在菌斑内形成浓度梯度，氢离子和半解离的酸逐渐扩散至牙釉质表面，导致局部 pH 下降。当 pH 低于 5.0 时，氢离子和少量的乳酸根离子、乙酸根离子等通过釉质表面，扩散到釉质内晶体周围，竞争到活性部位后，首先攻击较薄弱的晶格部位。如有碳酸根存在的部位，溶解釉质的碳酸盐一磷灰石结构，牙釉质表面开始脱矿，产生龋病。研究证实，在龋坏早期阶段，釉质中的碳酸盐和镁最容易丧失，是酸攻击的重要目标。由于有机酸的持续作用，导致牙釉质中的 CO_3^{2-}、Mg^{2+}、Ca^{2+}、OH^-、PO_4^{3-}、F^-、Na^+ 由晶格中移出，并扩散至晶体间的液相环境中。这些离子及其复合物如乳酸钙、磷酸钙、磷酸二氢钙等将按其浓度梯度，通过龋坏釉质中新扩大的孔隙扩散，使钙和磷酸盐等矿物质丧失至外环境中。随着菌斑细菌不断产生酸并扩散至晶体周围，脱矿过程就一直进行。

菌斑致龋的另一个重要因素是致病菌合成代谢产生的细胞外多糖。多糖是菌斑基质的重要组成成分，能够促进细菌在牙面的黏附和聚集，加速菌斑形成。同时，多糖具有生物屏障作用，限制菌斑内外各种物质的出入，使细菌产生的有机酸能长时间停留在菌斑一釉质界面上，而不被唾液稀释。此外，细胞内多糖如糖原、支链淀粉等可以在菌斑缺乏外源性糖供的情况下，降解成单糖，提供能量，维持菌斑代谢。

第五节　舌与味觉
Tongue and taste

一、味觉分子与味觉（Tastant molecules sensed by taste）

当进食时或舔食时，味觉（taste）系统检查和辨认溶解于水或唾液中的食物味道。味觉与嗅觉联系紧密，相互依靠，但又有区别，视觉也会影响嗅觉。在视、听、嗅、触、味等感觉中，味觉一直有些神秘莫测。近年来，通过应用分子生物学技术鉴别出苦味和甜味的关键受体以及咸味、酸味、鲜味的受体。

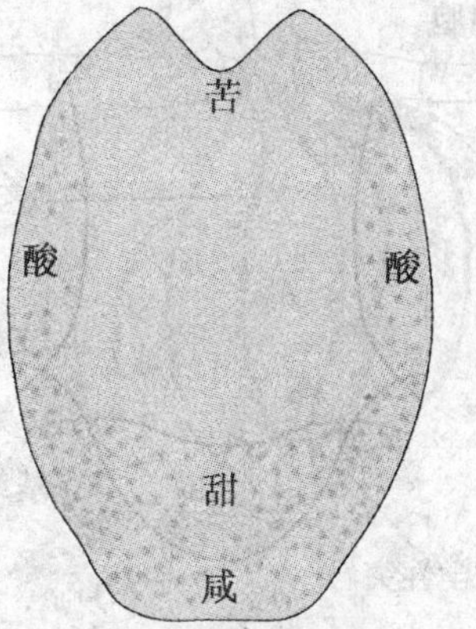

图 2-6 舌的味觉感知区域

一般认为，有 5 种基本味觉，即甜（sweet）、咸（salty）、鲜（umami）、苦（bitter）和酸（sour）。如果将食盐、白糖、草酸和奎宁 4 种物质按不同比例配合，可得到不同的味道。最简单的味觉物是（氢）质子（H^+），被感知为“酸”味。“鲜”味即“美味”，通常是指由谷氨酸产生的味道。很多“苦”味的化合物属于碱类或植物（生物）碱类，没有共同的化学结构。大多数植物碱是有毒的，有些生物碱小剂量可以用作药。糖类，如葡萄糖、蔗糖被感觉为“甜”味；有些化合物如天冬氨酸、简单的多肽衍生物，甚至某些蛋白质都可使人产生甜觉。

产生 5 种特异的味觉主要因 5 种味觉产生所经历的生物化学机制不同，但感觉味道的器官是同一个——舌。舌尖和两侧有一些突起，即所谓味乳头。味觉乳头由味蕾组成，味蕾体验味觉。人舌的不同部位对各种味的敏感性是不同的。舌尖对咸、甜、苦都敏感，尤其对甜味最敏感，舌面侧缘部对酸味最敏感（图 2-6）。

二、味蕾和味觉细胞（Taste bud and taste cell）

味蕾（taste bud）通常存在于脊椎动物的口腔上皮（主要是舌头、上腭、咽头）处。舌上的味蕾尤其丰富，通常位于特殊的褶（痕）和乳突处。每个味蕾含有一个或多个味觉细胞。人的味觉乳头主要分布在舌尖和两侧，组成味蕾的细胞也较其他动物多，有的味蕾包括感觉神经元在内最多的由 150 细胞组成。味蕾有一个孔（开口朝向舌表面），使进入口腔的分子和离子能够到达里面的味觉细胞。人舌头上的各个味蕾间的差异是非常小的。目前人们已经认识到位于舌前和舌后的味蕾在形态和功能上存在差异。

脊椎动物的味觉细胞（taste cell）是一种双极细胞（bipolar cell）——顶端具有纤毛，称为味毛（microvilli），从味蕾表面的味孔伸出；底部与味神经形成化学性突触（synapses）。味蕾的结构如图 2-7 所示。

三、受体和换能（Receptors and transduction）

味觉细胞纤毛部的细胞膜上分布味觉受体蛋白（taste receptor proteins）。味觉受体蛋白是第一个与味觉分子相接触的分子。每种味觉细胞上都具有几种味觉受体，但通常只有一种受体活性最强，至今尚未发现一种既含苦味又含甜味受体的味觉细胞。与味觉分子结合

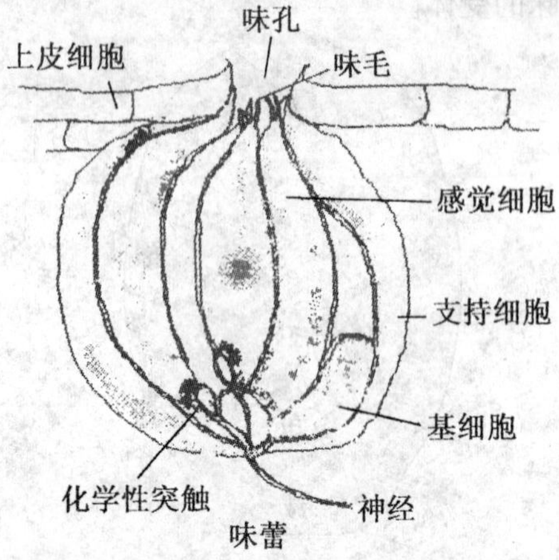

图 2-7 味蕾的结构

后，味觉受体可引起换能级联反应（transduction cascades），激活突触并产生神经冲动。感觉神经末梢将味觉细胞的兴奋传入中枢。味觉细胞兴奋的传递途径不完全相同：高等哺乳类动物的舌前 2/3 神经冲动是经面神经到达脑干的，舌后 1/3 是经舌咽神经进入脑干的。多种蛋白质包括离子门控通道（ion-gated channels）、配体-门控通道（ligand-gated channels）、酶或 G 蛋白偶联受体（G-protein-coupled receptors，GPCRs）等均可作为感觉甜、咸、鲜、苦、酸味的受体。在进行换能之前，味觉细胞像神经元一样能利用电压-门控（voltage-gated）依赖的 Na^{+}、K^{+}、Ca^{2+} 等离子通道形成动作电位（action potential）。局部钙离子浓度的增加是产生神经兴奋所必需的，通过荧光图像，人们已观察到在味觉细胞对苦味剂和甜味剂产生应答时，胞浆中的钙离子浓度瞬时增加。而氨基酸则既可引起钙离子浓度增加也可引起其降低。

人们在味蕾中发现了许多递质（transmitters），但至今还不能确定它们是否由味觉细胞的突触分泌的。去甲肾上腺素和乙酰胆碱（acetylcholine）可能是由神经纤维分泌的，它们对味觉细胞具有调节作用。谷氨酸（glutamate）很可能是由味觉细胞突触分泌的重要递质。

四、甜味（Sweet taste）

甜味是对口腔中溶解状态的糖类所产生的一种应答反应。许多非糖类也是甜的。在自然界中，苦味的植物大多有毒，而甜味植物则通常含有较多的糖类。对甜味的辨别能力在人类进化史上起着重要的作用。

1. 甜味受体：甜味受体（sweet-taste receptors）相关的基因的发现不仅有助于研究、发现甜味受体，加深对味觉产生机制的认识，而且有助于开发新型甜味剂。首次寻找甜味受体获得成功是从果蝇体内克隆了一个漏芦糖（trehalose）受体后选基因（*Tasr*），编码了一个具有短氨基末端结构域（NTD）的 GPCR。哺乳类甜味受体分别由 Charles Zuker 和 Nicholas Ryba 两个课题组发现，他们从千百个在味觉细胞内表达的基因当中筛选出一个基因，编码蛋白质被命名为味觉 1 受体（T1R）。其主要分布在舌尖附近，即甜味敏感区的味觉细胞中。利用 T1R 的 DNA 序列，通过查找基因组数据库，发现了另一种相似基因，命名为味觉 2 受体（T2R），其主要分布在舌后对苦味敏感的区域。

小鼠的甜味受体基因位于 4 号染色体上。稍早，曾经认为 4 号染色体存在的两个基因座

——*Dpa* 基因座（*Dpa* locus）和 *Sac* 基因座（*Sac* locus）与甜味相关。最近有 4 个实验室通过基因组数据库搜索，在 *Sac* 基因座附近同时发现了甜味受体 T1R3。与以前发现的 T1R1 和 T1R2 相似，T1R3 也具有一个大的 NTD。因为表达 TR3 的味觉细胞也表达 TR2，所以人们认为这两种受体蛋白可能以异二聚体（heterodimer）形式存在，执行同一功能。Zuker 等人将 T1R3 基因单独转移到卵母细胞表达，结果发现 T1R3 不能对甜味剂发生反应；但当卵母细胞同时表达 T1R3 和 T1R2 时，则可对甜味剂发生应答。这说明第一个在哺乳动物中发现的有功能的甜味受体是一个二聚体。

T1R3 基因也位于人的第 4 号染色体上。由于人可以探测不同食物中的甜味，所以科学家估计，人拥有多种甜味受体。

2. 甜味换能途径：大多数甜味和苦味化合物的换能是通过 G 蛋白偶联受体（GPCRs）传递的。TR3 就是一种 GPCR。G 蛋白（G protein）是一类由 α、β、γ 3 个亚基组成的三聚体蛋白，因其在味觉换能过程中起作用，故称为味觉蛋白或味觉素。甜味应答细胞以环化腺苷酸和 IP_3 作为第二信使。糖类甜味剂激活环化腺苷酸级联反应，从而导致 cAMP 水平上升、膜去极化和 Ca^{2+} 的摄入；而非糖类甜味剂则激活同一细胞内的 IP_3 级联反应。最初认为关闭 K^+ 通道需要 PKA 的参与，但目前认为味觉细胞内的一种环化核苷酸-门控通道（CNG）可能在当 cAMP 水平升高时，促进了去极化和 Ca^{2+} 内流（图 2-8）。总之，甜味的换能是一个复杂的过程。对所有味知觉换能分子途径的认识都是最近几年的事，所以目前对此过程还知之甚少。

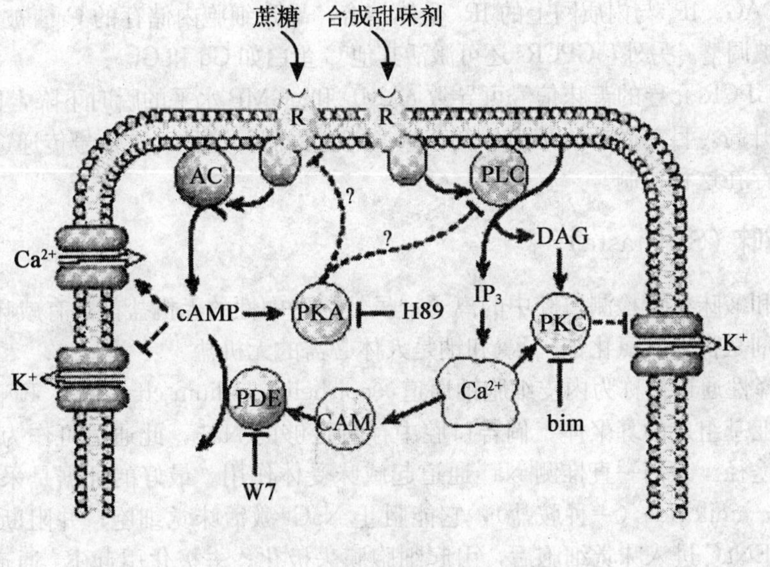

图 2-8　甜味信号转导的分子途径

甜味反应味觉细胞受激素的修饰调节。如瘦素（leptin）是一种由 *ob* 基因编码的多肽类激素，主要由脂肪细胞（adipocyte）分泌，主要作用是调节身体重量。瘦素受体——Ob-Rb 广泛分布于包括胰腺 β 细胞和一些味觉细胞等的各种组织细胞上。瘦素通过打开 K^+ 通道，使细胞膜超极化来抑制味觉细胞的功能。据此可以推测，瘦素可通过钝化传递甜味的神经信号来降低食物对动物的吸引力。去除瘦素对甜味应答细胞的抑制作用可增强甜味的灵敏度，使得甜味食物更具吸引力。瘦素的这种对味觉系统的调节作用说明其在调节营养、体重和能量平衡等方面起重要作用。

五、苦味 (Bitter taste)

苦味是一种令人不愉快的味道。但不少有强烈苦味的生物碱，如奎宁（quinine）、麻黄碱、阿托品等被作为药物，正所谓“良药苦口”。

1. 苦味受体：通过扫描基因组数据库，在小鼠的第 6 号染色体上发现了一组新的 GPCRs——T2R 家族。这一家族具有 40～80 个成员，在味觉细胞特异表达。它们的结构特点是具有短的氨基末端结构域（NTD）；其中 3 种受体对苦味剂有响应，即苦味受体（bitter receptors）。人类的 T2R 家族包含至少 24 种 GPCRs，编码基因分布在 3 个染色体上。但目前尚不能确定所有 24 种成员均与苦味反应相关。

不仅 GPCRs 可作为苦味受体，一些具有两性游离特性（amphiphilic properties）的苦味肽能绕过受体，直接与 G 蛋白相互作用，使后者激活，引起苦味反应。在这过程中，不妨将 G 蛋白直接看作苦味“受体”。这可能是因为这类肽的结构与受体的 G 蛋白结合位点相似。奎宁也是一种两性电解质，能渗透到细胞膜并直接激活 G 蛋白。

2. 苦味换能途径：T2R 家族成员与味觉蛋白（gustducin）的 α 亚基协同表达。缺乏α-味觉蛋白的基因敲除小鼠对苦味剂如奎宁和甜味剂如蔗糖、糖精的敏感度下降。当苦味剂与受体结合后，α-味觉蛋白激活一种味觉特异的磷酸二酯酶（taste-specific phosphodiesterase），从而导致细胞内环化核苷酸的浓度下降。cAMP 浓度的下降可引起 K^+ 通道的关闭，使细胞去极化。味觉蛋白的 β 亚基——Gβ3 和 γ 亚基——Gγ13 可激活磷脂酶 Cβ2（PLC β2），从而生成第二信使——IP_3 和 DAG。IP_3 与内质网上的 IP_3 受体结合，导致细胞内储存的 Ca^{2+} 被释放到胞浆中，膜电位随之被调整。另外，GPCRs 还可激活其他 G 蛋白如 Gq 和 Gi。

总之，GPCR 介导的苦味信号可导致 cAMP 和 cGMP 水平的瞬时下降，同时伴随着 IP_3 水平的瞬时升高。目前尚不清楚为什么苦味换能过程需要这种双重信号传递途径。在其他感觉细胞中不存在这种机制。

六、咸味 (Salt taste)

咸味觉和酸味觉可检测口腔中的离子。虽然一些中性的无机盐都具有咸味，但人类使用的主要咸味剂是食盐（氯化钠）。氯和钠是人体必需的无机盐。

Na^+ 选择性通道被称为内皮细胞钠通道（epithelial sodium channels，ENaC）。ENaC 是一种由三个亚基组成的寡聚体。倘若口腔中存有足够的 Na^+，此通道可作为 Na^+ 进入感觉细胞的特异途径。人们一直推测 Na^+ 通道起咸味受体作用。最好的证据是采用一种 Na^+ 通道阻断剂——amiloride（一种胺盐），它能阻止 NaCl 激活味觉细胞，并阻断对咸味剂的感觉。Na^+ 经 ENaC 进入味觉细胞后，引起细胞膜去极化；去极化引起 K^+ 通道开放使 K^+ 外流，同时使 Ca^{2+} 通道开放和 Ca^{2+} 内流，Ca^{2+} 引起神经递质从囊泡释放，递质作用于与味觉细胞联系的神经突触，产生向大脑的传入信号。

类固醇激素醛固酮可以诱导 ENaC 的合成，从而增加咸味受体的数量。这样动物在需要 Na^+ 时，可通过诱导 ENaC 的合成来提高对 Na^+ 的敏感度，使体内的 Na^+ 维持在正常水平。

七、酸味 (Sour taste)

酸味觉是针对 H^+ 的反应。食物中的酸味都来自有机酸，有机酸能解离出氢离子。主要的有机酸有醋酸、苹果酸、柠檬酸、乳酸、酒石酸等。酸味觉可检测果实是否成熟和食物是否腐败。

哺乳动物的酸味受体可分为两组：第一组由引导质子内流的通道组成，第二组由H^+-门控通道组成，包括ENaC/Deg家族的MDEG1、非特异H^+-门控阳离子通道、HCN和超极化激活环化核苷酸-门控阳离子通道等。目前发现了多种酸味换能机制，这更突出了味觉换能机制的复杂性。

H^+能封闭K^+通道，进而导致去极化、Ca^{2+}内流和神经递质的释放。

八、鲜味（Umami taste）

鲜味（umami）英文一词源于日语*umai*，意思是“美味”，首先由东京帝国大学的Kikunae Ikeda于1909年提出，是对含有L-谷氨酸的食物如鸡汤、肉提取物等味觉描述。这样，非常普通的氨基酸——L-谷氨酸在动物摄取蛋白质和多肽方面起重要作用。5′-嘌呤核苷酸如IMP、GMP具有增强鲜味的作用。

目前认为L-谷氨酸受体是mGluR4（一种中枢神经系统中含量丰富的GPCR）的截短形式。虽然脑部的mGluR4具有相当大的NTD，而味觉系统的变异体则具有截短的NTD，这可能与食物中的高谷氨酸浓度相适应。当谷氨酸与其受体结合后，激活一种G蛋白，随后引起细胞内Ca^{2+}浓度的增加。除这类受体外，在味觉细胞中还发现了其他的谷氨酸及其他氨基酸的受体。目前对鲜味的换能过程所知甚少。

第六节　牙齿硬组织矿化
Mineralization of dental hard tissues

一、生物矿化（Biomineralization）

生物矿化是指生物体内的钙、磷等无机离子在生物调控下通过化学反应形成难溶性盐类，并与有机基质（organic matrix）结合，形成机体矿化组织的过程。人类的矿化组织包括牙釉质、牙本质、牙骨质和骨骼。其无机成分主要为磷灰石晶体和其他磷酸钙盐。这些生物矿物（biomineral）在细胞调控下在基质中形成，并与基质一起构成硬组织。

生物矿化包括：生理性矿化、病理性矿化和再矿化（remineralization）。生理性矿化是指在机体生长发育成熟过程中，机体的无机离子在生物调控下在特定部位与有机基质中的生物大分子结合形成具有一定结构的矿化组织。病理性矿化是由于机体的生物矿化调控作用失衡，无机离子在非矿化的部位形成异位矿化或异常矿化组织，或造成矿化组织矿化过度或不足。再矿化是指无机离子在正常矿物组织内的再沉积，或在部分脱矿的组织内发生矿物质的重新沉积。

（一）生物矿物的形成

生物矿物在体内环境中形成的过程与无生物界岩石的形成在化学反应上是相似的，但由于它受有机体的生物调控，使得它在组织结构上高度有序，它在有机基质中形成又被包埋于基质中，在整个生物体代谢过程中形成，又参与代谢过程，不仅参与矿化-脱矿平衡，而且也参与细胞活动。

生物矿物结晶的形成由热力学（thermodynamics）和动力学（dynamics）两方面决定。首先，这种矿物结晶的形成需要一定的热力学条件，其决定着结晶形成反应的方向和限度，即结晶能否形成，向什么方向进行和进行到什么程度。矿物盐从溶液中的析出首先决定于溶液的饱和度（degree of saturation），晶体析出的先决条件是过饱和。当一难溶性盐放入水中时，固体表面有少量阴、阳离子会离开固体进入水中，即有溶解现象发生。与此同时，这些溶解于水中的离子也在不断运动，其中部分离子当碰到固体表面时又被吸引而回到固体表面上来，即有结晶过程发生。当溶解速度大于结晶速度时，溶质就会继续溶解，这时的溶液为不饱和状态（undersaturation）。反之溶解速度小于结晶速度时，就会继续结晶，这时的溶液为过饱和状态（supersaturation）。当两种速度相等时，溶液的浓度就维持恒定不再改变，这时的溶解和结晶过程就达到平衡状态，称为饱和状态，此时的溶液称为饱和溶液。这时溶液中各种离子浓度幂的乘积称为这种固体的溶度积（solubility product），表示为Ksp。一种溶液在非平衡状态时实际的有效离子浓度幂的乘积称离子活度积（ion activity product）。因此，当把一固体放入一过饱和溶液时，固体表面会有离子发生沉积，直至溶液与固体之间又达到一个新的平衡为止。从一种饱和溶液中析出的固相组成决定于活度积与溶度积之比，即过饱和度。当一种溶液对几种固相都是过饱和时，哪种固相优先析出决定于其热力学稳定性和溶液的pH。

晶体形成还决定于动力学过程，即晶体的形成受一定机制的控制，形成的速率受外界因素的影响。难溶盐在生物体中的析出过程是缓慢的。其结晶过程包括：成核（nucleation）、成长（growth）或聚集（aggregation）以及固相转化（solid transformation）。

成核：过饱和是结晶析出的必要条件，要析出结晶，必须先形成晶核（nucleus）。晶核是指溶液中离子相互结合最先析出，经集聚成有序的簇状结构后，并达到某个临界大小，从而得以继续成长的结晶相微粒。初始晶核是在无任何颗粒或表面的情况下，从均匀溶液中自发沉积形成的，称为均相成核（homogeneous nucleation）。从理论上讲，由均匀溶液中析出晶核需要克服一个较大的能量障碍（energy barrier）。过饱和度越高，表面能越低，成核越快。在过饱和度没有达到一个临界值时，成核极慢，无固相析出，溶液处于亚稳态，一旦达到临界饱和度，成核速率突然增加，才有晶核形成。

在一个亚稳态溶液中放入晶种（seed crystal）时，往往立即析出结晶。放入与结晶不同的固体时，也会借其表面促进晶核形成，称为异相成核（heterogeneous nucleation）。异相成核比均相成核要快，因此在生物体内，在较低的过饱和度下，即可析出晶核。均相成核比异相成核要慢，所以，尽管血清中钙、磷离子活度积大于生物磷灰石的溶度积，但血液中并没有晶体形成。说明羟基磷灰石的均相成核困难较大。因此，人们自然联想到生物硬组织初始矿化的发生与有机基质这一在矿化发生前就已经存在的固相形式的关系。

任何固体表面都具有促进新的晶体从过饱和溶液中形成的作用。特别是这种固体表面的结构形式与新形成的固体的结构形式相似时，它促进成核的作用就更大。

Neuman首先提出了矿化组织的基质可能是磷灰石晶体形成的成核因子（nucleator）。即有机物提供了成核核心（nucleation centre），使得离子聚集的能域降低，使晶体得以增长。因而，基质在矿化组织的形成过程中起着很重要的作用。

成长或聚集：晶核不断生长成为晶体。这个成长过程包括溶液中离子向晶核表面的运送和结合到晶核中去，即运送过程和表面过程。晶体成长的速率由运送速率和表面过程决定。表面过程包括离子在成长中的晶面上的吸附或掺入。

固相颗粒变大除了由于晶体成长外，还可能是由于小颗粒的聚集。聚集有两种形式，一种是基本上不靠基质，另一种为多聚电解质作为黏合剂促进颗粒聚集。

固相的转化：羟基磷灰石晶体的形成包括结晶的成核和晶体成长动力学与固相转化动力学两方面。钙磷酸盐结晶析出后首先是形成无定形磷酸钙，然后转化成羟基磷灰石。

（二）生物矿化的机制

生物矿化过程与一般的矿化过程不同，它是在细胞内或细胞外介质中不断积累钙离子和磷酸根离子，达到一定过饱和度时，在基质蛋白中形成原始晶核，而后成长，并与基质一起构成硬组织。它需要有基质对矿化的指导和细胞的参与。

在对生物矿化的机制研究过程中，人们最初提出的是碱性磷酸酶机制（alkaline phosphatase hypothesis）。1923 年 Robison 发现骨钙化部位碱性磷酸酶活性很高，认为可能是碱性磷酸酶分解有机磷酸酯而释放足够的无机磷而发生磷灰石的沉积。但后来发现组织内并没有足够的有机磷酸酯以供利用。而且，这种机制不能解释为什么其他富含碱性磷酸酶的组织不发生矿化。最后，组化研究表明，碱性磷酸酶与细胞活性有关，而矿化是发生于细胞外的基质。因而，后来人们对基质的作用进行了更多的研究。

1. 基质作用：基质在生物矿化过程中发挥了为生物矿物提供矿化框架，以及引起和指导矿化的作用。有机基质中的胶原成分对矿化起着骨架作用，这是由胶原的结构所决定的。一个原胶原蛋白（procollagen）分子由三个呈螺旋状的多肽链（polypeptide chains）组成，每个多肽链由1000个氨基酸残基组成。三根螺旋的多肽链再按右手螺旋方式拧成三股“超螺旋”。此“超螺旋”即为原胶原蛋白。原胶原蛋白平行组装成胶原原纤维，胶原原纤维组成更粗的胶原纤维，胶原纤维组成基质的三维网织结构（图 2-9）。胶原纤维的这种严格的有序结构与硬组织矿物的高度有序性密切相关。每个胶原分子具有周期性结构，以 64nm 为一周期，在相邻两周期间为一“空区”，有人认为钙化发生于胶原纤维的空区中，磷灰石结晶在它的周期性空区中排列。电子显微镜下可以看到羟基磷灰石微晶束与胶原纤维长轴方向平行排列，呈周期性。另外，硬组织胶原分子之间的间隙较软组织胶原分子之间的间隙大，为矿物晶体的形成和生长提供了足够的空间。

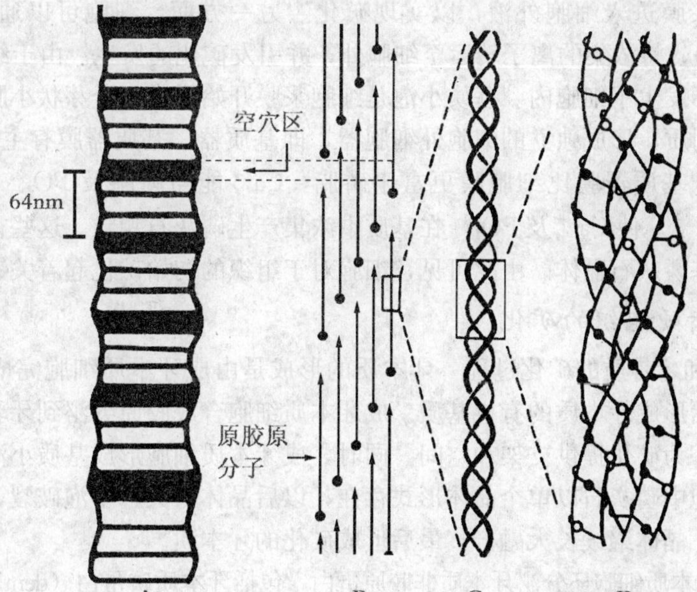

图 2-9　硬组织胶原蛋白结构示意图

胶原纤维为矿化提供了基质框架，但它并不能引起矿化和指导矿化。发挥这种作用的主要是基质中的非胶原蛋白，研究最多的是磷蛋白。磷蛋白是一类富含天冬氨酸及磷酸丝氨酸的蛋白质。其80%以上的氨基酸残基为带负电荷的磷酸和羧酸基团，使得这种蛋白质具有强酸性，并带多价负电荷，对钙具有很强的亲和力。磷蛋白分子上成核部位的原子排列与所形成的矿物晶格相匹配，从而使成核的活化能较低，发生离子的聚积，并不断长大，最终形成磷灰石晶体。所有矿化基质的共性是通过磷酸基与钙离子结合，从而与磷酸钙微晶结合，在大分子上发生异相成核。另外，磷蛋白在诱导磷灰石晶体形成的同时，又可通过抑制结晶形成及转化的速率来控制矿化的进度，以控制无序结构磷灰石的形成及不规则结晶的生长。这种功能主要通过它们与钙离子结合使钙离子活度降低，或者在临界簇形成前磷蛋白就结合在簇的表面，来阻止它的生长。因此，磷蛋白对矿物的形成具有重要的调节作用。由于磷蛋白带负电荷，可与胶原纤维带正电荷的位点，通过静电相互作用而发生结合，在矿物质与有机基质间发挥黏接剂的作用。另外，除矿化组织外的大部分组织不能发生矿化的原因，还因为组织中存在矿化抑制剂无机焦磷酸根离子 $P_2O_7^{4-}$ 。它可以吸附在生长的磷灰石晶体表面，与磷酸根离子竞争晶格沉积位点，由于它体积太大，且电荷分布不适合磷灰石的晶格构成，而抑制了晶体的生长。尽管细胞内存在焦磷酸酶，可以破坏焦磷酸盐，但机体组织的焦磷酸盐广泛存在，阻止了矿化的发生。在矿化组织内，碱性磷酸酶浓度很高，具有很强的焦磷酸酶活性，将焦磷酸根离子降解成两个正磷酸根离子，从而失去抑制矿化的作用。

2. 细胞作用：矿化组织细胞不仅合成分泌矿化基质，而且通过转运钙离子和在细胞内浓缩钙、磷离子对生物矿化起着重要的调节作用。血液和组织间液中游离的 Ca^{2+} PO_4^{3-} 浓度很高，由于矿化抑制剂的存在，不会有自发性沉淀产生，这些离子可以通过浓度梯度扩散进入细胞内，为了维持细胞内正常的浓度，细胞要对 Ca^{2+} 进行转运。一方面，Ca^{2+} 可与线粒体膜内的磷脂及钙结合蛋白结合被浓集于线粒体内，形成无定形的磷酸钙颗粒，进入细胞液，而后通过浆膜进入细胞外液，以实现矿化。另一方面，细胞可以通过形成基质小泡（matrix vesicle)，将浓集的离子转运至细胞外，并引发矿化的发生。由于细胞内存在矿化抑制剂，使矿化不发生于细胞内。基质小泡是细胞浆膜开始形成一个芽状小胞，而后与细胞分开，进入细胞间质，形成独立的细胞外细胞器，即基质器。基质器膜有主动吸收钙的功能，因为除钙泵外，基质器膜比细胞膜更富于磷脂，Ca^{2+} 能与磷脂及 PO_4^{3-} 形成三元配合物 Ca^{2+}-磷脂-PO_4^{3-}，使 Ca^{2+} 及 PO_4^{3-} 在基质中浓集产生磷灰石颗粒。这些初始颗粒经过固相转化而变成羟基磷灰石晶体。由此可见，细胞对于组织的初始矿化起着关键的作用。

（三）牙齿硬组织的矿化

1. 牙本质和牙骨质的矿化过程　牙本质的形成是由成牙本质细胞完成的。成牙本质细胞分化后，开始形成牙本质的有机基质。成牙本质细胞合成胶原分泌到牙乳头的基质中，主要是Ⅰ型胶原，为矿化提供支架和空间。同时，成牙本质细胞形成基质小泡，并分泌到胶原纤维之间。小泡中磷灰石以单个晶体形式存在，以后晶体长大，小泡破裂，晶体成簇分散在牙本质基质中，晶体继续长大融合，最后形成矿化的牙本质。

另外，成牙本质细胞还分泌牙本质非胶原蛋白，包括牙本质磷蛋白（dentin phosphoprotein)、牙本质涎蛋白（dentin sialoprotein)，以及牙本质基质蛋白1（dentinmatrix protein1)、骨钙素和骨涎蛋白。它们与胶原以共价键形式相结合，吸附于胶原上，可络合钙、磷等矿物质，使其沉积于胶原，形成矿物质晶体，诱导牙本质矿化。研究表明，未与胶原结合的可溶性蛋白可抑制矿物质晶体的生长和形态。因而，牙本质非胶原蛋白在矿化过程中起诱导和调节作用。

牙骨质的形成是由成牙骨质细胞完成的。当根部牙本质形成时，牙囊细胞进入新形成的牙根牙本质表面，并分化为成牙骨质细胞，在牙根表面和牙周膜纤维的周围分泌有机基质。牙骨质基质矿化方式与牙本质相似，磷灰石晶体通过基质小泡扩散，使胶原纤维矿化。

2. 釉质的矿化过程　釉质的整个矿化过程都受控于成釉细胞。在釉质形成初期，牙本质开始发生矿化后，成釉细胞开始产生并分泌有机釉基质，随后，成釉细胞向基质转运输送矿物盐，在有机基质的指导下发生矿化，随着矿物含量的不断增加，成釉细胞同时分泌蛋白酶，分解有机成分，使釉质成为高度矿化的组织。

由于生物功能的需要，釉质磷灰石含量极高，结构高度有序，它不以胶原蛋白的网织结构为基质。釉质形成早期，成釉细胞分泌的有机基质蛋白包括：釉原蛋白（amelogenin）、釉蛋白（enamelin）、成釉蛋白（ameloblastin）、釉丛蛋白（tuftelin）等。有机基质是高度异源性（heterogeneous）的，来自不同的基因。有机基质在矿物的沉积、生长的调节上发挥着重要作用。但到目前为止，每种基质蛋白所发挥的具体功能还不十分清楚。但它们可能在矿物的成核或启动、离子结合成为晶体前体、控制晶体的生长、釉柱结构的形成、细胞信息的传递以及分泌功能的控制方面发挥重要作用。其中，研究最多的是釉原蛋白和釉蛋白。

釉原蛋白的基因定位于性染色体上。它富含脯氨酸、亮氨酸、组氨酸和谷氨酸，具有很强的极性和疏水性。釉原蛋白分子在分泌后不久可分解为分子量较小的釉原蛋白多肽片段，这些带有磷酸基团的肽类及其羧酸端氨基酸残基具有很强的钙结合能力，利于钙离子的正确排位。而且，这些釉原蛋白多肽常簇集成团，形成球状结构，再相互结合形成空心隧道样结构，为离子的扩散和晶体的生长提供了空间和支持。

釉蛋白的基因分布于 1 号和 4 号常染色体上。它富含天冬氨酸和甘氨酸等酸性氨基酸，具有更强的酸性和亲水性。釉蛋白分泌后也发生有序分解，形成多肽片段，与釉原蛋白相比，更易于与钙离子结合，可牢固地吸附于羟基磷灰石表面。它在釉质晶体的成核及晶体的生长方向和速度调控上发挥着重要作用。

二、脱矿的过程和机制（Process and mechanism of demineralization）

牙齿萌出进入口腔以后，由于酸性饮食的摄入，或由于牙面菌斑中致龋菌分解饮食中的糖产酸而造成牙齿周围液体环境的 pH 下降时，就可能有脱矿的发生。牙齿硬组织矿物的脱矿是龋病形成的一个重要化学过程。多年来，为了搞清龋病形成的生物化学机制，人们对牙齿组织特别是釉质的脱矿溶解的发生和影响条件做了大量的体外和体内研究，从而为龋病的预防奠定了理论基础。

脱矿（demineralization）是指在酸的作用下，牙齿矿物发生溶解，钙和磷酸根等无机离子从牙齿中脱出、释放的过程。在龋病的形成过程中，脱矿过程不是独立存在的，它与再矿化过程同时存在。

（一）脱矿发生的生物化学条件

牙齿矿物在口腔内的完整性完全依赖于其周围溶液的组成和化学特性，对于牙齿最表层矿物来说，其周围溶液为菌斑液（plaque fluid）或唾液，而对于牙齿内部矿物晶体来说，其周围溶液为晶体间隙中的液体。牙齿矿物周围溶液相对于牙齿硬组织矿物的饱和度、pH、有机酸的浓度和氟浓度是决定牙齿硬组织脱矿发生的关键化学因素。

1. 饱和度对脱矿的影响　牙齿矿物（一般看作为羟基磷灰石）与其周围溶液（如菌斑液）间存在下列化学平衡：

牙齿　　　　　　　　　　　菌斑液

$$Ca_{10}(PO_4)_6(OH)_2 \rightleftharpoons 10Ca^{2+} + 6PO_4^{3-} + 2OH^-$$

牙齿矿物晶体发生溶解还是保持其完整决定于其周围溶液相对于磷灰石晶体的饱和度。饱和度由牙齿矿物周围溶液的离子活度积与磷灰石的溶度积之间的关系来决定。牙齿周围溶液的离子活度积是：牙齿矿物周围溶液中与磷灰石相关的离子如 Ca^{2+}、PO_4^{3-}、OH^- 等离子有效浓度幂的乘积 $(Ca^{2+})^5 \times (PO_4^{3-})^3 \times [OH^-]$。牙齿磷灰石的溶度积是：在一定温度下，磷灰石矿物与其周围溶液保持平衡时，溶液中 Ca^{2+}、PO_4^{3-}、OH^- 离子有效浓度幂的乘积，它是一个常数，釉质磷灰石的组成由于存在个体差异，其溶度积常数的研究结果不一，Moreno 等人 1974 年的研究结果 Ksp 为 5.5×10^{-55}。当离子活度积等于磷灰石的溶度积常数时，溶液为饱和溶液，牙齿矿物与其周围溶液保持平衡，无脱矿或沉积发生；当离子活度积大于磷灰石的溶度积常数时，溶液对磷灰石过饱和，会有矿物盐在牙齿表面形成（如临床上牙齿表面牙石的形成）；当离子活度积小于磷灰石的溶度积常数时，溶液称对磷灰石不饱和，此时牙齿矿物盐开始溶解，即脱矿发生。

饱和度是影响脱矿速率的主要因素，饱和度轻微的改变会对釉质脱矿速率产生很大影响。Theuns 1983 年的研究表明，在相同 pH 条件下，随着溶液饱和度的增加，脱矿速率会降低，病变进展减慢。Margolis 1985 年在体外将釉质放入一酸性不饱和缓冲液时，发现釉质矿物的丧失与饱和度呈负相关，钙、磷从釉质中脱出的速率与溶液对釉质的饱和度成函数关系。他们在体外研究了 pH 为 4.3 的乳酸缓冲液在溶液相对于釉质的饱和度不同时对病变脱矿程度的影响，结果表明，随着饱和度的增加，病变逐渐减轻甚至消失。

2. pH 对脱矿的影响　如上所述，由于牙齿矿物与其周围溶液间（如菌斑液）存在下列平衡（a）

牙齿　　　　　　　　　　　菌斑液

$$Ca_{10}(PO_4)_6(OH)_2 \rightleftharpoons 10Ca^{2+} + 6PO_4^{3-} + 2OH^- \qquad a$$

$$\begin{array}{ll} H^+ \Updownarrow & H^+ \Updownarrow \\ HPO_4^{2-} & H_2O \qquad b \\ H^+ \Updownarrow & \\ H_2PO_4^- & \qquad\qquad c \end{array}$$

当菌斑中有酸的产生并发生堆积，造成 pH 下降时，H^+ 消耗平衡式右侧的 PO_4^{3-} 和 OH^-（b、c），使其浓度下降，使上述平衡遭到破坏。当牙齿矿物周围溶液中矿物盐离子活度积小于釉质的溶度积时，牙齿开始脱矿，这时的 pH 称为临界 pH（critical pH）。临界 pH 决定于牙齿矿物周围溶液中的钙磷离子浓度、离子强度和釉质磷灰石的溶解性。由于这些因素存在个体差异，因此，临界 pH 是不确定的。以前多用唾液研究釉质的临界 pH，一般认为釉质的临界 pH 是 pH5.3～5.5。由于近年来人们逐渐认识到菌斑与龋的发生比唾液更密切，因为龋发生于菌斑下，因而开始用菌斑液研究牙齿的临界 pH，菌斑液的临界 pH 比唾液低，因为其矿物盐离子浓度高于唾液。

体外研究表明，在溶液中总的钙、磷浓度保持不变的情况下，随着 pH 的降低，溶液饱和度会大大降低。pH 是影响釉质溶解性的重要因素之一。Theuns 1984 年的体外研究表明，在 pH 为 4.5～5.0 时，随着溶液 pH 的下降，釉质脱矿的速率明显增加，病变进展的速率明显加快。Larsen 1986 年发现，在 pH 为 4～6 范围内，pH 下降一个单位，羟基磷灰石的溶解性增加 7～8 倍。Margolis1999 年的研究结果为，脱矿溶液饱和度恒定的情况下，釉质矿物丧失的速率随着 pH 的降低而明显增加。

3. 有机酸种类和浓度对脱矿的影响　在饱和度恒定的条件下，矿物丧失率随溶液中酸浓度和活度的提高而明显增加。乳酸的脱矿率明显高于醋酸和柠檬酸。其原因一方面是由于解离常数不同，另外有体外研究表明，有机酸阴离子可以吸附于磷灰石表面从而减低它的脱矿，这是由于釉质的脱矿是一个表面控制过程。

由此可见，脱矿的速率不仅仅依赖于热力动力学的推动力饱和度，也依赖于有机酸的浓度和 pH。这些研究结果为我们评价和推测体内菌斑液的致龋性很有帮助。

4. 氟化物（fluoride）对脱矿的影响

（1）牙齿中结合氟对脱矿的影响：氟化物的抗龋作用已经非常明确。但人们最初发现氟化物的抗龋作用时，认为其机制主要是在釉质发育过程中氟被结合进入晶体结构，氟部分替代釉质羟基磷灰石中的羟基，形成氟化磷灰石（fluorapatite，FAP）或氟化羟基磷灰石（fluorihydroxyapatite，FHA），成为磷灰石晶体结构的一部分，一般称为紧密结合氟（firmly bond fluoride）。人们过去一直认为牙齿中这种紧密结合氟的存在使牙齿抗酸溶性增强，抑制了脱矿的发生。随后很多研究者对这一理论进行了研究发现，虽然氟化磷灰石或氟化羟基磷灰石的热力动力学溶解性确实比羟基磷灰石低，但体外合成的氟化磷灰石内的结合氟对脱矿速率的影响研究却结果不一。另外的研究表明，人釉质中氟的含量由表及里存在着梯度，FAP 的含量很少，釉质氟替代量差别不大时（3000μg/mg 与 2000μg/mg）对釉质溶解性影响不大，有人提出，只有釉质中结合氟浓度很高时（10000μg/mg）才对釉质的溶解性产生影响。因此，氟以固相存在时，对溶解性只有很小的影响。另外，如上述脱矿机制所述，牙齿的脱矿过程除了包括牙齿矿物的溶解过程以外，还包括酸和溶解矿物的反向扩散过程，而且牙齿的脱矿速率主要受扩散过程的影响而不是溶解过程的影响，所以溶解速率对病变形成的影响是有限的。另外，临床上在釉质氟含量与龋患率（caries experience）之间并没有找到直接的关系。

（2）牙齿矿物周围溶液中的氟对脱矿的影响：20 世纪 70 年代后期和 80 年代，人们曾经对合成羟基磷灰石、人牙和牛牙的釉质以及根面牙本质进行了体外脱矿研究。这些研究表明，当脱矿溶液环境中有很低浓度的氟存在时，脱矿速率可被大大降低。Wong 等人于 1987 年应用磷灰石溶解模型比较了磷灰石中结合氟与溶液中氟对钙脱出率的影响，发现溶液中加入几个 μg/mg 的氟对脱矿速率的减低作用远远比釉质中几千 μg/mg 的结合氟的作用更有效。这是因为，在低 pH 条件下，溶液对羟基磷灰石是不饱和的，而氟的加入使溶液变得对釉质表面的氟化磷灰石过饱和，因此，在釉质羟基磷灰石晶体发生溶解的同时，晶体表面会有含氟矿物的沉积发生（图 2-10）。氟化磷灰石在晶体表面的沉积一方面阻止了釉质进一步的溶解，另一方面形成了离子扩散的屏障，阻止 H^+ 的进一步渗入。当沉积速率超过离子从釉质中脱出的速率时，釉质脱矿就会被有效地抑制。因此，脱矿溶液中氟的存在发挥了抑制脱矿和促进再矿化的作用，这是目前认为氟化物防龋的主要机制。

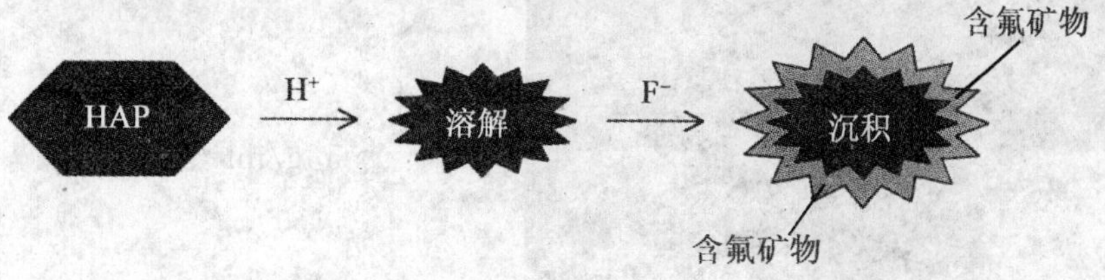

图 2-10　氟离子对羟基磷灰石晶体脱矿的抑制作用模式图

（3）氟浓度对脱矿的影响：ten Cate 等人以及很多体外研究表明，脱矿溶液中存在小于 1μg/mg 的氟时，脱矿作用会受到很大影响。王勤等人在脱矿缓冲液中加入不同浓度的氟时，发现随着氟浓度的增加，釉质病变的程度和深度明显减弱（图 2-11）。Margolis 的研究结果表明，菌斑液中只有 0.0018μg/mg 氟即可完全抑制釉质的脱矿。Moreno 和 Margolis 于 1985 年在体外将 0.004～1.004μg/mg 氟加入到对于釉质不饱和的溶液中，釉质上形成病变的程度随氟浓度的增加逐渐减轻。Featherstone 于 1990 年定量研究证实了合成碳化磷灰石在酸性缓冲液中的溶解率与其中的氟浓度的对数呈反比。但他并不认为可以用这个体外的结果直接推断口腔内的结果，即应用的氟化物制剂浓度不一定会与防龋功效呈比例。反而他认为每天应用较低浓度的氟制剂即可获得适宜的氟效应。所以用氟最重要的是应当反复应用，以及时补充牙齿表面和晶体表面溶液中消耗掉的氟。

因此氟对脱矿的作用可归纳为：溶液环境中的游离氟干扰了脱矿的动态过程，使脱矿的速率降低，抑制了脱矿的进展，而不是釉质中的结合氟阻止了脱矿的发生。

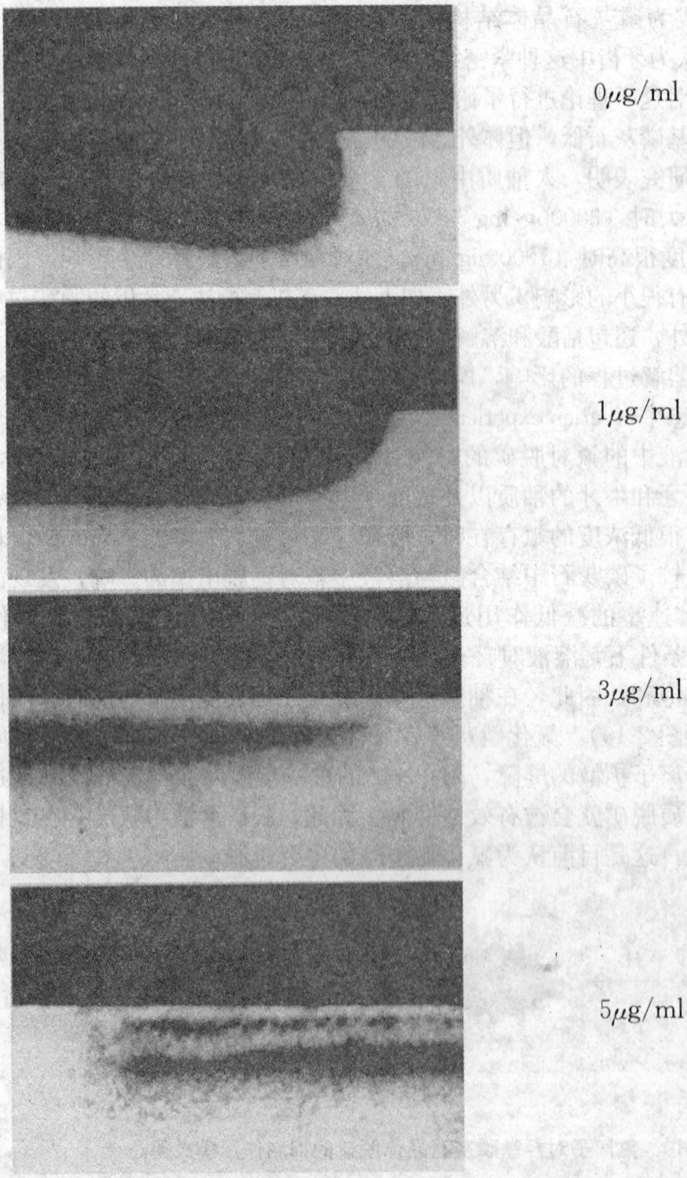

图 2-11　脱矿溶液中加入不同浓度的氟时，釉质形成的病变的显微 X 线照片

介于上述机制，人们认识到氟化物主要是通过局部作用发挥抗龋作用。即使是氟化水源的防龋作用也认为主要是由于饮用氟化水时氟与牙齿不断接触的结果。局部用氟方式的观念也发生了改变，已由原来的短时间、高浓度地应用以增加釉质结合氟的方法如：酸性磷酸氟溶液或凝胶，改为提倡低浓度、高频率反复应用如：含氟牙膏、含氟漱口水、低浓度氟缓释制剂等方式，人们认为这种用氟方式可以在菌斑内或牙齿表面沉积氟化钙类物质，当有酸产生使得 pH 降低时，氟化钙类物质可作为液态环境中氟的来源，使游离氟不断得到补充。另外，也有人认为釉质中的结合氟在受到酸的侵蚀时可游离到晶体周围液体环境中，由此发挥抗脱矿作用。

（二）低 pH 条件下体内菌斑液的化学特性

牙齿硬组织脱矿形成龋病是由菌斑介导的，菌斑液构成了牙齿最表层硬组织脱矿的溶液环境，当菌斑中的致龋菌酵解饮食中的糖类产酸时，使菌斑液的生化组成发生了变化。

正常情况下，唾液和菌斑液是中性或偏碱性的，它们对于牙齿矿物是过饱和的，且菌斑液的钙、磷和氟含量高于唾液。菌斑液在过饱和状态时可形成结合状态的钙磷酸盐，甚至形成肉眼可见的牙石，但唾液却无沉淀发生，其原因是唾液中含有富脯蛋白和富酪蛋白，可抑制自发性沉淀的发生。

进食以后，菌斑中的致龋菌迅速酵解饮食中的糖类产生有机酸，主要是乳酸，还有乙酸、丙酸等。一方面，由于菌斑基质的物化特性，使这些酸不容易在短时间内扩散出去，即酸产生的速度大于向外扩散的速度，使酸在菌斑内发生堆积；另一方面，口腔内的缓冲系统不能在短时间内迅速将酸清除，这样就使得酸能够在牙齿表面维持一定的浓度，并作用一定的时间。酸的堆积使菌斑内的 pH 迅速下降，pH 常常从 7 下降到 5 以下。在低 pH 条件下，菌斑的结合钙磷可被游离、释放出来，具有对抗饱和度降低的作用趋势，但这种作用常常并不足以使饱和度维持在一个较高水平而阻止牙齿脱矿的发生。最近 Pearce 等人体外研究表明，增加摄糖频率导致的菌斑内反复的 pH 降低可使菌斑中的净钙、磷含量降低，从而使饱和度降低，牙齿发生脱矿。有人认为，静止菌斑一般含有约 $5\mu g/mg$ 的氟，当 pH 从 5.5 下降到 4.5 时，氟会被释放出来，使菌斑液变得对羟基磷灰石不饱和，而对氟化磷灰石过饱和，由于釉质表面存在很多成晶部位，氟化磷灰石会发生沉积，以阻止脱矿的进行，但菌斑中氟的这种保护作用不是持久的，因为菌斑液中的氟最终会消耗殆尽，所以要使牙齿不继续脱矿下去，维持氟的抗溶解作用，应不断补充菌斑液中的氟，即局部反复应用氟化物制剂。另外，还有人认为，当 pH 降到很低程度，使得液态环境对于氟化磷灰石也变得不饱和时，不再发生含氟矿物的沉积，氟就失去了抗龋作用。

牙齿的脱矿类型和速率依赖于牙齿周围溶液的组成和特性。临床上牙齿的脱矿存在两种类型：龋（caries）和溶蚀（erosion）。它们的组织学表现分别为表层下脱矿和表面酸蚀。前者是由于细菌分解糖产酸造成的牙体硬组织的溶解，后者是由其他酸因素造成的牙齿硬组织的溶解，如果汁、碳酸饮料、强酸等。它们的发生是由于牙齿矿物溶液环境处于不同 pH 和饱和度的化学条件下造成的。

（三）脱矿发生时牙齿的化学变化

由于釉质矿物组成的复杂性，以及个体差异的存在，使牙齿脱矿研究变得复杂。人们通过研究各种与牙齿矿物相似的合成磷灰石的溶解行为，通过研究体外人工龋的形成来科学地推断和证明体内牙齿脱矿时所发生的化学变化。

1. 牙齿矿物的化学组成　牙齿磷灰石是钙磷酸盐的一种形式，虽然其X线表现非常相似于羟基磷灰石 $Ca_{10}(PO_4)_6(OH)_2$，但它不是纯的羟基磷灰石，含有其他微量元素，如：F^-、Cl^-、CO_3^{2-}、Mg^{2+}、Na^+、Zn^{2+}、Pb^{2+}、Sr^{2+}、Cu^{2+} 等，它们在釉质中的分布趋势不同（图 2-12）。在牙齿发育过程中，它们或结合于磷灰石晶格内，或吸附于晶体表面。这是因为其中每个基团都有可能被同价的其他离子部分或完全替代，如 Mg^{2+}、Na^+ 替代 Ca^{2+}，CO_3^{2-} 替代 PO_4^{3-}，F^-、Cl^- 替代 OH^-，从而改变了釉质的溶解性，使其比羟基磷灰石更活跃。其中釉质含有 2%～5%重量比的 CO_3^{2-}，对釉质的反应性影响较大，是釉质磷灰石溶解性增高的主要原因。因此，釉质可看作是含氟等微量元素的碳化磷灰石。

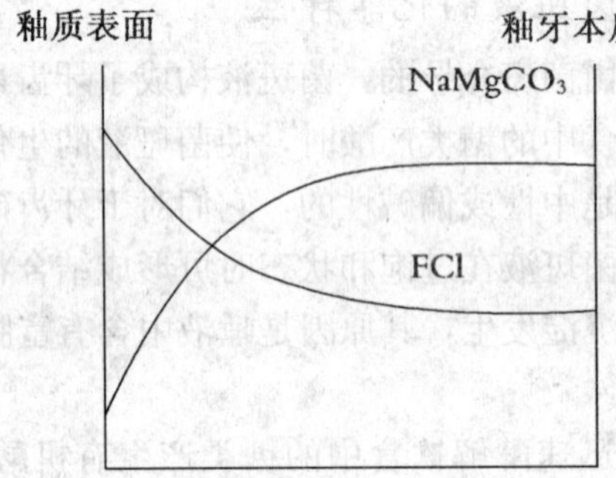

图 2-12　几种微量元素在釉质中的分布趋势

2. 牙齿脱矿过程中可能存在的化学变化　牙齿的脱矿过程可以认为包括两个过程：①病变最前缘牙齿矿物的溶解过程。②扩散过程，即 H^+ 向病变内渗透以及溶解的矿物离子向外扩散。牙齿的脱矿速率主要受扩散过程而不是溶解过程的影响，所以溶解速率对病变形成的影响有限。

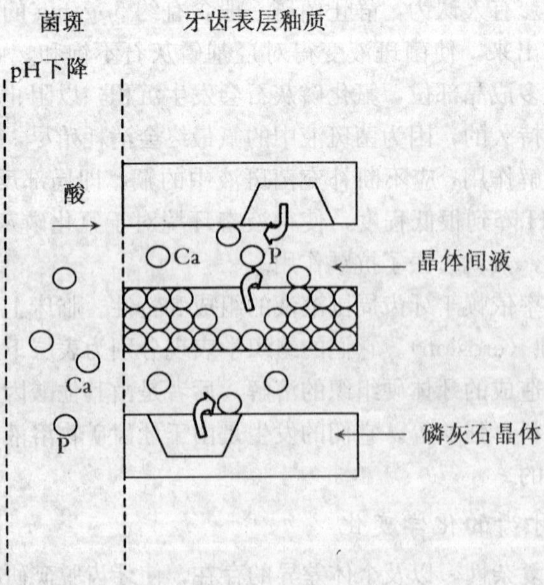

图 2-13　脱矿初始牙齿表层釉质晶体的溶解示意图

牙齿脱矿过程中包含了牙齿磷灰石的溶解以及其他多种钙磷酸盐的形成过程。这是由牙齿磷灰石以及其他多种钙磷酸盐与其周围液体之间的热力动力学平衡的不断破坏和建立造成的。钙磷酸盐有多种存在形式：如二水磷酸氢钙（DCPD）、氟化羟基磷灰石（FHA）、磷酸三钙（DCPA）、磷酸八钙（OCP）、钙镁磷灰石等。这些晶体形成的种类以及不同形式间的转变都依赖于溶液的 pH 和离子组成。

在脱矿的最早期，釉质在超微水平上表现为明显的溶解。牙齿的脱矿最初发生于釉质最表面与菌斑液这一界面。由于菌斑中致龋菌酵解糖产酸，酸渗透穿过获得性膜进入正常牙齿表面的孔洞，当酸不断在菌斑液中堆积，使 pH 最终处于临界 pH 以下，这时的菌斑液常常对羟基磷灰石和氟化磷灰石都是不饱和的，在这种热力动力学驱动力作用下，使牙齿最外层发生溶蚀。磷灰石晶体部分溶解（图 2-13），H^+ 与 OH^- 结合形成 H_2O，钙、磷离子释放脱落，由于釉表氟含量较高，逐渐有更多的 F^- 释放到晶体周围溶液中来，使饱和度发生改变，随后产生不易溶性物质的沉积，如：FAP、FHA 和 DCPD 的沉积，并与釉质空隙中的酸性溶液之间建立起了一个平衡状态。

这种表面溶解打开了釉柱之间或晶体之间的微小通道，使得 H^+ 在浓度差的作用下扩散进入牙釉质，并与其发生反应，Ca^{2+}、$PO_4{}^{3-}$ 脱落并向外扩散。当菌斑中与釉质中的 H^+ 浓度差存在的情况下，H^+ 会逐步向釉质深层破坏和扩散。深层釉质脱矿释放的 Ca^{2+}、$PO_4{}^{3-}$ 向周围浓度低的方向扩散，在扩散的途中，遇到适宜的 pH 条件，Ca^{2+}、$PO_4{}^{3-}$ 会形成不同形式的钙磷酸盐而发生沉积，即在脱矿部位外层或内层重新沉积（图 2-14）。由于此微环境中的 pH 和离子饱和度在不断变化，不同形式的钙磷酸盐或钙磷复合物可在此微环境中形成。即在溶解发生的同时又有沉积的产生。也可从一种形式转变为另一种形式，沉积性磷灰石与原有釉质和牙本质相比，将含有更少的碳酸，这是因为它是在酸性条件下形成的。反应中形成的盐都可转变为其他形式。这也是表层下脱矿组织学表现中表层形成的机制之一。

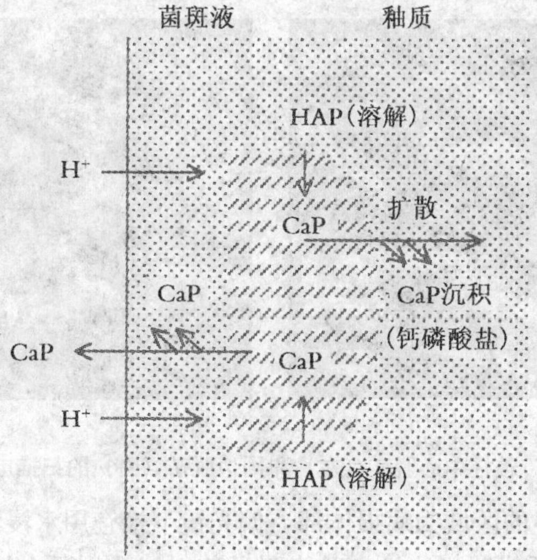

图 2-14　釉质深层磷灰石脱矿、溶解及沉积示意图

在菌斑内酸的产生过程中，菌斑与釉质之间，以及釉质内部脱矿组织内，H^+ 的浓度差都在不断变化，由不平衡到平衡再到不平衡。这可能是釉质脱矿释放的 Ca^{2+}、$PO_4{}^{3-}$ 在扩散途中重新沉积的原因。随着表层的增加，脱矿内部与菌斑内的交换变得越来越困难，脱矿内部的 pH 会变得很稳定，所以，当菌斑内 H^+ 被缓冲后 pH 升高时，脱矿内部的低 pH 状态仍会持续下去。菌斑内的矿物盐离子也更难向病变深部渗透发生再矿化而修复脱矿。

另外，釉质比牙本质和骨致密得多，它们的有机成分、无机成分和水含量不同，釉质晶体排列高度有序，而牙本质和骨晶体排列则无规则。这些生物磷灰石的 Ca/P 比例不同：釉质为 1.64，牙本质为 1.62，骨为 1.70，羟基磷灰石为 1.67。

（四）牙齿组织脱矿的形态学表现

无论是自然龋还是人工龋，在形态学和超微结构上都具有独特的特点，这是由病变形成的各个阶段如：开始、发展、停止的化学改变引起的。

1. 表层下脱矿（subsurface demineralization）的形成　在脱矿初期，主要发生釉质最表层釉柱的溶解，扫描电镜下可观察到釉柱中心溶解和周边溶解（图 2-15），显微 X 线下表现为表面溶蚀。随着病变的进展，深层釉质开始脱矿，在发生溶解过程的同时，存在离子扩散的过程，即 H^+ 扩散进入病变，溶解的钙、磷等矿物盐离子向外扩散，形成了典型的表层下脱矿的组织学表现。人们曾对这种完整表层覆盖下深层组织脱矿的组织学形态进行了大量研究。起初认为其形成的机制主要是因为釉质最表层独有的物化特性，如组织致密，含有较高的氟，而碳酸或镁的含量较低。但在去除表釉的釉层上和在合成的磷灰石片上仍能形成表层下脱矿。随着对龋病形成过程的生化研究，现在人们认为，完整表层的存在主要是病变在一定的化学条件下溶解的钙、磷等矿物盐离子重新沉积于表层的结果。当矿物离子的净丢失持续超过这种再沉积时，表层不复存在，龋损开放，形成龋洞。偏光镜下，把标本放在其折射率不同于釉质的浸渍介质中时，表层与健康牙釉质一样，呈负性双折射，蓝干涉色条带（图 2-16）。显微 X 线下表层呈射线阻射（图 2-17）。看似完整的表层在扫描电镜下可看到其中有很多小孔，透射电镜下发现磷灰石晶体有的正常，有的溶解，各晶体间间隙增大。

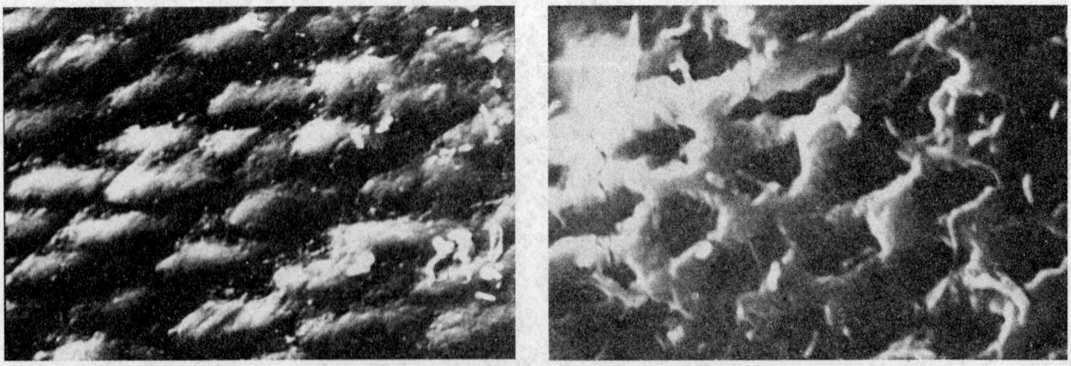

图 2-15　釉柱中心脱矿（左）和周边脱矿（右）的扫描电镜照片

表层下区脱矿最明显的区域为病损体部，偏光镜下检查用水浸渍的标本时，呈正性双折射，紫红干涉色，显微 X 线照相法检查时为明显的射线透射区，透射电镜下可见大部分晶体被溶解或消失，残存的晶体排列紊乱。脱矿向病损体部的深层延伸时逐渐减轻（如暗层），其原因正如前所述，由于脱矿释放的矿物离子在此重新发生沉积，电镜下不仅可看到晶体溶解和间隙增大，而且可看到晶体的再生长。偏光下虽仍呈正性双折射，但显微 X 线下比病损体部阻射性增加。在病变的最前沿，由于 H^+ 的渗透较少较慢，透明层脱矿较轻，电镜下可见到增大的晶体间间隙。由此可见，牙齿脱矿溶解的同时，又有矿物沉积的发生，造成了早期龋表层下脱矿这一独特的形态学表现。

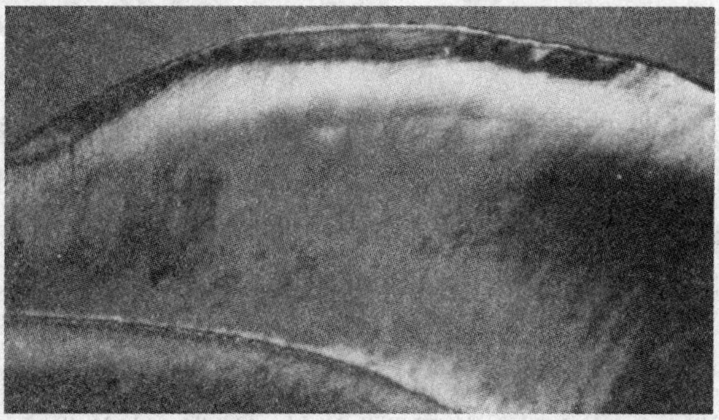

图 2-16　**人牙釉质表层下脱矿的偏光显微镜照片**

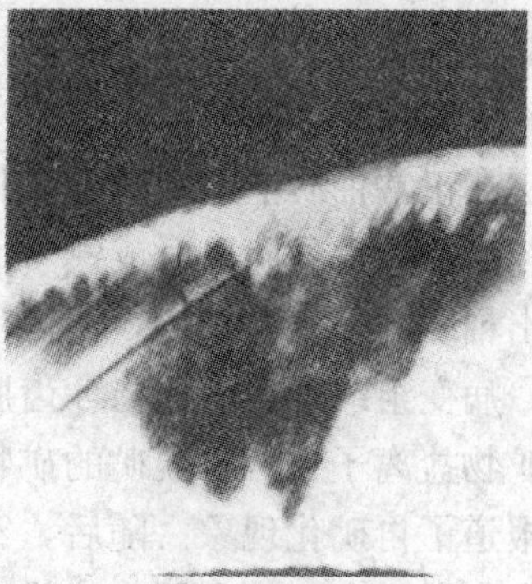

图 2-17　**人牙釉质表层下脱矿的显微 X 线照片**

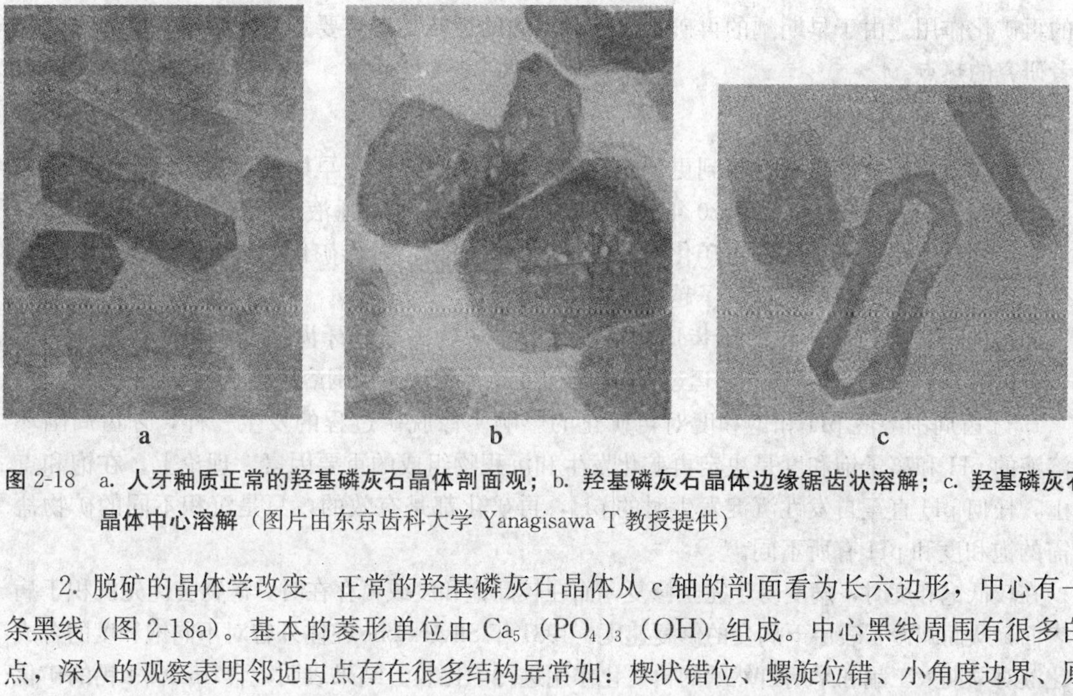

图 2-18　a. **人牙釉质正常的羟基磷灰石晶体剖面观**；b. **羟基磷灰石晶体边缘锯齿状溶解**；c. **羟基磷灰石晶体中心溶解**（图片由东京齿科大学 Yanagisawa T 教授提供）

2. 脱矿的晶体学改变　正常的羟基磷灰石晶体从 c 轴的剖面看为长六边形，中心有一条黑线（图 2-18a）。基本的菱形单位由 $Ca_5(PO_4)_3(OH)$ 组成。中心黑线周围有很多白点，深入的观察表明邻近白点存在很多结构异常如：楔状错位、螺旋位错、小角度边界、原子缺失和原子旋转。这些缺陷为原子或原子基团的缺失或原子排列的歪曲变形，为脱矿的薄弱区。釉质磷灰石晶体的溶解有两种类型：边缘溶解和中心溶解。前者造成锯齿状边缘（图 2-18b），后者称为中心穿孔（图 2-18c），认为是中心黑线周围的白点溶解和融合所引起，从而形成孔洞。研究表明，溶解的边缘常呈锯齿状，随着边缘溶解的进展，晶格单位脱落，中心脱矿初期呈三角形、菱形等，之后融合为复杂的多边形状。很多晶体的完全溶解加宽了晶体间间隙。以前很长一段时间人们认为中心黑线是龋蚀的薄弱区，其实不然。

三、再矿化的过程和机制（Process and mechanism of remineralization）

由于口腔环境的不断变化，牙齿组织萌出后，在经受酸蚀脱矿过程的同时，也有再矿化现象的发生。

（一）再矿化的种类

多数学者认为，再矿化的概念应包括钙、磷和其他离子在正常矿物组织内的再沉积，或在部分脱矿的组织内发生的矿物质的重新沉积，并且结晶化。因此再矿化应分为正常牙齿的再矿化和病变牙齿的再矿化。

在正常釉质上发生的再矿化是指牙齿萌出后，在口腔环境的影响下，牙齿内部矿化程度继续增加，也称萌出后成熟（posteruptive maturation）。许多体内、外研究都证明了由于未萌出釉质的多孔性结构，使得唾液中的钙、磷离子在釉质孔隙中发生沉积。

病变组织的再矿化指牙齿脱矿后由于其周围液体环境的生化组成发生变化，使得钙、磷等矿物盐离子在溶解脱矿的矿物晶体上发生沉积，使脱矿部位得以修复。Head 于 1912 年最早报道了再矿化现象。随后，20 世纪 60 年代初有不少流行病学调查报告表明，临床早期龋或白斑样病变不再发展，或发生再硬化（reharden），甚至发生逆转、消失。并认为唾液是再矿化矿物盐离子的来源，这种“愈合”再矿化只能发生于龋洞形成之前。Koulourides 等人 1965 年研究了唾液对酸蚀（acid-soften）釉质的再矿化能力，认为唾液对酸蚀釉面有明显的再矿化作用。由于早期龋的再矿化研究对龋病的逆转具有重要意义，多年来成为国内外学者研究的热点。

（二）再矿化的机制

为了弄清再矿化的机制，得到更加完善的再矿化效果以修复早期龋病变，使实验条件纯化易于控制，20 世纪 60 年代至 80 年代，许多研究者在体外对唾液或人工唾液合成矿（钙）化液对早期自然龋或人工龋的再矿化机制进行了大量研究。对再矿化的影响因素、沉积物的物化性质以及组织形态学表现有了越来越明确的认识。

牙齿的再矿化过程不仅是牙齿周围液体环境中矿物离子与牙齿病变组织矿物之间的反应，也包括了矿物离子的扩散和转运过程，再矿化的效果取决于周围溶液组成和病变的类型。

1. 牙齿周围溶液 pH 和饱和度对再矿化的影响　像脱矿过程的发生一样，牙齿周围环境溶液的 pH 和离子饱和度是决定再矿化发生和沉积物组成的重要因素。理论上，在饱和点以上，任何 pH 直至自发性沉淀发生时的 pH，再矿化都是有效的，只是沉积不同的矿物盐所需的饱和度和 pH 有所不同。

在较低饱和度时，病变易于完全修复，而在较高饱和度或氟存在时，矿物会优先沉积于病变表面，从而减慢了表层下病变的修复速度。1981 年 Silverstone 在体外曾对不同饱和度的合成矿化液对早期人工龋和早期自然龋的再矿化作用进行了比较。结果表明，含1mmol/L钙的矿化溶液在减少病变面积、深度，增加晶体直径、暗区面积扩大等方面都优于含 3mmol/L 钙的矿化溶液。他分析认为，由于含 3mmol/L 钙的溶液对于多种钙磷酸盐相 DCPD、TCP、OCP 和 HAP 都是过饱和的，前三者的优先沉积，使病变许多区域被充塞，阻碍了矿化离子向病损深部的进一步渗透。而含 1mmol/L 钙的溶液只对 HAP 是过饱和的，只发生 HAP 的晶体的缓慢生长，在病损表面被沉积的磷酸盐封闭前，矿物离子可在整个病变渗透到一定程度。所以完全的再矿化需要一个适宜的而不是最大的饱和度。

菌斑中酸和碱的代谢决定了其 pH 的变化。正常情况下，由于产酸作用，牙齿表面常有脱矿的发生。但当进食中断、产酸停止的同时，菌斑和唾液的缓冲作用明显增强，使菌斑液 pH 逐渐升高，直至菌斑液中的钙、磷等矿物盐离子活度积又足以维持对牙齿矿物的稳定性时，脱矿就会停止。研究表明，非进食状态下静止菌斑 pH 为中性，相对于牙齿矿物为过饱和状态，这时会发生矿物盐的沉积而修复脱矿，即再矿化。当每次进食造成的脱矿都能被再矿化修复时，牙齿会保持完整，没有龋病的发生。人们也认为菌斑中的钙磷酸盐是再矿化发生时的沉积物。反之，当脱矿作用总是占据优势时，日积月累，龋病就形成了。

菌斑中这种 pH 和饱和度的回升，即由脱矿条件向再矿化条件的转变，主要依赖于唾液和菌斑的缓冲作用。唾液中存在碳酸盐—重碳酸盐以及磷酸盐两大缓冲系统，另外，蛋白质在低 pH 条件下也可与 H^+ 结合发挥缓冲作用，使菌斑 pH 升高。由于唾液中钙、磷含量较高，在菌斑中钙、磷浓度降低时，可通过扩散作用补充矿物盐离子，抑制菌斑饱和度的进一步下降（图 2-19）。菌斑的缓冲作用主要是细菌本身，另外，菌斑中尿素、蛋白和肽的分解产生氨，对酸起到中和作用。菌斑中的矿物盐 CaF_2 或含氟磷酸盐在酸的作用下分解出钙、磷和氟离子，可消耗 H^+ 同时提高菌斑液的饱和度，增加再矿化的动力（图 2-20）。研究表明，菌斑的缓冲作用是唾液缓冲作用的 10 倍。

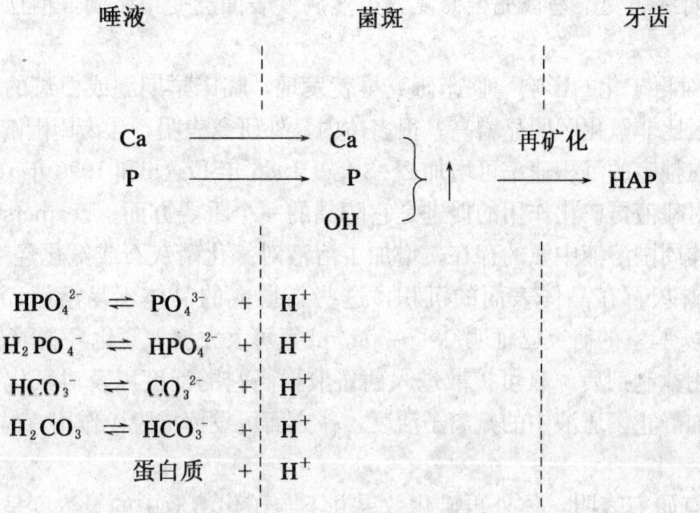

图 2-19　唾液对菌斑中酸的缓冲作用及矿物离子的扩散

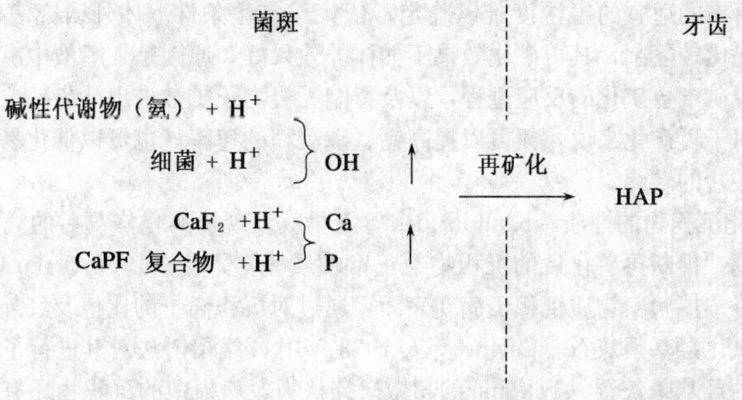

图 2-20　菌斑中细菌自身、代谢产物以及矿物质对酸的缓冲作用

由于口腔内情况比较复杂，牙齿周围溶液中的 pH 和饱和度、氟浓度等随口腔内物化条

件的变化而改变，很难确定一个最适宜的再矿化条件。

2. 病变类型对再矿化的影响　在体内、外脱矿—再矿化作用的研究中，人工龋病变类型是一个很重要的影响因素。表面溶蚀病变和表层下脱矿病变的再矿化结果不同。体内和体外研究都表明，表层下脱矿病变的再矿化速率比表面溶蚀病变要慢得多。White 曾在体外观察到，随着病变程度的加深，再矿化速率降低。这是因为沉积是一种表面控制反应，由于脱矿，晶体表面受损，使其表面更加活跃，形成了晶体的生长点。表面溶蚀病变无表层，病变疏松多孔，釉质活性较强，常能发生完全的再矿化修复。表层下病变的沉积受表面过程和扩散过程的控制。后者病变形成过程中氟的优先吸收及致密表层的形成，一方面使离子的扩散和转运过程受阻，另一方面，改变了病损对沉积作用的亲和力，釉质惰性增加。离子的转运和成晶在病变深层变得缓慢，使矿物的沉积易发生于表层，不易于发生于表层下区。而且，似乎不同的病变需要不同的适宜的饱和度。因此，临床上最早期浅表的脱矿可以被修复，而发展较深的早期龋病变不易被完全修复，虽然病变表面会变得坚固，但位于其下方的缺损仍然存在。

3. 氟化物对再矿化的影响　临床研究早就发现，临床早期龋或白斑的再硬化或逆转的发生率，在氟化区比非氟化区明显增高。很多体内、外研究表明，牙齿周围溶液中有1μg/ml氟存在时，矿物盐在釉表的沉积速率可增加 2～3 倍。1986 年 Leach 和 1990 年 ten Cate 综述了许多研究都表明氟对唾液再矿化作用的促进是它防龋的一个重要方面。Featherstone在 1990 年的综述中认为，晶体周围溶液中氟的存在，增加了溶液对氟化磷灰石或氟化羟基磷灰石的饱和度，利于这些含氟磷灰石在晶体表面的沉积，这些新形成的晶体不易溶解而防龋。Margolis 和 Moreno 等人在实验室的研究已证明 0.1～2μg/ml 氟可大大增加氟化羟基磷灰石的晶体生长率。他们认为，应用氟制剂后，氟可扩散进入菌斑液提高它的活度以及对氟化羟基磷灰石的饱和度。因此，增加静止菌斑液中的氟离子活度，一方面可发挥抗脱矿作用，另一方面，可促使病变发生再矿化。

另外，也有研究表明，体外再矿化效果并不与矿化溶液中的氟浓度呈正相关。流行病学研究认为，氟化物的应用可阻止病变的完全再矿化。这是由于大量氟化磷酸盐在病变表面沉积时，阻塞了病变的孔隙，使矿物盐离子向病变深部的扩散受阻。表层可能变得更加抗龋，但表层下仍有脱矿的表现。

再矿化所需的适宜的氟浓度难以确定，依赖于实验条件。体外研究表明，只需很低的氟。口内情况比较复杂，其再矿化效果不如体外效果好，原因是：唾液中有机物可吸附于牙齿表面影响脱矿一再矿化的反应过程，以及影响无机离子扩散进出牙齿。

总之，对于再矿化来说，氟可以提高钙、磷沉积的速率，也可以催化易溶性钙磷酸盐向不溶性钙磷酸盐的转化。

4. 再矿化沉积物的性质　Koulourides 等人早就发现再矿化修复后的病变比正常釉质更不易患人工龋，推断再矿化后的沉积物与正常釉质非常不同。1977 年 ten Cate 用扫描电镜研究表明，有“棒状”物质沉积于病变表面。通过对沉积离子的比值及红外、X 线分析，表明沉积物为氟化羟基磷灰石。Levine 等人 1973 年用 X 线衍射法对其进行了分析，发现是洁净的比较好的羟基磷灰石。Takuma 的超微研究认为，病损中的沉积物还有白磷钙石、磷酸氢钙和磷酸八钙。王勤等人也观察到 48 小时早期龋在矿化溶液中处理后，病变表面的沉积物（图 2-21）。

5. 再矿化研究的难点　到目前为止，还没有关于临床确诊的早期龋仅仅通过使用氟化

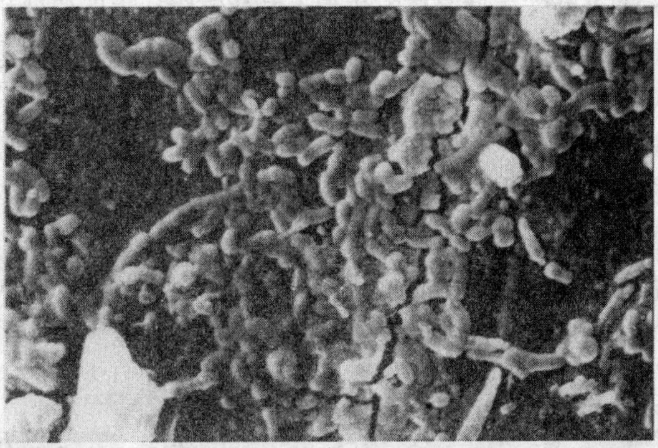

图 2-21　48 小时早期龋在矿化溶液中处理后病变表面沉积物的扫描电镜照片

物再矿化后完全修复的真正证据。再矿化应包括矿物在病变表层的沉积和在病变深层的沉积。因此，要修复一个表层下脱矿的病变，矿物的沉积不应仅仅能够发生于表层，而且需要矿物离子转移至表层下病变中。因而，如何使矿物离子穿过比较完整的表面进入病变内部发生沉积的同时又控制表层沉积，成为再矿化的难题。

病变不能完全修复的原因可能是再矿化过程受扩散速率的影响。越往病变深层，离子浓度和成晶速率就会下降；另外，表层形成了扩散的屏障，进一步加剧了对扩散过程的不良影响。另外有人认为，可能是釉质或牙本质基质在进一步的脱钙过程中释放了抑制因子而吸附于脱矿晶体的表面，从而影响了晶体的生长。Robinson 等人认为，釉质病变中存在的白蛋白可抑制晶体的生长，可能对再矿化有抑制作用。

（三）再矿化的组织形态学表现

早期釉质龋损再矿化后，矿物盐以某种形式沉积于部分脱矿的釉质中，使龋损区显微硬度值增高，孔积率降低。组织学表现为，龋损范围缩小，表层带和暗带增宽，在偏光显微镜下釉表负性双折射增强。龋损区正性双折射向负性双折射趋进，显微 X 线表现密度增高(图 2-22)。另外，再矿化不仅是指在中性条件下唾液中矿物盐在牙面上和病变内的沉积，也发生于龋齿病变形成过程中，如表现为表层的形成以及暗层晶体直径的增大。所以，再矿化的矿物盐离子可以是来源于唾液、合成再矿化液等外因，也可以是牙齿组织本身早期脱矿溶解的矿物质的再沉积，或是这些因素的结合。

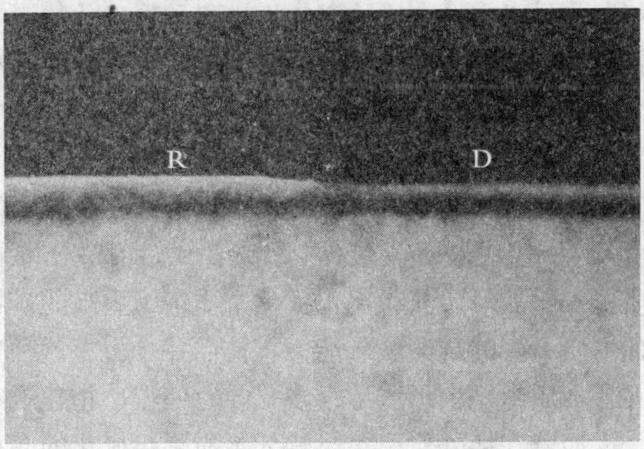

图 2-22　人工龋矿化前（D）后（R）显微线照相比较

脱矿和再矿化过程的不断发生使晶体发生形态和化学组成上的改变，晶体的脱矿和再矿化可发生于正常牙齿、萌出后牙齿和龋坏的牙齿。晶体学上再矿化的表现包括：晶体溶解部分的修复、晶体的生长和新晶体的形成。①部分脱矿晶体的再修复。是指脱矿的锯齿状边缘变得平滑，在中心穿孔的部位，最初会有小的晶体形成，然后发生融合，直至穿孔被填满（图 2-23a）；②新的晶体形成。新形成的晶体可发生于整个龋病变，一般晶体体积小于正常晶体，在 c 轴上看不到中心黑线（图 2-23b）。另外，新形成的物质还包括磷酸三钙和二水磷酸氢钙以及其他钙磷酸盐类，有时也有氟化磷灰石形成，主要在增宽的晶体间隙间生长，在釉质病变的表层下脱矿区和病变的最表层。③晶体的生长（图 2-23c）。釉质病变中经常可见新、旧晶体的融合现象。自然或人工病变中的晶体都比正常釉质的晶体厚而且大。

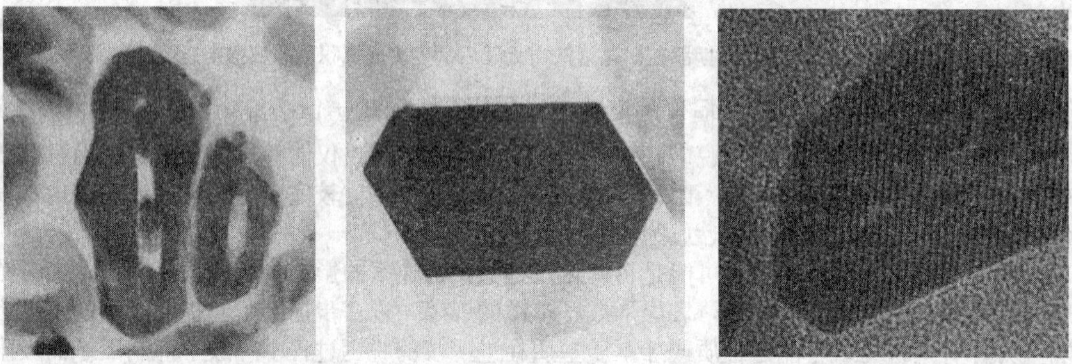

a b c

图 2-23 a. **人牙釉质早期龋中部分脱矿晶体的修复；** b. **新的晶体形成；** c. **晶体的生长**

（图片由东京齿科大学 Yanagisawa 教授提供）

（四）牙本质龋的再矿化

关于牙齿的脱矿与再矿化现象，以前学者的研究多集中于牙釉质。近年来随着人口的老龄化，根龋的发病率在逐年增加，根龋主要表现为牙本质龋。由于根龋多呈环状，位于龈下，充填操作困难，使研究根龋的预防及早期根龋的再矿化成为很有意义的研究方向。

构成釉质和牙本质的无机物主要是磷灰石晶体。过去一般认为牙本质的脱矿和再矿化过程与釉质相似。但近年来，牙齿中的有机物对牙齿矿化和再矿化的影响越来越受到人们的关注。由于牙本质有机物含量高，并且在组成、组织结构和生物活性上都不同于釉质，其再矿化过程比釉质更加复杂。

1. 过矿化现象　牙本质龋可发生过矿化现象（hyperremineralization）。人们早已发现并认为根面自然龋的过矿化形成的静止龋具有较好的临床意义，由此引发了对早期牙本质龋再矿化研究的兴趣。20 世纪 80 年代末期，有不少研究者开始了对牙本质龋再矿化的研究。有学者报道了体外牙本质再矿化后可以获得比正常牙本质组织更高的矿物含量，过矿化修复后的牙本质具有较正常牙本质更好的抗酸脱矿能力，他们并分析了这种过矿化发生的原因可能是牙本质的脱矿过程在牙本质组织中形成了很多孔隙，使得矿物盐更容易和更多地在牙本质小管和管间部位沉积。人们曾在体外研究了影响牙本质龋再矿化的多种因素。氟对这种矿化具有促进作用，且在一定范围内，矿化液的氟含量影响矿物盐的沉积量。对釉质龋矿化效果不佳的高 pH、离子浓度较大的钙化液，可大大增加根面牙本质龋的矿物含量。

2. 有机物对再矿化的影响　由于牙本质的龋坏过程不仅包括矿物的脱矿，而且包括胶原基质的水解破坏，它的再矿化过程会受到残留矿物、有机基质以及超微结构的影响。研究表明，同一种矿化系统对不同脱矿程度的牙本质病变类型产生不同的矿化效果。牙本质早期龋矿物盐丢失严重者，再矿化效果差，反之，则再矿化效果好。这也是与釉质早期龋再矿化的不同。研究认为，牙本质的再矿化是发生于脱矿后的残留晶体上，而不是矿物盐在胶原基质上的成晶作用。

脱矿牙本质中有机物对再矿化的影响研究主要是对牙本质磷蛋白的研究。磷蛋白是牙本质中主要的非胶原蛋白，在牙齿发育矿化过程中起着启动和调节作用。然而，在牙本质早期龋中，可溶性变性磷蛋白却对再矿化过程起着阻碍作用。Destseno 1975 年证实了牛牙本质基质中有机磷含量不同而使其再矿化潜力不同。很多研究表明牙本质中主要的非胶原蛋白一磷蛋白是一种再矿化阻碍剂，牙本质非胶原蛋白的清除可增加其再矿化潜能。另外，Clarckson 1998 年提出，牙本质脱矿后的基质中存在易溶性和不易溶性牙本质磷蛋白，它们的存留量的多少对再矿化有影响。1999 年 Kawasaki 等人研究了去除磷蛋白、病变中的残余晶体以及氟化物这些综合因素对完整牙本质脱矿后再矿化效果的影响。认为，在评估牙本质龋的再矿化潜力时，应考虑非胶原蛋白在病变中的状态、位置，以及病损中是否存在残余矿物晶体，另外认为，氟可与非胶原蛋白对抗，作为成晶因子而使矿化发生。Inaba 1996 年研究并证实了牙本质龋用非特异性蛋白清除剂 NaOCl 处理后再矿化效果大大提高。

（五）再矿化的应用

再矿化的概念是在 20 世纪初提出来的，但很多年来人们都没能找到足够的证据把它作为一种常规的治疗方法。直到 20 世纪 80 年代，再矿化的概念才真正建立起来，20 世纪 80 年代以后，大量的临床、实验室和流行病学研究认为病变的再矿化过程可以通过化学疗法得以提高。

唾液中的钙、磷离子浓度对于牙齿矿物是过饱和的，所以它能够使早期病变发生再矿化修复，但由于唾液的钙、磷离子浓度具有个体差异，其再矿化效果也具有个体差异。在再矿化的研究中人们还发现，唾液对早期釉质龋的再矿化比较缓慢和局限，因为唾液中的钙、磷离子浓度非常低，从而大大限制了再矿化的能力。因此，为了提高唾液的再矿化潜力，加速再矿化的进程，20 世纪 80 年代以后，人们逐渐把研究焦点放于含氟矿化系统的再矿化作用上。这些再矿化制剂包括含氟和矿物盐离子的凝胶、矿化液、牙膏、口香糖等。氟可促进唾液的再矿化能力。王勤等人曾对早期龋在合成再矿化液中的再矿化行为进行了大量研究。再矿化液的主要组成成分为钙、磷和氟离子，加入氯化钠作为溶液的稳定剂，还有人加入酒石酸盐以促进金属离子的结合和转运，或加入大分子钙携带剂，以利于矿物盐离子向病变深部转运。Reno 等人在矿化制剂中加入酪蛋白以稳定钙、磷离子不发生自发性沉淀，得到了更好的再矿化效果。

通过本节内容的学习，可以看出，口腔环境的复杂性使得脱矿和再矿化作用同时存在又不断交替发生，牙齿表面矿物终生都处于一个不断改建的过程当中。在失衡状态下，或形成龋病，或过多形成牙石，造成牙体或牙周病变。脱矿和再矿化理论的完善，使我们将对龋病的预防和控制做出合理的决策。

（第 1-5 节：贾弘禔、徐蓬；第 6 节：王晓灵）

参考文献

1. Stryer L. Advance chapters in biochemistry. 5th ed. New York：W. H. Freeman and Company，2001
2. Nelson D，Cox M M. Principles of biochemistry. 4th ed. New York：W. H. Freeman and Company，2005
3. Cole A S，Eastoe J E. Biochemistry and oral biology. 2nd ed. London：Butterworth & Co. Ltd，1988
4. 张迺蘅主编．生物化学．第2版．北京：北京大学医学出版社，1999
5. Hoon M A，Adler E，Lindemeier J，Battey J F，Ryba N J P，Zuker C S. Putative mammalian taste receptors：A class of taste-specific GPCRs with distinct topographic selectivity. Cell，1999，96：541-551
6. Lindemann B. Receptors and transduction in taste. Nature，2001，413：219-225
7. 王夔．生物无机化学．北京：清华大学出版社，1988
8. Driessens FCM，Wöltgens JHM. Tooth development and caries Volume Ⅱ. Boca Raton，Florida：CRC Press，Inc.，1986
9. Fejerskov O，Ekstrand J，Burt BA. Fluoride in dentistry. 2nd ed. Copenhagen：Munksgaard，1996
10. Cole AS，Eastoe JE. Biochemistry and oral biology. 2nd ed. Butterworth & Co. Ltd，1988
11. Lazzari EP. Dental Biochemistry. 2nd ed. London：Lea & Febiger，1976
12. Thylstrup A，Fejerskov O. Textbook of clinical cariology. 2nd ed. Copenhagen；Munksgaard，1994

第三章 口腔免疫学

Oral immunology

第一节 口腔免疫器官和细胞

Organs and cells of oral immune system

免疫学是研究机体对微生物和外来生物大分子所发生的防御反应及其所涉及的细胞与分子变化的学科。参与防御反应的组织器官、细胞和分子构成了免疫系统。防御反应的本质是免疫系统对内、外环境抗原信号的免疫应答（immune response）。医学免疫学则更加强调如何避免、抑制对人体有害的免疫应答，产生、增强对人体有益的免疫应答。近二十多年来，随着对机体免疫系统及功能的认识有了飞跃的进展，医学免疫学的重要性更加突出。口腔免疫学既是医学免疫学的分支，又是口腔医学的分支。本章介绍口腔免疫体系的构成及其功能，以及在口腔常见疾病中的作用和机制。

一、口腔免疫器官（Organs of oral immune system）

口腔免疫器官是机体免疫器官的一部分。机体免疫器官分为中枢免疫器官（central immune organs）和外周免疫器官（peripheral immune organs）。中枢免疫器官又称初级免疫器官（primary immune organ），包括骨髓（bone marrow）和胸腺（thymus）。鸟类的法氏囊（bursa of Fabricius）相当于哺乳类动物的骨髓。中枢免疫器官发生较早，影响外周免疫器官的生成和发育。淋巴细胞在中枢免疫器官发生、发育和成熟，然后进入外周免疫器官行使免疫功能。外周免疫器官是以发育成熟的淋巴细胞（lymphocyte）为实体的特定结构，也称作次级免疫器官（secondary immune organ）或外周淋巴器官（peripheral lymphoid organs），包括淋巴结（lymph nodes）、脾（spleen）及黏膜相关淋巴组织（mucosal associated lymphoid tissue，MALT）等，是免疫细胞捕获和浓缩外来抗原，启动免疫应答的主要场所。

口腔免疫器官为外周免疫器官的组成部分，包括黏膜相关淋巴组织、咽淋巴组织、涎腺淋巴组织以及口腔周围的淋巴结等。

（一）黏膜相关淋巴组织

MALT 也称黏膜免疫系统（mucosal immune system，MIS），指广泛分布于消化道、呼吸道及泌尿生殖道黏膜固有层的淋巴组织。机体的 1/2 淋巴组织存在于 MALT。MALT 的主要功能是参与黏膜表面特异性免疫应答；产生分泌型 IgA（secretory IgA，SIgA），是黏膜局部抵御病原微生物感染的主要机制。

MALT 可分为器官型 MALT（organized MALT，O-MALT）和弥散型 MALT（diffuse MALT，D-MALT）两类。淋巴细胞集中分布，形成淋巴滤泡结构的称为 O-MALT，肠道的 O-MALT 又称为皮氏小结（Perye's patches）。小肠黏膜皮氏小结以淋巴滤泡（primary follicle）为核心，滤泡内以 B 细胞为主，还有巨噬细胞（macrophages）、树突细胞（dendritic cells，DC）

和少量T细胞。皮氏小结只有输出淋巴管而没有输入淋巴管。抗原成分经皮氏小结上方小肠上皮M细胞（microfold cell）的胞饮作用转移至体内，转输给小结内的巨噬细胞或树突细胞，激活辅助性T细胞（helper T cell，Th），再由Th细胞活化B细胞，产生并分泌可溶性免疫球蛋白A（immunoglobulin A，IgA）。可溶性IgA经J链组装，成为二聚体IgA，与上皮细胞表面Poly-Ig受体结合进入上皮细胞，在上皮细胞内结合分泌片后成为SIgA，分泌于小肠粘膜表面。D-MALT是指黏膜固有层中分布广泛而分散的淋巴细胞、浆细胞（plasma cell）以及自然杀伤细胞（natural killer，NK）等。

口腔MALT主要是指口腔黏膜固有层的D-MALT，上皮层内散在的淋巴细胞及朗格汉斯细胞（Langerhans cell）也参与其中。舌根部、软腭及牙龈的MALT最为丰富。在抗原刺激下，口腔MALT趋于活跃，黏膜固有层内淋巴细胞增生，在上皮下形成淋巴滤泡结构，即可称为O-MALT。

（二）咽淋巴环

咽淋巴环（Waldeyer's ring）是口腔特有的免疫防御形式。咽淋巴环的前下部为舌扁桃体（lingual tonsil），两侧为腭扁桃体（palatine tonsil）及咽鼓管扁桃体（tonsil of torus tubarius），后上部为咽扁桃体（pharyngeal tonsil）。在上述扁桃体之间还散在分布着淋巴组织。扁桃体的内表面被复层扁平上皮覆盖，上皮凹陷形成许多隐窝（crypts），隐窝中有许多细孔和间隙，聚集了大量T细胞为主的淋巴细胞。扁桃体中央的淋巴滤泡内及淋巴滤泡周围的细胞以B细胞为主。扁桃体内的免疫应答过程是浅层的T细胞接受抗原信息，诱导滤泡内B细胞增生产生抗体，并将抗原信息通过淋巴循环传递到全身。扁桃体中B细胞与T细胞的比率高于外周血与淋巴结。扁桃体内B细胞产生的抗体以IgG为主，IgA较少，其他Ig就更少。

（三）涎腺淋巴组织

涎腺淋巴组织分布于大涎腺结缔组织间质内，主要为淋巴细胞、浆细胞、肥大细胞（mastocyte）和巨噬细胞。小涎腺，尤其是唇腺、颊腺等分泌管周围常有淋巴细胞聚集，称为导管相关淋巴样组织。涎腺内的浆细胞可能来源于肠黏膜皮氏小结内活化的B细胞，经淋巴循环转移至涎腺，最终发育成浆细胞。涎腺浆细胞主要合成SIgA，还有IgG和IgM，随唾液进入口腔。

（四）口腔周围的淋巴结

淋巴结为外周淋巴器官中分布最广的成员，是淋巴循环的中继环节。其主要功能是过滤淋巴液、截获抗原，并且是B细胞与T细胞活化、启动免疫应答的重要部位。淋巴结组织学结构分为皮质（cortex）和髓质（medulla）。浅皮质区（peripheral cortex）内有淋巴小结或淋巴滤泡结构。淋巴小结内的细胞主要为前浆细胞（pro-plasmacyte）和记忆性B细胞（B memory cells，Bm）。前者可移至髓质分化为浆细胞，在体液免疫应答中起作用。副皮质区（paracortical zone）也称T细胞依赖区（T cell dependent zone），主要是从胸腺转移来的T细胞和并指状树突细胞（interdigitating dendritic cell）。副皮质区T细胞受抗原刺激后，增生分化为T效应细胞（effector cell）和记忆性T细胞（T memory cell，Tm）。

与口腔组织淋巴回流相关的淋巴结包括腮腺淋巴结、下颌下淋巴结、颏下淋巴结及颈深淋巴结等。

1. 腮腺淋巴结（parotid lymph nodes）　根据淋巴结与腮腺位置的关系，腮腺淋巴结分为腮腺深淋巴结及腮腺浅淋巴结两组。腮腺深淋巴结位于腮腺实质内，聚集在面后静脉及神经周围。腮腺浅淋巴结又可分为耳前淋巴结和耳下淋巴结，前者位于耳屏前方和腮腺表面，后者位于腮腺下端表面。腮腺淋巴结主要收集腮腺淋巴。腮腺浅淋巴结的输出管汇入腮腺深淋巴结和颈深上淋巴结。腮腺深、浅两组淋巴经腮腺深淋巴结回流至颈深上淋巴结、颈浅淋巴结或锁骨上淋巴结。

2. 颏下淋巴结（submental lymph nodes）　颏下淋巴结位于两侧二腹肌前腹和舌骨之间，在下颌舌骨肌浅面、颈阔肌深面。可分为前上和后下两群。颏下淋巴结主要收集下颌牙、舌尖、口底前部、下唇中部及颏部淋巴，注入同侧及对侧下颌下淋巴结，或直接注入颈上深淋巴结。

3. 下颌下淋巴结（submandibular lymph nodes）　下颌下淋巴结位于下颌下三角，在下颌骨下缘与下颌下腺之间。根据其在下颌下三角内的位置以及与下颌下腺的关系，可分为下颌下前、下颌下中、下颌下后及下颌下腺囊内淋巴结四组。下颌下淋巴结接受口腔颌面部大部分组织及下颌下腺、舌下腺的淋巴回流，还接受颏下淋巴结和颊淋巴结的输出管。下颌下淋巴结输出管注入颈深上淋巴结和颈深下淋巴结。

二、口腔免疫细胞（Cells of oral immune system）

免疫细胞存在于中枢神经系统以外的几乎所有组织中，比较集中地分布在淋巴器官。参与口腔免疫应答的细胞主要有淋巴细胞、粒细胞（granulocytes）、肥大细胞、单核-巨噬细胞（monocytes and macrophages）及朗格汉斯细胞等。它们和机体其他部位的免疫细胞一样，识别外来微生物或抗原，启动特异性或非特异性免疫效应，杀灭微生物或清除抗原，保护机体健康。

（一）淋巴细胞

淋巴细胞是一组光镜下形态相似、体积较小的单个核细胞的总称。细胞胞体呈球形，约6～10μm。细胞核/浆比例较大，核内异染色质（heterochromatin）丰富，胞浆含少量线粒体和溶酶体（图 3-1）。

根据细胞功能及膜表面标志，可将淋巴细胞分为 B 细胞、T 细胞、自然杀伤细胞（natural killer cell，NK）和自然杀伤 T 细胞（NK T cell，NKT）四群。B 细胞和 T 细胞参与特异性免疫应答。NK 细胞和 NKT 细胞作为具有天然杀伤能力的细胞参与非特异性免疫应答。

1. B 细胞　淋巴干细胞分化成祖 B 细胞（pro-B cell）后，继续在骨髓内发育成熟为 B 细胞。成熟 B 细胞移居于外周淋巴器官的非 T 细胞依赖区，或进入体液循环。根据细胞表面是否表达 CD5 分子，B 细胞可分为两个亚群。

（1）B1 细胞：$CD5^+$。B1 细胞在对蛋白质的免疫应答中并不重要，但是其抗原受体和产生的抗体有多反应性（polyreactivity），即它们可以与多种不同抗原表位结合。因为这些抗原主要是普通的细菌多糖，所以 B1 细胞对抵御微生物感染有比较重要的作用。此外，B1 细胞还有产生自身抗体清除致病的自身抗原，或者产生致病性自身抗体而致病的作用。活化 B1 细胞主要产生 IgM，不产生 IgD。黏膜固有层中的 B 细胞多为 B1 细胞。

（2）B2 细胞：$CD5^-$。B2 细胞即通常所说的 B 细胞，占外周血淋巴细胞总数约 30%。它的抗原识别单位为膜抗原受体 BCR（B cell receptor），是由 sIgM 和 Igα、Igβ 链共同构成的复合体。其他表面标记分子包括 BCR 辅助受体、补体 C3（complement C3）受体、Fc（fragment of crystalizable）受体及细胞因子（cytokine）受体，如白介素-1（interleukin-1，IL-1）、IL-2、IL-4、IL-6 及干扰素-γ（interferon-γ，IFN-γ）等的受体。

B 细胞的主要功能包括：①与特异性抗原结合导致 B 细胞活化、增殖，分泌特异性抗体

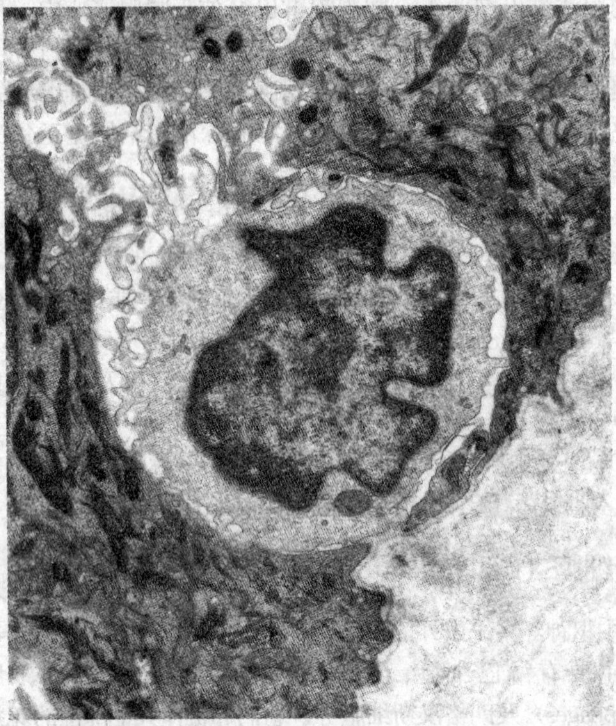

图 3-1　口腔粘膜上皮基层角质细胞间的淋巴细胞

而参与特异性体液免疫；②产生并分泌 IL-6、IL-12 及 IL-14 等细胞因子而参与调节免疫应答；③表达 MHC-Ⅱ分子（主要组织相容性抗原Ⅱ类分子，class Ⅱ major histocompatibility complex molecule），具有抗原呈递作用（antigen presentation）而激活 T 细胞等。

口腔组织的 B2 细胞分布于淋巴器官的非 T 细胞依赖区、黏膜固有层及上皮层角质细胞之间。在口腔特异性体液免疫应答中起重要防御保护作用。

2. T 细胞　T 细胞发生于骨髓，转移至胸腺，在胸腺中成熟，约占外周血中淋巴细胞总数的 60%。T 细胞不产生抗体，其膜抗原受体 TCR（T cell receptor）是由膜表面 α、β 链或 γ、δ 链组成的 TCR 抗原识别单位和 CD3 分子共同构成的复合分子。分别称为 α、β-TCR 或 γ、δ-TCR。本章所指的 TCR 是 α、β-TCR。T 细胞有强抗原识别特异性，但是受 MHC 分子限制，需识别抗原呈递细胞（antigen-presenting cells，APC）呈递的 MHC/抗原肽复合物而活化。T 细胞活化与扩增包括五个步骤：①T 细胞与 APC 黏附；②TCR 扫描 APC 膜表面；③TCR 识别 MHC/抗原肽复合物；④共刺激分子提供第二活化信号；⑤活化信号在细胞内传递，T 细胞活化、快速扩增并分化。

根据细胞表面标记分子和功能，T 细胞可分为辅助性 T 细胞（Th）、细胞毒性 T 细胞（cytotoxic T lymphocyte，CTL 或 Tc）及调节性 T 细胞（regulatory T lymphocyte，Tr）三个亚群。

（1）Th 细胞：通常称 $CD4^+$ T 细胞，其细胞的表型标志为 $CD3^+$、$CD4^+$、$CD8^-$ 和 $CD2^+$。主要功能是通过分泌细胞因子参与免疫效应：①辅助 B 细胞活化、增殖、分化并产生抗体；②激活巨噬细胞并增强其吞噬和抗原呈递作用；③活化细胞毒性 T 细胞（cytotoxic T lymphocyte，CTL 或 Tc）；④趋化炎症细胞等。

Th 细胞又可分为 Th1、Th2 和 Th3 细胞。Th1 细胞主要分泌 IL-2、IFN-γ 及肿瘤坏死因子（tumor necrosis factor，TNF）；Th2 细胞主要分泌 IL-4、IL-5、IL-10 及 IL-13 等。此外，Th1 和 Th2 细胞还能分泌 IL-3、GM-CSF 等细胞因子。Th3 细胞主要分泌 TGF-β，后者的主要效应是抑制 Th-1 细胞介导的免疫应答和炎症反应。

（2）CTL：也称 $CD8^+$ T 细胞，表型标志为 $CD3^+$、$CD4^-$、$CD8^+$ 和 $CD2^+$。CTL 的主要功能是直接杀伤被病毒感染的细胞及肿瘤细胞；排斥、溶解同种异体移植物；攻击体内产生非已物质（自身抗原）的靶细胞。CTL 还能产生 IFN 等细胞因子。

（3）调节性 T 细胞（Tr）：Tr 的表型标志为 $CD3^+$、$CD4^+$ 和 $CD25^+$，具有抑制 $CD4^+$ 和 $CD8^+$ 细胞活化与增殖的功能，在免疫应答的负调节和免疫耐受中起重要作用。

口腔组织的 T 细胞主要分布于淋巴器官的 T 细胞依赖区，正常黏膜固有层及上皮层也可见。黏膜固有层内 $CD4^+$ T 细胞与 $CD8^+$ T 细胞比例为 2∶1。如果机体免疫失调比例可能发生改变。

3. NK 细胞　NK 细胞来源于骨髓淋巴样干细胞，其发育成熟依赖于骨髓及胸腺，占外周血淋巴细胞的 10%～15%。NK 细胞体积大于一般淋巴细胞，胞浆内有许多较大颗粒，因此也称大颗粒淋巴细胞（large granule lymphocyte，LGL）。细胞表面不表达 T、B 淋巴细胞特有的膜分子如 TCR、BCR、CD4 及 CD8。目前将 TCR^-、mIg^-、$CD56^+$ 及 $CD16^+$ 的淋巴样细胞鉴定为 NK 细胞。NK 细胞属于非特异性免疫细胞，其抗原识别不受 MHC 限制，无需抗原致敏过程便天然具有对肿瘤及病毒感染靶细胞的杀伤作用。同时，NK 细胞能识别宿主正常细胞而不产生细胞毒作用。这是因为 NK 细胞表面有两类功能不同的受体：一类称杀伤细胞抑制受体，它们与靶细胞表面相应配体结合后抑制 NK 细胞产生杀伤作用；另一类称杀伤细胞活化受体，与靶细胞表面相应配体结合后刺激 NK 细胞产生杀伤作用。NK 细胞对靶细胞杀伤作用的机制是在它与肿瘤及病毒感染靶细胞密切接触后，通过释放穿孔素（perforin）、颗粒酶、表达 FasL 和分泌 TNF-α 而产生细胞杀伤作用。

4. NKT 细胞　是表达 NK 细胞表面标记分子的 T 细胞，绝大多数为 $CD4^-$ 和 $CD8^-$ T 细胞，少数为 $CD4^+$ T 细胞。这类细胞主要分布于骨髓、肝和胸腺，也分布于脾、淋巴结和外周血。其细胞表面 TCR 表达密度低。NKT 细胞可识别不同靶细胞表面 CD1 分子递呈的共有脂类和糖脂类抗原，并且不受 MHC 限制，属于非特异性免疫细胞。主要有细胞毒作用和免疫调节功能。

（二）粒细胞

粒细胞的形态特征是胞浆内含有各种染色性质不同的胞浆颗粒，根据 Giemsa 染色结果，可分为中性粒细胞（neutrophils）、嗜酸性粒细胞（eosinophils）和嗜碱性粒细胞（basophile）。粒细胞具有清除侵入微生物和衰老死亡组织的作用，粒细胞还能被 T 细胞分泌的细胞因子激活和吸引，吞噬经过调理的异物颗粒。

1. 中性粒细胞　中性粒细胞占外周血白细胞总数的 60%～70%，在外周血中生存期为 2～3 天。胞核呈分叶状，胞浆有丰富颗粒，颗粒内含有多种水解酶（hydrolase）、过氧化物酶（peroxidase）、吞噬细胞素（phagocytin）、防御素（defensin）及趋化因子（chemokine）等能够破坏细菌和真菌胞膜的物质。中性粒细胞有很强的游走能力和吞噬功能，能够产生各种细胞因子。

2. 嗜酸性粒细胞　嗜酸性粒细胞占外周血白细胞总数的 1%～3%，在外周血中生存期较短，不到 24 小时，在结缔组织内则为几天。细胞核呈双叶状。胞浆中有粗大嗜酸性溶酶体颗粒。嗜酸性粒细胞能表达 IgE 抗体的 Fc 受体 FcεR，在速发性超敏反应（immediate

type hypersensitivity）部位产生 IgE 抗体时，嗜酸性粒细胞能高度聚集，通过吞噬、降解抗原-抗体复合物，释放组胺酶灭活组胺等反馈方式抑制超敏反应。嗜酸性粒细胞能被 SIgA 激活，也能被IL-5刺激而加速生长和分泌。

3. 嗜碱性粒细胞　嗜碱性粒细胞含量较少，约占外周血白细胞总数的 0.2%～0.5%。胞浆含有大量嗜碱性颗粒。进入组织后便称为肥大细胞，多分布于呼吸道、消化道和皮下的疏松结缔组织中。

（三）肥大细胞

口腔黏膜固有层中可见肥大细胞分布，其细胞形态不同于嗜碱性粒细胞，较大而不规则。胞浆内嗜碱性颗粒含有肝素（haparin）、组胺（histamine）、5-羟色胺（5-hydroxytryptamine）等炎症反应介质。细胞表面表达高亲和性的 IgE 受体 FcεR，使细胞能高效地结合 IgE。肥大细胞被激活后，便释放胞浆颗粒，各种炎症介质进入组织引起炎症 。

（四）单核-巨噬细胞

单核-巨噬细胞由骨髓系干细胞（myeloid stem cell）分化而来，进入外周血，称为单核细胞，直径约 12～20μm，占外周血液中白细胞总数的 2%～10%。细胞核似肾形，胞浆含较多线粒体和溶酶体。单核细胞随血液循环转移至组织内，便分化发育成巨噬细胞。巨噬细胞体积较原来增大10 倍，具有很强的变形、移动和吞噬能力，并且是重要的抗原呈递细胞。但是在正常组织中巨噬细胞数量较少，功能也不活跃，处于静息状态（resting state），仅有非特异性吞噬外来异物和清理细胞碎片的功能，并不呈递抗原。如有 IFN-γ 刺激便呈引发状态（primed state），细胞将上调MHC-Ⅱ分子表达水平，连同被它吞噬、处理的抗原信息一起呈递给淋巴细胞，并且分泌 IL-1、IL-6等活化 T 细胞的细胞因子，启动免疫应答。如同时受 IFN-γ 和 LPS 或补体 C3b 刺激，细胞便处于功能亢奋状态（activated state），其直接吞噬微生物能力明显提高。

正常口腔组织中的巨噬细胞较少，多分布于黏膜固有层、黏膜下层的结缔组织内，也游离出现在龈沟液中。炎症时，组织内的巨噬细胞数量增多，体积增大，胞浆内细胞器丰富，移动范围扩大，有时还可见巨噬细胞从固有层侵入上皮的现象（图 3-2）。

（五）树突细胞

树突细胞起源于骨髓淋巴干细胞，专指免疫系统中胞体有许多树枝状突起的细胞。树突细胞只是统称，不同部位的树突细胞有具体命名。外周淋巴组织和胸腺髓质 T 细胞区的树突细胞称为并指状树突细胞；上皮内的树突细胞称作朗格汉斯细胞；心、肝、肾等脏器结缔组织中的树突细胞称作间质树突细胞等。

口腔粘膜上皮内的朗格汉斯细胞分布于深棘层和基层角质细胞间。光镜下胞浆透明、有胞浆突起、核深染、核形态不规则，多巴染色阴性。电镜下无桥粒连接，胞核凹陷，胞浆内无张力细丝，线粒体和粗面内质网较少，可见特殊的网球拍样或棒状的朗格汉斯小体（也称 Birbeck 颗粒）（图 3-3）。它们有移动能力而吞噬能力较弱，是上皮内唯一的 APC，能表达高水平的 MHC-Ⅱ分子，并产生 IL-1，激活上皮内或固有层的 T 淋巴细胞而启动特异性免疫应答。此外，其细胞表面还表达 CD1、MHC-DR 抗原、IgG 的 FcγR 及 C3 补体受体等与免疫活动相关的分子。

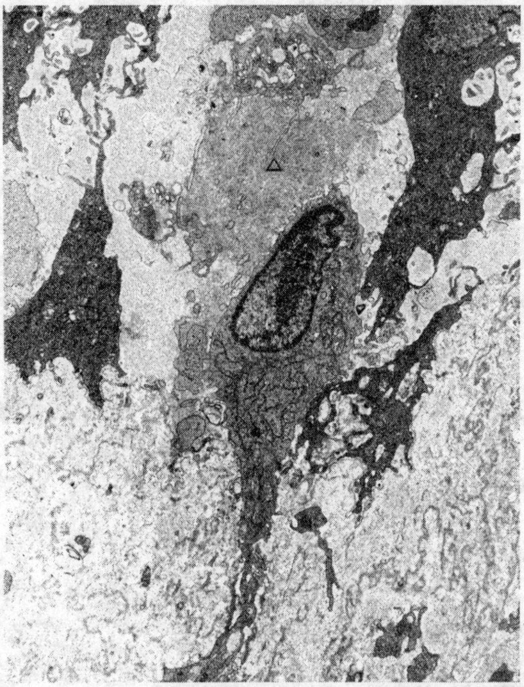

图 3-2　口腔粘膜炎症部位基层角质细胞液化变性，基膜断裂、增殖。巨噬细胞突破基膜进入上皮层。

△：上皮细胞变性产物

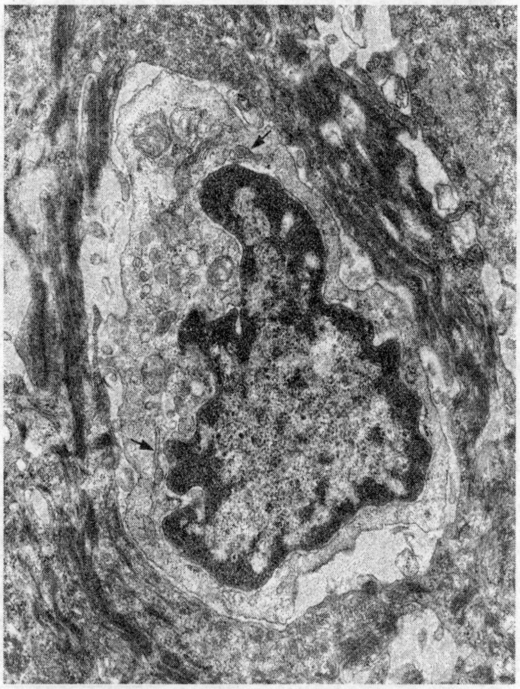

图 3-3　上皮深棘层角质细胞间的朗格汉斯细胞

箭头所指为朗格汉斯小体

第二节　口腔免疫体系

Oral immune system

口腔免疫体系是包容在机体免疫系统下，由口腔局部免疫组织和细胞、免疫分子及酶等生物活性分子组成。它们以非特异性免疫（nonspecific immunity）或特异性免疫（specific immunity）方式各自或交汇地构成口腔免疫防御体系（图 3-4）。

一、口腔非特异性免疫系统（Oral non-specific immune system）

非特异性免疫也称为固有免疫或天然免疫（innate immunity or natural immunity），是与生俱有的免疫能力。它是生物群体在物种进化过程中逐渐形成的免疫能力，具有稳定、遗传和受基因控制等性质。口腔的非特异性免疫体系由物理屏障、化学屏障、生物学屏障、各种细胞及其产生的细胞因子等组成。非特异性免疫主要通过识别微生物表面特有的多糖（polysaccharide）及脂多糖等类物质，直接抵御微生物对机体的侵袭，其特异性较差，也没有免疫记忆效应。

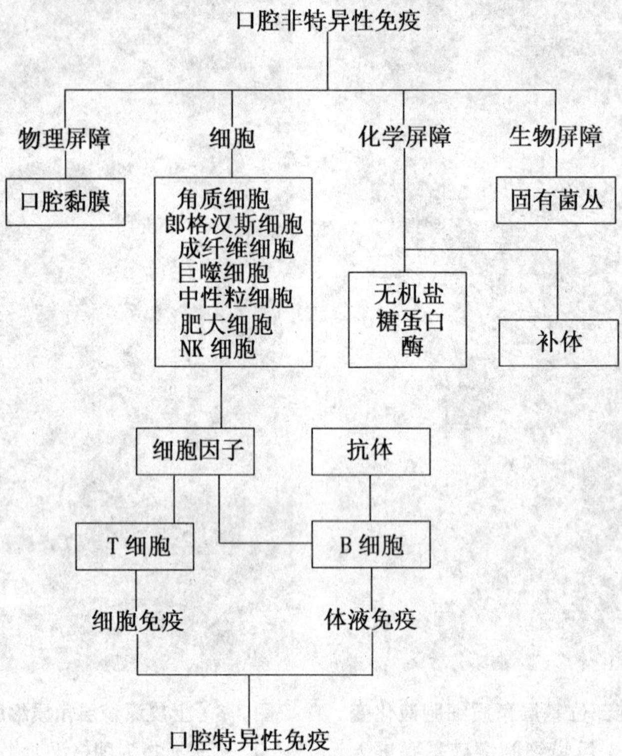

图 3-4　口腔免疫体系示意图

（一）物理屏障

口腔黏膜覆盖于口腔组织表面，是隔绝病原体和有害物质直接进入机体的屏障。它由复层扁平上皮、基底膜和固有层组成。上皮层主要由角质细胞（keratinocyte）构成，还包括朗格汉斯细胞、淋巴细胞、黑色素细胞（melanocyte）和梅克尔细胞（Merkel cell）等非角质细胞。上皮是不断代谢更新的组织，全层更新周期约 10～14 天。基底层细胞不断分裂并向浅层推移，表层细胞相继衰老脱落，能够定期清除寄生于上皮表面的微生物。口腔粘膜整体发挥机械屏障作用的同时，其中的上皮角质细胞、朗格汉斯细胞及淋巴细胞还以其他形式参与口腔免疫防御。

（二）化学屏障

唾液和龈沟液含有的无机盐、蛋白质和酶等化学物质对机体有非特异性免疫作用。

1. 唾液（saliva）　唾液是腮腺、下颌下腺及舌下腺等三对大涎腺以及分布在口腔黏膜下的小涎腺分泌的液体，透明而有黏性。唾液在口腔黏膜表面形成液态薄膜，使黏膜保持柔润而不易损伤，还使上皮细胞避免受到微生物直接侵犯。唾液中许多成分与非特异性免疫相关。

（1）无机盐

①硫氰酸盐（thiocyanate，SCN^-）：唾液中的硫氰酸盐浓度约 0.15～0.35mmol/L。硫氰酸盐本身有一定的抑菌作用，若与唾液中的一些成分，如过氧化氢、过氧化物酶一起组成唾液抗过氧化物酶系统时，其抑菌作用明显增强。

②硝酸盐及亚硝酸盐：唾液中有较高浓度的硝酸盐。口腔内部分细菌能将硝酸盐还原为

亚硝酸盐。硝酸盐和亚硝酸盐具有直接抑制细菌和真菌生长的作用。

③缓冲体系：口腔中有许多种产酸和耐酸细菌，唾液中的重碳酸盐缓冲体系（HCO_3^-/H_2CO_3）和磷酸缓冲体系（HPO_4^{2-}/$H_2PO_4^-$）使口腔环境 pH 保持中性状态。这有利于固有菌丛中非耐酸菌与耐酸菌之间的平衡。还有利于唾液中各种蛋白质、酶及抗体等具有生物活性的物质在口腔中发生作用。

（2）有机物

①糖蛋白（glycoprotein）和黏蛋白（mucin）：它们是含多糖侧链的蛋白质分子，是唾液蛋白的主要成分。蛋白质分子中氨基己糖含量在4%以下，称糖蛋白，4%以上称黏蛋白。黏蛋白又以分子量大小称为 MG1（大于 1000kD）和 MG2（200～250kD）。糖蛋白和 MG1 是唾液稳定地黏附于黏膜形成完整薄膜的物质基础。MG2 中含有大量神经氨酸，通过调理血链球菌表面凝集素，促进血链球菌和轻链球菌的聚集，减少菌斑中变形链球菌比例，减弱菌斑的酸化作用而有防龋作用。

②富组蛋白（histidine-rich-protein）：参与构成获得性薄膜，防止细菌酸性产物对牙釉质侵蚀。还有抑制变形链球菌生长和杀死白念珠菌及其芽生孢子的作用。分子量越小的富组蛋白，抑制白念珠菌作用越强。蛋白分子中的组氨酸被分解后，形成多胺类碱性物质，中和细菌产的酸，提高菌斑 pH，抑制龋病发生。

③乳铁蛋白（lactoferrin）：是由涎腺浆液细胞合成的铁结合性蛋白，分子量约 80kD。它能与 Fe^{3+} 结合，降低唾液 Fe^{3+} 浓度，干扰细菌代谢。此外，乳铁蛋白直接作用于细菌表面的羟基而抑制细菌的生长。也有人认为乳铁蛋白能增强 SIgA 抑菌作用。

④过氧化物酶：由腮腺分泌，能和环境中过氧化氢及硫氰酸盐一起组成唾液过氧化物酶系统，产生次硫氢酸盐。后者能通过氧化细菌代谢酶的巯基基团杀灭细菌。唾液过氧化物酶系统对口腔链球菌及乳杆菌有较强抗菌效果。若与 IgA 或溶菌酶协同，其抗菌作用明显增强。

⑤溶菌酶（lysozyme）：由大小涎腺及涎腺导管上皮细胞产生。溶菌酶通过破坏细菌胞壁主要成分肽聚糖（peptidoglycan）的结构，使细菌胞壁缺损而直接导致细菌死亡。溶菌酶是全身非特异性免疫的重要组成部分。然而在口腔，溶菌酶对细菌的破坏性不及在其他部位明显，这可能和口腔细菌对它的适应有关。如果它和其他物质如补体协同作用时，溶菌作用便增强，能溶解口腔内的奈瑟菌、微球菌、链球菌及丝状杆菌等。

2. 龈沟液（gingival crevicular fluid） 龈沟是指游离龈与环绕牙颈部牙面之间的狭小空隙，里面的液体即龈沟液。龈沟液由龈沟上皮渗出的液体、无机盐和蛋白质构成，成分和血清相似。其中与非特异性免疫相关的成分如下：

（1）酶：龈沟液中的酶主要来自中性粒细胞和巨噬细胞。中性粒细胞胞浆中有许多酶颗粒，其中20%含髓过氧化物酶（myeloperoxiase），其余颗粒含蛋白水解酶与溶菌酶等。中性粒细胞在微生物刺激下直接释放酶颗粒内的物质，环境有氧时通过髓过氧化物酶摄取氧，产生大量氧原子和 H_2O_2 等强氧化物质，有较强杀灭病毒、细菌和真菌的作用。环境厌氧时以蛋白水解酶与溶菌酶等破坏细菌胞壁的肽聚糖而杀菌，其强度不及前者，但它是龈沟液中酶的主要作用方式。

（2）蛋白质：龈沟液中含有乳铁蛋白等能抑制细菌生长的蛋白质成分。

（三）细胞、细胞因子及补体

有多种细胞以呈递抗原或直接杀灭微生物等形式参与口腔非特异性免疫体系，细胞因子和补体也在此体系中起非常重要的作用。

1. 细胞　参与口腔非特异性免疫的细胞包括：①粒细胞；②肥大细胞；③单核-巨噬细胞；④朗格汉斯细胞；⑤上皮角质细胞；⑥成纤维细胞。前四类细胞已在“口腔免疫器官”部分介绍。

（1）角质细胞：角质细胞构成黏膜上皮的主体，是黏膜物理屏障作用的组织学基础。在受到刺激时，能够合成分泌 IL-1。IL-1 有刺激淋巴细胞活化的效应。

（2）成纤维细胞（fibroblast）：成纤维细胞主要分布于黏膜固有层、黏膜下层、牙周膜及牙髓等组织的间质。它除承担组织支持和修复功能之外，还产生 IFN-Ⅰ、IL-7 及集落刺激因子（colony stimulating factors，CSFS）等细胞因子。

2. 细胞因子　细胞因子是各类参与免疫功能的细胞受到刺激后合成、分泌的生物活性分子。它们作为信使因子，介导细胞间信息传递，调节细胞功能。细胞因子是庞大族群，至今已发现百余种。它们彼此协同或彼此抑制，互为因果，形成细胞因子网络（cytokine network），全面调控机体的免疫和炎症反应，并参与组织的再生、分化、损伤及修复等其他功能。

（1）细胞因子分类：可根据来源或功能分类。如以来源分类，由白细胞分泌并作用于白细胞的细胞因子称为白介素（IL），虽然后来确认白介素不限于由白细胞产生，但是仍然沿用此名称。现已发现的白介素有 29 种，分别被命名为 IL-1～IL-29。淋巴细胞分泌的称淋巴因子（lymphokines），单核-巨噬细胞分泌的称单核因子（monokine）等。如以功能分类，具有白细胞趋化功能的细胞因子称为趋化因子，促进细胞生长和分化作用的称为生长因子（growth factors），刺激造血、促进骨髓子代细胞生长和分化功能的称为集落刺激因子（CSFS），能杀死肿瘤细胞的称为肿瘤坏死因子（TNF），机体在感染病毒后产生干扰病毒复制的因子称为干扰素（INF）等。

（2）细胞因子的特性：虽然细胞因子由不同的细胞分泌，但是具有许多共性：①多效性（pleiotropism）：一种细胞因子能对不同细胞起作用；②重叠性（redundancy）：一种细胞因子可由多种细胞产生；③协同性（synery）：两种或更多细胞因子间互相作用而增强效应；④拮抗性（antagonism）：细胞因子间互相作用而减弱效应；⑤特异性（specificity）：细胞因子须与靶细胞（或产生该因子的细胞）特异性受体结合而发生作用；⑥调控性（modulation）：靶细胞表面细胞因子受体表达的强弱受特异性信号调节，这些调节信号通常也是细胞因子。

（3）细胞因子的效应方式：①细胞旁分泌（paracrine）：仅对邻近细胞起作用；②自分泌（autocrine）：仅对自身细胞起作用；③内分泌（endocrine）：进入血液循环而能对远处细胞产生效应。绝大多数细胞因子以前两种方式产生效应。

（4）口腔非特异性免疫体系细胞产生的细胞因子：口腔非特异性免疫体系的细胞均具有产生和分泌细胞因子的功能。需要强调的是，这些细胞产生的细胞因子主要通过调理淋巴细胞而间接参与机体的特异性免疫效应。

①介导非特异性免疫、趋化白细胞、介导炎症反应的细胞因子（表 3-1）。

表 3-1 介导非特异性免疫的细胞因子

细胞因子	细胞来源	靶细胞	基本功能
IL-1	巨噬细胞、内皮细胞、上皮细胞	内皮细胞	活化（炎症、凝集）
IL-8	巨噬细胞、内皮细胞	中性粒细胞、巨噬细胞、T 细胞	趋化中性粒细胞、嗜碱性粒细胞和 T 细胞
IFN-Ⅰ型	巨噬细胞，成纤维细胞	所有细胞	抗病毒，抑制细胞增殖，加强
		NK 细胞	MHC-Ⅰ类分子表达和活化
IFN-γ	NK 细胞	巨噬细胞	增强吞噬能力
		中性粒细胞	活化
		NK 细胞	活化
		以上三类细胞	增加 MHC Ⅰ和Ⅱ类分子表达
TNF-α	巨噬细胞	中性粒细胞	活化（炎症）
		内皮细胞	活化（炎症、凝集）

②调节淋巴细胞活化、生长及分化的细胞因子（表 3-2）。

表 3-2 促淋巴细胞活化、生长及分化的细胞因子

细胞因子	细胞来源	靶细胞	基本功能
IL-1	巨噬细胞	T 细胞、B 细胞	辅助激活剂
	朗格汉斯细胞	T 细胞	活化
IL-6	巨噬细胞	T 和 B 细胞	辅助激活剂
	内皮细胞	浆细胞	分化、生长
IL-12	巨噬细胞	Th1 和 NK 细胞	诱导 T 母细胞分化为 Th1，控制细胞介导免疫；促进 T 细胞和 NK 细胞增殖
IL-15	上皮细胞、单核细胞	广泛	类似于 IL-2，诱导 CTL 和 LAK 细胞产生，其刺激作用需要靶细胞的 IL-2Rβ
IL-23	树突细胞	T 细胞	诱导记忆性 T 细胞增生
TGF-β	巨噬细胞	T 细胞	抑制 T 细胞活化
		巨噬细胞	生长调节作用

LAK 细胞：淋巴活性杀伤细胞（lymphokine activated killer）

③刺激造血、促进骨髓子代细胞生长和分化等免疫功能和效应的 CSFS（表 3-3）。

表 3-3 刺激造血的因子

细胞因子	细胞来源	靶细胞	基本作用
IL-5	肥大细胞	定型子代细胞	向嗜酸粒细胞分化
IL-7	成纤维细胞	未成熟子代细胞	向 B 细胞分化
GM-CSF	单核细胞、内皮细胞、成纤维细胞	定型子代细胞	向粒细胞、单核细胞、树突细胞分化
		单核细胞	活化

续表

细胞因子	细胞来源	靶细胞	基本作用
M-CSF	单核细胞、内皮细胞、成纤维细胞、上皮细胞	定型子代细胞	向单核细胞分化
G-CSF	单核细胞、内皮细胞	定型子代细胞	向粒细胞分化

3. 补体系统（complement system） 补体系统是由血液和其他体液中三十余种蛋白质分子组成的级联反应体系（cascade system）。其中包括 9 种补体固有成分（补体 C1～C9），10 种以上补体调节蛋白以及补体受体。正常时它们以无活性的酶原（酶前体）形式循环于血液和组织液中。在抗原-抗体复合物、微生物等物质的活化作用下，各种酶原被依序激活而发生免疫效应。补体活化有三个途径，即经典途径（classical pathway）、替代途径（alternative pathway）和甘露糖结合蛋白途径（mannose binding protein pathway，MBP pathway）。这三个途径最终都将启动补体活化的终末步骤（terminal step），生成 C5b6789 膜攻击复合体（membrane attack complex，MAC），形成细菌或靶细胞的膜穿孔，导致细胞渗透性裂解。

在口腔，除血液补体系统之外，唾液、龈沟液中含有的补体 C3、C4 及 C5 等成分也参与局部免疫效应。

（四）生物屏障作用

生物屏障作用由口腔正常菌丛（normal flora）构成。口腔正常菌丛是指口腔组织表面稳定寄居的微生物群。正常菌丛常居菌之间互相拮抗、互相协调，保持相对平衡状态，构成稳定的微生态环境。同时也和机体互相适应、耐受，能够有效排斥外来细菌的侵入，保护机体免受新的、致病性较强的外源微生物侵犯。它们也是口腔非特异性免疫的组成部分。

二、口腔特异性免疫系统（Oral specific immune system）

特异性免疫也称获得性免疫（acquired immunity），是个体在生存过程中接触抗原，通过免疫应答产生针对该抗原的免疫能力，为个体特有。其本质是 B 细胞和 T 细胞通过 BCR 或 TCR 识别内外环境的抗原信号，继而产生不同的细胞内信号，加上其他膜受体传导的辅助刺激信号后，先后出现不同的细胞因子受体，这些受体在与相应的细胞因子结合后，获得细胞活化和分化的信号。随之启动基因转录程序，最终导致细胞的活化、增殖及分化。B 细胞产生抗体，参与体液免疫；T 细胞产生细胞因子或以直接杀伤的方式参与细胞免疫。特异性免疫有免疫记忆效应。

（一）抗原（antigen，Ag）和半抗原（hapten）

抗原是能被 TCR 或 BCR 特异性识别、结合而激活 T 细胞或 B 细胞、介导免疫应答的物质。抗原兼具免疫原性（immunogenicity）和抗原性（antigenicity）两个特征。免疫原性是指它使 T 细胞或 B 细胞致敏、刺激机体免疫系统产生免疫效应的性质。抗原性是指它在体内或体外被抗体、TCR 或 BCR 特异性识别的性质。免疫原性物质具有抗原性，抗原性物质不一定具有免疫原性。仅有抗原性没有免疫原性的小分子物质称为半抗原，半抗原能与抗体结合或被 TCR 或 BCR 识别，却不能单独介导免疫应答。半抗原能够通过偶联蛋白质分子获得免疫原性而成为抗原，该蛋白质称作载体（carrier）。

口腔环境及局部组织的常见抗原可分为天然抗原（natural antigens）和人工抗原

(artificial antigens)。

1. 天然抗原

(1) 微生物：

①细菌（bacterium）：细菌的抗原成分主要包括：A. G^+细菌胞壁的多糖、肽聚糖、脂磷壁酸及表面蛋白等物质都具有抗原性。B. 内毒素：特指G^-细菌细胞壁外膜的LPS，它除对维持细菌外膜的稳定性和通透性有重要作用外，还有强抗原性和致病性。LPS由多糖和类脂A组成。多糖部分包含O-特异性多糖链和核心寡聚糖两部分，多糖的抗原性决定细菌血清学类型。类脂A则是LPS的毒性及生物活性中心，有抗原性并且与细菌的致病性相关。LPS对机体的作用包括：热原反应、白细胞数目增加、激活补体、生成干扰素、TNF及介导抗感染的非特异性免疫反应，甚至引起内毒素血症及休克等。C. 外毒素：指细菌代谢产物中的致病因子，通常具有免疫原性。如变形链球菌产生的萄糖基转移酶（GTF）等。

②病毒：病毒颗粒的抗原通常是其膜表面的糖蛋白分子。

③真菌：真菌胞壁的主要成分为多糖、蛋白质及脂质，它们构成多种抗原。真菌胞壁基质的甘露聚糖蛋白及其侧链为血清学分型的基础。

(2) 自身抗原（autoantigen）：机体自身组织在外界因素作用下，或是病理状态下，由于抗原决定簇发生变化而引起机体免疫反应的一类抗原。

①医源性自身抗原：药物进入体内，使细胞膜表面蛋白结构和性质改变所产生的新抗原。如塑化治疗后的牙髓组织变性，导致抗原性质发生改变，会引起局部免疫反应。

②病源性自身抗原：由于疾病造成组织变性而成为新生的抗原。如慢性盘状红斑狼疮活动期，病损部位上皮基底膜变性导致其抗原性改变，引起机体的异常免疫应答。

(3) 嗜异抗原（heterophile antigen）：也称多亲抗原（polytropic antigen）或Forssman抗原。它属于不同物种生物共有的一类抗原。与口腔组织化脓性感染有关的A组链球菌与肾小球基膜就共有异嗜抗原，机体感染A组链球菌后产生的抗嗜异抗原抗体，简称嗜异抗体，可结合于肾小球基膜，能够激活补体而导致肾小球肾炎。

(4) 肿瘤抗原（tumor antigen）：肿瘤细胞异化，其正常基因表达下调、突变基因或/和致瘤病毒基因高表达，致使肿瘤细胞表达正常细胞不表达或极少表达的特定表面蛋白，即为肿瘤抗原。肿瘤抗原分为肿瘤特异性抗原（tumor specific antigen）和肿瘤相关抗原（tumor associated antigen）。

(5) 同种异体抗原（alloantigen）：同一种属动物不同个体间抗原性质不同的组织或细胞成分。

(6) 异种抗原（xenoantigen）：不同种属动物间抗原性质不同的组织或细胞成分。

2. 人工抗原

(1) 化学药物：口腔科临床治疗使用的一些刺激性较强的药物，如甲醛甲酚、樟脑酚等有机物具有半抗原性质，进入体内后，若与组织中的蛋白质载体结合，便成为抗原物质。

(2) 人工合成的多肽和基因重组蛋白质（recombinant protein）。

（二）主要组织相容性抗原

主要组织相容性抗原是指同种异体移植（allotransplantation）时引起急性移植排斥反应（acute rejection）的同种异体抗原。编码该类抗原的基因称为主要组织相容性复合体（major histocompatibility complex，MHC）。主要组织相容性抗原的概念与移植排斥反应相关，但是其功能不限于介导移植排斥反应，是免疫系统重要的免疫分子之一。

1. 主要组织相容性复合体（MHC） MHC是控制机体对抗原产生免疫应答能力的多基因染色体片段，在人类位于第6对染色体。MHC的编码蛋白统称为主要组织相容性抗原或MHC分子，在器官移植中又称为移植抗原（transplantation antigens）。MHC分子能够使免疫细胞之间彼此识别“自己”或“非己”，MHC分子在APC内（DC、巨噬细胞及B细胞）与抗原肽结合后，能够将抗原呈递在APC的表面，介导T细胞介导的特异性免疫应答。MHC分子对机体特异性免疫应答必不可缺。

外周血白细胞高表达MHC分子，因此MHC分子也称作白细胞抗原（leukocyte antigen，LA），如人MHC分子称为HLA，猪（swine）MHC分子称SLA，牛（bovine）MHC分子称BoLA等。但是也有例外，如大鼠MHC分子称为RT-1（Rat antigen-1）。

2. MHC-Ⅰ和MHC-Ⅱ分子 人MHC含有几个连锁的基因位点，其编码蛋白主要分为两型，各称为MHC-Ⅰ分子和MHC-Ⅱ分子。编码MHC-Ⅰ分子的基因位点主要包括A、B、C、D和E。编码MHC-Ⅱ分子的基因位点主要包括DP、DQ和DR位点。相同位点或在相同染色体上紧密相连的位点等位基因的特殊组合称为单倍型（haplotype）。由双亲来的各一个单倍型构成个体的基因型。它们均包含两条独立多肽链，由α链（分子量45kD，又称为重链）和β链（分子量为12kD，又称轻链）组成，相互以非共价键结合。根据氨基酸序列和三维构象，它们均分为4个区：肽结合区、免疫球蛋白样区、跨膜区和胞浆区。不同的是MHC-Ⅰ分子仅α链为跨膜蛋白，而MHC-Ⅱ分子α、β链均为跨膜蛋白。MHC分子是免疫系统主要抗原特异识别分子之一。

（1）MHC-Ⅰ分子：MHC-Ⅰ分子表达极为广泛，表达于几乎所有带核细胞表面，仅神经细胞、心肌细胞等例外。MHC-Ⅰ分子倾向于结合细胞内源性表达的蛋白分子降解的抗原肽。内源性抗原肽含8～10个氨基酸残基，在内质网与MHC-Ⅰ分子结合，以MHC-Ⅰ/抗原肽复合物形式表达于细胞表面。该呈递途径称为内源性抗原呈递途径（endogenous antigen presentation pathway），也称为Ⅰ类抗原呈递途径。其呈递对象为$CD8^+$ T细胞，主要对病毒感染和肿瘤细胞行使特异性免疫应答。

（2）MHC-Ⅱ分子：仅仅表达于巨噬细胞、树突细胞及B细胞等。上皮细胞在细胞因子诱导下，也可表达MHC-Ⅱ分子。MHC-Ⅱ分子倾向于结合外源性抗原分子降解的抗原肽，即细胞从环境中吞噬或吞饮的抗原分子被降解的肽段，这些外源性抗原肽通常含13～15个氨基酸残基。两者结合以MHC-Ⅱ分子/抗原肽复合体形式共同表达于细胞表面。该呈递途径称为外源性抗原呈递途径（exogenous antigen presentation pathway），也称为Ⅱ类抗原呈递途径。呈递对象为$CD4^+$ T细胞，使T细胞细胞免疫或体液免疫应答。

（三）抗体

抗体是B细胞产生的体液免疫应答的效应分子，是血清γ球蛋白中具有免疫活性部分，因此也称作免疫球蛋白（Ig）。抗体的基本功能是特异性识别并结合抗原、结合Ig的Fc受体及激活补体等。抗体是特异性免疫的体液免疫效应的重要组成部分。

1. Ig基本结构和命名

（1）Ig基本结构：Ig的基本单位是一个由两条相同的重链（heavy chain，H chain）和两条相同的轻链（light chain，L chain）组成的Y型对称分子，相对分子质量约150kD。每条重链由445～550个氨基酸构成，相对分子质量约50kD。轻链为214个氨基酸，约25kD（IgE及IgM除外）。两条重链互相以共价二硫键结合。两条轻链在“Y”分叉部与两条重链也是分别以共价二硫键相连。“Y”分叉部为能够自由转动的铰链区（hinge region）。Ig分叉顶端为氨基端（N端），另一端为羧基端（C端）。氨基端结构域（domain）差异显著，称为可变区（variable region，V区），其余为稳定区（constant region，C区）。重链包含1个V_H和3或4个C_H结构域，从N端到C端依次称为V_H、C_H1～C_H3或C_H4。轻链含有1个V_L和1个C_L两个结构域（图3-5）。

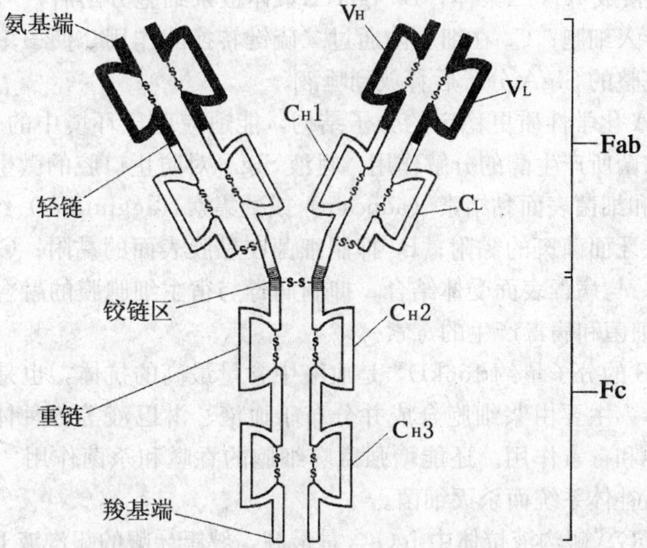

图3-5　抗体分子基本结构（IgG）

（2）Ig命名：根据Ig稳定区结构差异，Ig的重链可分为α、μ、δ、ε和γ五类，它们参与组成的Ig分子分别命名为IgA、IgM、IgD、IgE和IgG。α和γ又分别有2个和4个亚型，因此IgA又有IgA1和IgA2两个亚型、IgG则有IgG1、IgG2、IgG3和IgG4四个亚型。

（3）Ig的功能单位：Ig分子可被水解成不同功能的小片段。用木瓜蛋白酶（papain）以铰链区为酶切位点，将IgG分子分解为3个片段：分叉部分解为2个相同的抗原结合段（fragment of antigen-binding，Fab），即Fab段。Fab段是Ig的抗原识别单位（recognition unit）。下部是一个不能与抗原结合的片段，因为本片段容易成为晶体，称为Fc段，Fc段能与Fc受体结合，是Ig的效应单位（effector unit）。

（4）Ig分类：Ig分子有两种表达方式，一种是可溶性Ig（soluble Ig），即由B细胞产生并释放至体液的游离型抗体，具有中和抗原的功能；另一种为膜结合型Ig（membrane bound Ig，mIg），也称为表面Ig（surface Ig，sIg），表达于B细胞膜表面参与构成BCR复合分子，具有抗原识别和转导（transduction）信号的功能。

2. Ig与口腔免疫　血液中各类Ig都参与了口腔体液免疫。就局部而言，唾液和龈沟液中的Ig与口腔疾病的关系更密切。唾液中含有SIgA、IgA、IgG和IgM。龈沟液中含有IgG、IgM和IgA。其中以唾液SIgA和龈沟液IgG尤为重要。

（1）IgA和SIgA

①IgA：单体分子量约150kD。体内IgA有三种存在形式：A. 血清可溶性IgA：由一条J链连成的二聚体（dimer）；B. SIgA：也属于可溶性IgA，在二聚体基础上又结合了糖蛋白成分；C. 膜型IgA：参与BCR组成。

龈沟液中有少量IgA，为来自血清的可溶性IgA单体分子。

②SIgA：由涎腺分泌，是唾液中主要抗体。SIgA 由 2 个 IgA 单体、J 链和分泌片构成。J 链是涎腺中浆细胞合成的富含半胱氨酸的多肽链，分子量约 15kD，主要功能是将 Ig 分子连接为多聚体。分泌片（secretory piece）是由腺上皮细胞合成并分泌的含糖肽链，分子量约 70kD，分布于腺上皮细胞表面，也称为 poly-Ig 受体。SIgA 合成过程是：A. 在浆细胞内 IgA 单体由 J 链连接成 IgA 二聚体；B. IgA 二聚体被浆细胞分泌后，与腺上皮细胞表面分泌片结合并由它导入细胞；C. 在细胞内通过二硫键转换酶作用，使二聚体与分泌片以二硫键形式结合成为完整的 SIgA 分子后释放到唾液。

SIgA 是比 IgA 化学性质更稳定的分子结构，能适应菌斑环境中的低 pH 而不被破坏，也能抵御口腔内细菌所产生酶的分解作用。唾液 SIgA 对防止口腔的微生物感染具有很重要的作用：A. 通过和细菌表面黏结素（adhesin）或凝集素（agglutinin）结合，诱导细菌间的凝集而阻止它们在牙面菌斑的黏附；B. 抑制细菌在黏膜表面的黏附；C. 抑制细菌酶活性，干扰细菌代谢；D. 与病毒表面受体结合，抑制病毒与宿主细胞膜的融合，阻止病毒进入细胞；E. 直接中和细菌和病毒产生的毒素。

（2）IgG：IgG 的分子量约 156kD，是血液中含量最高的抗体，也是在机体体液免疫应答中最重要的抗体。主要由浆细胞合成并分布于血液、淋巴液等各种体液。IgG 有抑制细菌、病毒感染和中和毒素作用。还能增强巨噬细胞的吞噬和杀菌作用。多个 IgG 分子与细菌结合，能够激活补体系统而杀灭细菌。

唾液中含有 IgG。龈沟液抗体中 IgG 含量最高，健康牙龈的龈沟液 IgG 来自血清，牙周病龈沟液 IgG 主要由局部炎症组织中浆细胞产生分泌。

（3）IgM：可溶性 IgM 是由 J 链通过二硫键将 5 个 IgM 单体分子链连接而成的五聚体（pentamer），总相对分子质量为 900kD。IgM 是初次免疫应答的主要 Ig，为机体最早产生的抗体。它有激活补体、调理病原微生物及中和毒素等作用。血清可溶性 IgM 浓度明显低于 IgG，但是由于它是五聚体分子，激活补体的作用比 IgG 更强。

唾液中含有少量 IgM。当唾液中 SIgA 不足时，IgM 增多，有代偿作用。

（4）IgE 和 IgD：IgE 在血清中含量较少，当 IgE 和肥大细胞、嗜碱性粒细胞 IgE 受体结合时，可使它们释放胞浆颗粒，这些胞浆颗粒主要引发机体的Ⅰ型过敏反应。这些颗粒还含有趋化因子，活化嗜酸性粒细胞，使它们攻击寄生虫。

IgD 血清含量较少，功能也不明确，但是能参与构成 B 细胞表面激活受体（sIgD），sIgD 被看作是 B 细胞活化和成熟的标志。

（四）细胞因子

如前所述，非特异性免疫体系细胞分泌的细胞因子既能介导非特异性免疫反应，也能作用于淋巴细胞而影响特异性免疫反应。T 细胞和 B 细胞分泌的细胞因子也同样能够在非特异性免疫反应和特异性免疫反应中发挥作用，主要的细胞因子包括：

1. 介导非特异性免疫，增强机体防御微生物感染、引起炎症反应的细胞因子（表 3-4）。

表 3-4　介导非特异性免疫细胞因子

细胞因子	细胞来源	靶细胞	基本作用
TNF	T 细胞	中性粒细胞	活化（炎症）
IL-6	T 细胞	T 细胞和 B 细胞	辅助刺激剂
		成熟 B 细胞	生长

续表

细胞因子	细胞来源	靶细胞	基本作用
IL-13	活化 T 细胞	B 细胞 单核-巨噬细胞	刺激 B 细胞增殖和 CD23 表达，趋化单核细胞，抑制单核-巨噬细胞分泌炎性细胞因子

2. 调节淋巴细胞活化、生长及分化的细胞因子。这类因子主要由 $CD4^+$ T 淋巴细胞产生，作用是辅助细胞免疫和体液免疫（表 3-5）。

表 3-5　促淋巴细胞活化，生长和分化的细胞因子

细胞因子	细胞来源	靶细胞	基本作用
IL-2	T 细胞	T 细胞	生长，细胞因子产生
		NK 细胞	生长，活化
		B 细胞	生长，抗体合成
IL-4	$CD4^+$ T 细胞	T 细胞	生长
		B 细胞	活化和生长，向 IgE 同型转换
		单核细胞	Fcε11b 表达
TGF-β	T 细胞	T 细胞	抑制活化和增殖
		单核细胞	抑制活化
		其他	生长调节作用
IL-9	活化的 $CD4^+$ T 细胞	T 细胞	T 细胞生长
		肥大细胞	辅助 IL-3G 刺激肥大细胞
IL-10	活化 Th2 细胞	T 细胞	抑制 Th1 细胞分泌细胞因子，辅助 IL-2 促进 CTL 分化，促进胸腺细胞，肥大细胞增殖
IL-12	B 细胞	Th1 细胞 NK 细胞	诱导 T 母细胞分化为 Th1 细胞，调节细胞介导免疫；促进 T 细胞和 NK 细胞增殖
IL-14	T 细胞	B 细胞	刺激 B 细胞活化、增殖

3. 活化炎性细胞的因子（表 3-6）。

表 3-6　活化炎性细胞的因子

细胞因子	细胞来源	靶细胞	基本作用
IFN-γ	T 细胞 NK 细胞	单核	活化
		内皮细胞	活化
		NK 细胞	活化
		所有细胞	增加Ⅰ和Ⅱ类 MHC 分子表达
LT	T 细胞	PMN	活化
		内皮细胞	活化
MIF	T 细胞	单核细胞	由运动状态转变为非运动状态
IL-16	CTL	$CD4^+$ T 细胞、单核细胞、嗜酸性粒细胞	趋化 $CD4^+$ T 细胞，单核细胞和嗜酸粒细胞产生游走应答

续表

细胞因子	细胞来源	靶细胞	基本作用
IL-17	$CD4^+$ T 细胞	T 细胞	活化 T 细胞，诱导 IL-6、IL-8 和 CAM-1 的表达

CAM-1（intercellular adhesion molecule-1）：细胞间粘附分子-1；MIF（migration inhibition factor）：移动抑制因子。

4. 刺激造血的细胞因子，功能为刺激骨髓子代细胞生长和分化（表 3-7）。

表 3-7　刺激造血的因子

细胞因子	细胞来源	靶细胞	基本作用
IL-3	T 细胞	未成熟子代细胞	生长和向各细胞系分化
IL-5	T 细胞	内皮细胞	活化
		B 细胞	生长和活化
GM-CSF	T 细胞	未成熟子代细胞 定型子代细胞、单核细胞	生长和向所有细胞系分化向粒细胞和单核细胞分化活化

第三节　口腔疾病免疫
Oral diseases immunology

一、龋病免疫（Immunity to caries）

龋病是在细菌为主的多因素参与下，牙硬组织发生慢性进行性破坏的疾病。导致龋病的主要因素包括微生物、宿主（牙）、食物及时间。龋病的基本变化是牙硬组织无机物脱矿和有机物分解，最终导致牙硬组织变性和缺损。

在对龋病病因、机制的研究过程中，有过许多学说，如化学细菌学说、蛋白溶解学说、三联因素学说及四联因素学说等，其共同特点是强调细菌在龋病发生中的主导作用。因此认识细菌在龋病发生过程中的作用就成为龋病研究的中心。口腔免疫学着重探讨的是在感染与发病过程中细菌和宿主双方所出现的免疫应答效应和机制。龋病的免疫学表现严格遵循免疫学的一般规律，既有外来抗原的侵犯，又有机体免疫体系的防御，对抗双方演绎了免疫反应过程。但是作为发生在硬组织表面的一种疾病，龋病有其特点，如龋病的病原菌种类众多、病原菌须以菌斑为基础的独特致病方式等。使龋病的免疫与发生在“体内”的疾病而有所不同。

（一）龋病抗原

龋病抗原是指参与龋发生的各种细菌自身结构、代谢产物及其衍生物。致龋的细菌种类很多，最重要的是变形链球菌群（*S. mutans group*）中的变形链球菌（*S. mutans*）和远缘链球菌（*S. sobrinus*）。这些细菌处于游离状态时不能引起龋病，只有在它们黏附于牙面并形成能产生大量酸性物质的菌斑时，才有致病作用。那些有强黏附性、强产酸能力、强耐酸能力的细菌及其代谢产物中，具有抗原性的成分就是龋病的抗原物质。

1. 细菌胞壁成分　细菌的抗原性和胞壁结构相关。一种细菌的胞壁常包含多种抗原成分。变形链球菌群的主要抗原成分是多糖、肽聚糖、脂磷壁酸（lipoteichoic acid，LTA）、表面蛋白（surface protein）及脂质等。

细菌胞壁表面的多糖成分决定细菌抗原类型。根据胞壁多糖抗原的血清学特异反应，变形链球菌群有 8 个血清型（a～h）。胞壁肽聚糖又称胞壁质（murein），是一种复杂的多聚体，由肽链、肽桥及多糖支柱三部分组成，呈网状结构包绕在菌体表面，构成细菌胞壁支架。LTA 是胞膜表面一种由氨基酸残基、类脂和糖基组成的有抗原性的复合物，存在于细胞膜和肽聚糖之间，同时还突出在肽聚糖外，与抗体接触。肽聚糖受损时，它的抗原性增强。这些物质所具有的抗原性，使细菌胞壁既是引起宿主免疫效应的起点，又是免疫应答的标靶，一旦细菌胞壁被破坏，细菌也随之死亡。

变形链球菌群的表面蛋白主要包括表面蛋白抗原Ⅰ、Ⅱ、Ⅰ/Ⅱ（也称 PAc）及Ⅲ等。表面蛋白的致病性尚未明确，但由于它们在防龋疫苗研制中的潜在意义而被重视。

2. 细菌胞外酶（extracellular enzyme）　致龋细菌的共性之一是产生多种能够利用环境中营养物质的胞外酶，如葡萄糖基转移酶（glucosyl transferase，GTF）、果糖基转移酶（fructosyl transferase，FTF）、葡聚糖酶（dextranase）、蔗糖酶（invertase）等。这些酶有较强的粘附性，在菌斑糖代谢中起主导作用，能够产生各种酸，降低菌斑的 pH 而有致龋作用。

不同的酶有不同的抗原性，即使同种酶也有亚型。亚型酶之间的抗原性也不同。以 GTF 为例，均以蔗糖为底物，根据其产物可分为三型：能产生不溶性葡聚糖者为 GTF-Ⅰ；能产生可溶性和不溶性混合的葡聚糖者为 GTF-IS；能产生可溶性葡聚糖者为 GTF-S。它们分别由 *gtf*B、*gtf*C、*gtf*D 三种基因编码产生。其中不溶性葡聚糖具有很强的黏性，促进细菌的黏附和聚集。水溶性葡聚糖则为细菌利用和储存。

（二）龋病的免疫反应

龋病的免疫主要发生在牙面的生态环境中。

1. 非特异性免疫　龋病的非特异性免疫是由口腔非特异性免疫体系承担的。

（1）物理屏障：排列整齐、牙面完整的牙列及发育良好的牙釉质是有效的物理屏障，也有利于唾液的冲洗清洁作用。

（2）化学屏障：唾液中的无机盐、糖蛋白（如富组蛋白）、酶（如过氧化物酶、溶菌酶）、蛋白质（如乳铁蛋白）、补体及缓冲体系对致龋菌黏附、生长有抑制作用。

（3）混合唾液中的中性粒细胞有吞噬功能，但是由于口腔环境的特殊性，其作用不强。

（4）生物屏障：口腔常居菌之间既拮抗、又协调，在数量、种类上保持相对平衡。常居菌与宿主之间则互相适应、包容，构成了独特的生态环境。在多数情况下，能够阻遏致龋菌的破坏作用。但若环境因素发生变化，如内分泌异常、放射线治疗或局部不合理使用抗生素等造成菌丛失调，可能使致龋菌成为优势菌而导致发生严重龋病。

2. 特异性免疫　在特异性免疫效应中，体液免疫通常针对细胞外微生物，而细胞免疫通常针对细胞内微生物。龋病的病原菌在牙面，所以龋病特异性免疫主要为体液免疫，其次才是细胞免疫。

（1）体液免疫：龋病体液免疫效应的主要表现是体液中含有 SIgA、IgA、IgG 及 IgM 等 Ig 成分。

①SIgA：是唾液 Ig 的主要成分。特异性 SIgA 的产生是由于一定浓度的致龋菌进入涎

腺导管，细菌抗原成分致敏涎腺内的淋巴细胞，经过一系列的信号转换后，淋巴细胞活化。其中B细胞的活化、增殖、分化结果之一是由涎腺内浆细胞产生IgA，在腺上皮细胞表面结合分泌片后被导入细胞合成为抗该致龋菌的SIgA，随分泌的唾液进入口腔。特异性SIgA具备免疫效应功能之外，还能够抑制葡聚糖转移酶活性，减弱致龋菌的黏附能力。

动物实验表明SIgA对龋病有免疫效果。将灭活变形链球菌液注射到实验大鼠涎腺区，能够诱导产生SIgA，其含量越高，实验鼠龋患率越低。对龋病患者唾液中SIgA含量的临床意义尚无明确认识。一般认为在致龋菌刺激下，产生的SIgA较多者不发生龋病；产生SIgA较少者易患龋病。但是也有临床资料表明有些严重龋病的患者，唾液中针对致龋菌的SIgA明显高于正常水平。对此相悖现象的解释是，龋病是一种慢性疾病，龋的严重程度和即刻的SIgA含量不一定吻合。

②龈沟液IgG及IgM：研究表明龋病患者血清中针对变形链球菌的IgG、IgM均增多。它们能够经由牙龈黏膜渗入龈沟液，进入口腔。IgG是龈沟液中主要抗体。其作用包括阻止细菌在牙颈部牙面的粘附；抑制细菌酶的作用；调理并增强中性粒细胞释放溶酶体的效应等。IgM有抑制细菌、中和毒素的作用。IgG和IgM都有激活补体系统，形成膜攻击复合体，溶解致龋菌的作用。

对新生儿而言，在出生时，体内有经胎盘获得的母体抗致龋菌IgG，即被动地获得特异性体液免疫，这样的抗体大约存在3～6个月而逐步消失。此后一段时间里，婴幼儿的乳牙可能因缺乏Ig的保护而容易患龋病。在婴幼儿通过母体或其他途径接触致龋菌产生唾液SIgA直接进入口腔，或者产生血清IgG和IgM经乳牙萌出部位渗入龈沟液而进入口腔时，乳牙龋患的危险才降低。

(2) 细胞免疫：龋病的细胞免疫效应表现为被致龋菌致敏的Th细胞释放细胞因子，辅助B细胞和巨噬细胞活化。其效应并不明显。

（三）免疫防龋

免疫防龋是根据机体对外来抗原刺激进行免疫应答，随之产生特异性免疫能力的原理，采取被动或主动免疫的形式达到防龋的目的。自20世纪70年代起，国内外有许多研究与应用。

1. 主动免疫（active immunization） 主动免疫是采取接种防龋疫苗，刺激机体发生特异性免疫应答而防龋的方法。特点是维持时间长、特异性强。

在防龋疫苗研究中，变形链球菌疫苗是研究重点。需注意的是变形链球菌与人心脏有交叉反应抗原（heart cross reactive antigen，HCRA），人接种以变形链球菌全菌制备的疫苗后产生的抗体可能与心、肾组织结合形成免疫复合物，可能引起心内膜炎、肾小球肾炎等比龋病更严重的疾病。因此接种变形链球菌全菌疫苗不够安全。现在所指防龋疫苗，都是针对致龋菌某一成分的亚单位疫苗，如针对胞外酶的GTF疫苗、针对表面蛋白抗原Ⅰ/Ⅱ的疫苗。目前以基因重组技术制备的亚单位核酸疫苗已取得明显进展。

2. 被动免疫（passive immunization） 被动免疫是直接向体内输入含有针对致龋菌或细菌亚单位的特异性抗体，使机体获得特异性免疫的方法。其优点是迅速，缺点是短暂。实验表明，以变形链球菌亚单位，如GTF、表面蛋白抗原Ⅰ、Ⅱ及Ⅰ/Ⅱ等作为抗原致敏动物，获得单克隆抗体或多克隆抗体，给未免疫动物注射。输入的特异性抗体（通常为IgG）能够抑制GTF活性、降低变形链球菌在牙面菌斑粘附作用而有抗龋效应。如果在局部反复应用抗变形链球菌表面蛋白抗原Ⅰ/Ⅱ单克隆抗体也能有效阻止变形链球菌在牙面菌斑附着。

目前，还有将变形链球菌免疫牛所获得的牛乳抗体、变形链球菌免疫母鸡获得的鸡卵黄 IgY 用于口腔局部抗龋的被动免疫方法。

二、牙髓炎免疫（Immunity to pulpitis）

牙髓炎是牙髓病中最主要的疾病，是指牙髓组织发生炎症、变性及坏死等改变的疾病。

牙髓是疏松结缔组织，位于牙髓腔内，包含细胞、纤维、间质、血管、淋巴管及神经。细胞成分中与免疫相关的有 T 细胞、巨噬细胞、树突细胞和成纤维细胞等。牙髓对病原菌及其毒素侵袭的免疫应答，发生在狭窄的牙髓腔内。

（一）牙髓炎抗原

引发牙髓炎免疫的抗原主要是病原菌及其有毒代谢产物。侵袭牙髓的病原菌主要来自牙本质深龋，少数由深牙周袋经根尖孔进入牙髓。龋病初期的主要致病菌是变形链球菌等 G^+ 球菌，发展为深龋时，病灶转为厌氧环境，病原菌种类增多。开放性牙髓病变以兼性厌氧菌如链球菌、放线菌为优势菌。封闭性牙髓炎病变组织中，可检出多种 G^- 厌氧菌，通常以毒性较强的 1～2 种为优势菌，如牙髓卟啉单胞菌（*Porphyromonas endodontics*）、中间普氏菌（*Prevotella intermedia*）、具核梭杆菌（*Fusobacterium nucleatum*）等。这些细菌及其有毒产物可以直接从龋洞进入牙髓腔，也可以穿过龋洞及牙髓腔之间的牙本质小管而渗入牙髓腔。

1. 细菌胞壁成分　G^+ 和 G^- 菌细胞壁共有的结构包含多糖、肽聚糖、LTA、表面蛋白及脂质等成分。G^- 杆菌胞壁的 LPS 有强抗原性和致病性，是主要的牙髓炎抗原。

2. 细菌产物　与内毒素（LPS）相对应的是外毒素，是细菌在其生命过程中释放的代谢产物。外毒素为蛋白质成分，具有 A-B 多肽链结构。A 链常为毒素的活性中心，B 链能够与宿主敏感细胞膜受体结合，决定毒素对宿主细胞的选择性。外毒素游离于细菌体，可以经深龋部位牙本质小管侵及牙髓。

3. 药物　临床使用的醛、酚等类药物具有半抗原性质，进入机体后，如结合蛋白质载体即成为抗原，也可能导致牙髓病变。

（二）牙髓炎的免疫反应

1. 牙髓炎的非特异免疫　正常牙髓受到牙硬组织的良好保护，其结构疏松、细胞成分较少，细胞功能不活跃。各种细胞处于生长周期的 G0 期，即静息状态（resting state）。病原菌或毒素侵入牙髓组织后，首先启动的是旨在控制细菌快速繁殖的非特异性免疫：在细菌刺激下，补体系统通过替代途径和/或 MBP 途径激活，启动终末步骤，生成 C5b6789 膜攻击复合体，导致细菌胞膜穿孔而裂解。补体活化过程中产生的片段如 C3a 和 C5a 能够激活肥大细胞并趋化炎症细胞。牙髓内的细胞开始活跃，尤其是分布于毛细血管及小血管周围的单核细胞发育成巨噬细胞，直接吞噬细菌，并产生 IL-1、IL-6、IL-12、INF 及 TNF 等细胞因子。在这些细胞因子趋化作用下，大量中性粒细胞从血管移出，浸润牙髓组织，参与吞噬、杀灭细菌。少数情况下，机体仅通过非特异免疫效应便能彻底清除入侵细菌。此阶段相当于病理的急性炎症。若非特异免疫效应未能清除入侵细菌，则还会有特异性免疫体系的参与。

2. 牙髓炎的特异性免疫　在牙髓炎的特异性免疫应答过程中，细胞免疫和体液免疫同样重要。

（1）细胞免疫：牙髓炎细胞免疫的中心是T细胞活化，产生细胞因子。如果病原菌及其毒素未被非特异性免疫效应清除，它们将继续刺激牙髓内的APC，即巨噬细胞和树突细胞。由APC对LPS、多糖及脂类等抗原信号加以识别，并通过MHC-Ⅱ分子呈递给牙髓淋巴细胞。在此过程中，巨噬细胞还释放大量TNF-α进一步活化树突细胞，加速并扩增抗原呈递效应。正常牙髓内的T细胞处于静息状态，在TCR识别MHC-Ⅱ/抗原肽复合物（第一信号）后，再在APC表达的共刺激分子（co-stimulatory molecules）CD80和CD86提供的第二活化信号作用下，T细胞活化、增殖分化为效应细胞和记忆细胞。效应细胞分泌各种细胞因子，如IL-2、IL-4、IL-6、IL-8、IL-10、INF-γ及TNF-β等。它们进一步介导牙髓内的特异性免疫，并增强非特异性免疫：①帮助B细胞活化；②促进其他淋巴细胞亚群增殖分化；③增强巨噬细胞吞噬功能和抗原呈递能力；④趋化中性粒细胞、肥大细胞及嗜碱性粒细胞等。

（2）体液免疫：正常牙髓内的淋巴细胞主要为T细胞，几乎没有B细胞。在病原菌和毒素刺激下，活化的Th细胞产生的IL-4、IL-6等细胞因子，能趋化B细胞由末梢血向牙髓转移、扩增、分化，发育为浆细胞，后者产生并分泌IgG、IgA、IgM及IgE等。这些抗体在中和抗原的同时，IgG和IgM还能通过经典途径激活补体系统，攻击杀灭病原菌。至此，牙髓的免疫反应由最初的非特异性免疫反应进展为既有细胞免疫又有体液免疫的特异性免疫过程。牙髓的病理表现也从中性粒细胞浸润为主的急性炎症过渡至以淋巴细胞及浆细胞浸润为主的慢性炎症。

三、根尖周病免疫（Immunity to periapical diseases）

根尖周病是指根尖周围组织疾病，大多由牙髓炎继发而来。根尖周病的免疫与牙髓炎免疫关系密切。根尖周病的主要病理表现为炎症和增生。

（一）抗原

抗原成分大多来自根尖孔，包括三类物质：①从牙髓炎病灶向根尖孔扩散的病原菌及其代谢产物，细菌成分以G^-厌氧菌为主；②变性、坏死牙髓组织的抗原性质发生变化，成为不被免疫系统接受的“非己”成分，分解后扩散至根尖周组织；③临床使用的醛、酚类具有半抗原性质药物，进入根尖周围，结合蛋白质载体而成为抗原。

（二）根尖周病的免疫反应

根尖周病多由牙髓炎继发而来，因此本病从开始便有特异性免疫介入的特点。根尖周病是以慢性增生性炎症为主的疾病，典型病变是根尖肉芽肿，其次是根尖囊肿。所谓急性根尖周炎大多为慢性根尖周病的急性发作。

根尖肉芽肿的主体是成纤维细胞、大量增生毛细血管及上皮团块，肉芽肿表面为纤维性被膜。病灶浸润细胞中60%以上是淋巴细胞及浆细胞，其余为中性粒细胞、巨噬细胞、单核细胞及NK细胞等。病灶中含有各种免疫活性分子，如细胞因子IL-1、IL-2、IL-4、IL-6、IL-8、IL-10、INF-γ、TNF-α，IgG、IgA、IgM、IgE及补体C3等。这些细胞和免疫分子表明根尖周病局部发生复杂而剧烈的免疫过程。特异性免疫包括T细胞介导的细胞免疫和B细胞介导的体液免疫。而中性粒细胞、巨噬细胞及NK细胞等在细胞因子调理下参与了非特异性的炎症反应。

根尖肉芽肿属于炎症性肉芽肿，对病灶浸润淋巴细胞分析显示以T细胞为主，尤其在

病变活动期以 $CD4^+$ Th 细胞为主。表明 T 细胞在疾病免疫过程中起主导作用。提示本病的形成机制可能是根尖周组织在淋巴细胞介导下，对来自牙髓的各类慢性抗原刺激发生的迟发型超敏反应（delayed type hypersensitivity），即Ⅳ型超敏反应。迟发型超敏反应主要由 T 细胞介导，有 3 种主要病变类型：结核菌素反应、肉芽肿和接触性皮炎。典型的免疫应答包括 3 个过程：①识别：T 细胞识别抗原呈递细胞表面的抗原信号；②活化：T 细胞活化、增殖并分泌细胞因子；③效应：趋化粒细胞及提升巨噬细胞吞噬功能。

根尖囊肿大多由上皮性根尖肉芽肿转变而来。囊腔的形成过程包括肉芽肿组织内上皮团块中央营养障碍、变性、液化、渗透压增高、组织液内渗等。囊壁上皮衬里由上皮团块周边部分形成，外有纤维性被膜。这表明根尖囊肿是根尖肉芽肿代谢障碍的结果，两者免疫特点基本相同。

（三）根尖周病骨吸收与免疫

根尖周围牙槽骨吸收是根尖周病的重要病理改变。骨吸收是骨组织破骨量与成骨量失去平衡，破骨量大于成骨量的结果。本病骨吸收的免疫因素包括：①LPS：有直接刺激破骨细胞功能活跃作用；②T 细胞分泌的淋巴毒素（lymphotoxin，LT）：有活化中性粒细胞、调节急性炎症反应的功能；③细胞因子：如巨噬细胞和淋巴细胞分泌的 IL-1α、IL-1β、IL-6、IL-8、TNF-α 及破骨细胞激活因子（osteoclast-activating factor，OAF）等，它们具有诱导破骨细胞前体细胞（pre-osteoclast）活化为破骨细胞的功能；④前列腺素 E_2（prostaglandin E_2，PGE_2）：由成纤维细胞、巨噬细胞及骨细胞在 IL-1α 和 IL-1β 调理下产生并释放，有促进骨吸收、抑制骨形成作用；⑤补体片段：IgG、IgM 介导补体系统活化产生的 C3a、C4a 及 C5a 刺激炎症细胞释放炎症介质，导致骨吸收或抑制骨形成；⑥中性粒细胞释放的溶酶体也有降解骨组织的作用。

四、牙周病免疫（Immunity to periodontal disease）

牙周病的广义概念包括牙龈病（gingival disease）和牙周炎（periodontitis）。本章所指牙周病是其狭义，专指在牙周组织发生的炎症性、破坏性疾病，即通常所说的牙周炎。

牙周组织包括牙龈、牙周膜及牙槽骨。严重的牙周病导致牙齿失去支持，出现松动、脱落的后果。牙周病作为口腔的重要疾病，是口腔医学研究重点。然而，对它的认识经历了较长时间。目前对牙周病发病机制的认识是“由病原菌与宿主互相作用的结果”。这被看作为“近代口腔医学里程碑式”的成就，它建立在医学免疫学进展基础之上。

牙周病是在以病原菌为主要成分的抗原刺激下，从非特异性免疫性质的急性炎症反应开始，激活淋巴细胞，启动淋巴细胞为主导的特异性免疫应答。在此免疫过程中，免疫效应分子，如部分细胞因子、酶、补体、抗体在防御外来抗原的同时也对易感宿主造成组织损伤。

（一）牙周病抗原

牙周病的主要致病因素为细菌，并且是存在于龈下菌斑内的细菌。以游离状态存在于牙龈沟的细菌个体通常不会引起牙周病。龈下菌斑细菌成分与龈沟或牙周袋生态环境相关。正常牙龈沟的氧化还原电势（Eh）值为＋50mV，初始菌斑主要为 G^+ 球菌和杆菌。随菌斑厚度增加，菌斑深部的 Eh 值下降，细菌种类亦多样化。牙龈炎时牙龈沟加深，局部 Eh 值会逐渐从正降为负。G^- 厌氧杆菌及 G^- 兼性厌氧杆菌就逐渐成为菌斑优势菌。G^- 菌的 LPS、代谢产物是牙周病免疫的主要抗原成分。

1. 菌斑和细菌种类　菌斑是牙周病致病菌必需的载体，迄今对是否存在牙周病致病菌斑这个基本问题尚无一致的认识。通常有三种观点。一种认为牙周病由口腔固有菌丛混合感染引起，不存在特殊的致病菌斑，一旦菌斑数量增加而宿主抵抗力下降时就会发病。此观点比较强调菌斑数量。另一种认为各种类型的牙周病由相应的细菌引起，口腔存在着特异性致病菌斑。此观点比较强调菌斑质的特点。第三种综合了上面两种观点，认为牙周病的发生和口腔固有菌丛失调有关。但是菌丛失调后，既可能是菌斑内某种固有菌成为优势菌而导致牙周病，也可能是外来特殊致病菌进入菌斑导致牙周病。

虽然不能肯定有无特异性菌斑存在，但是目前认为 G^- 厌氧杆菌或 G^- 兼性厌氧杆菌是牙周病的主要病原菌。如属 G^- 厌氧杆菌的牙龈卟啉单胞菌（*Porphyromonas gingivalis*）、中间普氏菌、具核梭杆菌、伴放线放线杆菌（*Actinobacillus actinomycetemcomitans*，*Aa*）及螺旋体（*Spirochaetes*）；属 G^- 兼性厌氧杆菌的二氧化碳噬纤维菌（*Capnocytophaga*）等。

2. 细菌成分与细菌酶

（1）细菌成分：上述牙周病致病菌的许多成分具有抗原性：①LPS；②肽聚糖；③脂磷壁酸；④表面蛋白抗原；⑤菌毛（fimbriae，pilus）抗原：如牙龈卟啉菌及伴放线放线杆菌的纤毛，其主要成分为菌毛蛋白（pilin）；⑥血凝素（hemoagglutinin）：如牙龈卟啉菌的HA-Ag2；⑦白细胞毒素（leukotoxin）：是伴放线放线杆菌产生的一种蛋白质，具有裂解白细胞的作用。其中以 LPS 的抗原性和毒性最强。

（2）细菌酶：牙周病病灶检出较多的细菌酶包括蛋白酶（proteinase）、胶原酶（collagenase）、溶纤维蛋白酶（fibrinolysin）、透明质酸酶（hyaluronidase）、硫酸软骨素酶（chondroitinsulfatase）以及 DNA 降解酶等。作为多糖和类脂的高分子复合物，细菌酶具有很强的抗原性。同时对组织有明显的损伤作用。细菌酶破坏牙龈上皮细胞间的桥粒连接并溶解细胞外基质，产生上皮细胞间隙，是致病菌能够穿透上皮屏障，进入深部组织的原因之一。

（二）牙周病的非特异性免疫

牙周病的非特异免疫包括牙龈粘膜屏障、细胞浸润、细胞因子及补体等对病原菌早期积极炎症反应，也包括后期对宿主组织的损伤作用。

1. 龈沟上皮　完整的黏膜上皮是抵御外来病原菌的重要物理屏障。

龈沟上皮薄，通透性好，利于上皮下的 Ig 分子、细胞因子及免疫细胞渗入龈沟。研究表明，上皮细胞不仅是物理屏障，而且是免疫系统的细胞因子网络中的重要组成。现在已证明上皮细胞也能产生细胞因子，如 IL-1α、IL-15 及 CSF 等。

龈沟上皮和结合上皮的细胞外基质（extra-cellular matrix，ECM）中，包含一组细胞黏附分子（CAM）。病原菌侵袭上皮时，CAM 具有趋化中性粒细胞进入牙龈沟及牙周袋，促进其杀灭细菌的作用。

2. 浸润细胞

（1）中性粒细胞：龈沟上皮受到病原菌及有毒产物侵袭时，组织最早的变化是中性粒细胞在上皮内 CAM 趋化下聚集，吞噬并杀灭病原菌，同时释放各种细胞因子及酶。其病理表现相当于急性炎症反应。

（2）巨噬细胞：巨噬细胞迟于中性粒细胞到达病原菌入侵部位，其直接吞噬、杀灭病原菌的作用也弱于中性粒细胞。巨噬细胞的主要作用是在接触、吞噬病原菌的 LPS 过程中，被激活，提升 MHC-Ⅱ分子表达，连同有效抗原肽，呈递给 T 淋巴细胞，激活 T 细胞。此外，巨噬细胞能产生并释放各种细胞因子，如 IL-1、IL-6 及 TNF 等。巨噬细胞激活 T 细胞就意味启动特异性免疫应答。其病理表现相当于亚急性炎症反应。

（3）NK 细胞：NK 细胞主要功能是杀灭被病毒感染的宿主细胞。牙周病并非病毒性疾病，但是在重度牙周病或活动期牙周病病灶中 NK 细胞多于轻症或静止期牙周病，表明 NK 细胞可能参与牙周病非特异性免疫。

（4）其他细胞：成纤维细胞和血管内皮细胞是牙周病病变中功能相当活跃的细胞，通常表现为增生，在病变静止期和修复期更是如此。它们能分泌 IL-6 和 IL-8 而介入牙周病免疫反应的调控。在牙周病活动时期，成纤维细胞分泌 PGE_2 和基质金属蛋白酶，与疾病进展相关。

3. 细胞因子　参与牙周病非特异性免疫的细胞因子种类很多。它们在龈沟液或局部组织内彼此协同或相互制约，形成复杂的细胞因子网络。这些细胞因子在介导免疫应答的同时，也有破坏宿主细胞的作用，显示炎症的负效应。由炎症细胞分泌的细胞因子如下：

（1）趋化白细胞因子：IL-8。

（2）诱导巨噬细胞表达 MHC-Ⅱ分子：IL-1α、IL-1β 及 IL-4。

（3）激活 T 细胞因子：IL-2、IL-4、IL-6 及 TGF-β。

（4）促 B 细胞生长因子：IL-4。

（5）抑制牙槽骨吸收的细胞因子：IL-4 及护骨因子（osteoprotegerin，OPG）。

（6）促牙槽骨吸收的细胞因子：IL-1α、IL-1β、IL-6、IL-8、TNF-α、PGE_2 及破骨细胞分化因子（osteoclast differentiation factors，ODF）等。

4. 补体　补体是机体非特异性免疫反应系统的重要成分。健康龈沟液中可测得补体成分为 C3 和 C4 完整片段。牙周病龈沟液中 C3、C4 减少，C3a、C3b、C4a 及 C5a 等片段增多，说明补体系统被激活。通常认为有两个补体激活途径：LPS 大分子直接激活补体系统的替代途径和抗原-抗体复合物激活补体的经典途径，其中又以替代途径为主要激活途径。这些活化的片段，最终生成 C5b6789 膜攻击复合体，造成细菌胞膜穿孔而杀灭细菌。其中一些小片段，还有刺激肥大细胞和嗜碱性粒细胞释放组胺、增加局部血管通透性、趋化中性粒细胞和巨噬细胞等作用。补体系统在杀灭病原菌的同时，一些补体片段，如 C3a、C5a，对宿主细胞产生损伤。

5. 酶　牙周病龈沟液里可以检测到一些酶，其中有的由炎症细胞分泌，有的是局部组织在炎症性损伤后分解产生的。它们的活性与病变严重程度相关。

（1）基质金属蛋白酶（matrix metalloproteinase，MMP）：MMP 是由中性粒细胞、巨噬细胞、上皮细胞及成纤维细胞分泌的一组酶的统称，包括胶原酶、弹力纤维酶（elastase）、组织蛋白酶（cathepsin）及酸性蛋白酶等。它们降解各型胶原组织、纤维蛋白、层粘连蛋白（laminin）等，是牙周病病程中极具破坏性的介质。病变越活动、越严重，MMP 浓度就越高。MMP 是判断牙周病处于活动或静止状态的重要指标之一。

（2）碱性磷酸酶（alkaline phosphatase）：碱性磷酸酶是与骨代谢、中性粒细胞脱颗粒有关的酶，其活性与牙周袋深度、牙槽骨丧失程度显著相关。

（3）天冬氨酸氨基转移酶（aspartase aminotransferase）：天冬氨酸氨基转移酶属于胞浆酶，细胞死亡后才被释放，是反映组织或细胞坏死的标志酶。牙周病病变导致组织细胞坏死。它在龈沟液的含量与牙周病的活动有显著相关性，反映了病变组织的坏死程度。

（三）牙周病的特异性免疫

20 世纪 70 年代对浸润细胞尤其是淋巴细胞、细胞因子及抗体在牙周病过程中既有防御又有破坏的双重意义做了深入研究，对认识牙周病的发病机制有重要作用。认为牙周病的发生是免疫体系发生超敏反应的结果。超敏反应是指免疫系统在发挥免疫防御作用的同时，也给机体带来炎症性损伤的现象。Ⅳ型超敏反应，即 T 细胞介导的迟发型超敏反应（cell mediated type hypersensitivity）在牙周病的发病机制中起主导作用。Ⅲ型超敏反应，即抗原-抗体复合型超敏反应（immune complexes type hypersensitivity）也与牙周病的发病机制相关。

1. 细胞

（1）T 细胞：正常牙周组织中的淋巴细胞处于生长周期的 G0 期，分布于龈沟上皮及结合上皮基层及上皮下固有层内，少数见于龈沟液中。病原菌侵袭引起炎症反应时，巨噬细胞被抗原激活行使 APC 的功能。T 细胞被 APC 呈递的 MHC-Ⅱ/抗原肽复合物激活，并迅速增殖分化成效应细胞和记忆细胞。效应 T 细胞又分为 Th 和 CTL。它们一旦识别病原菌表面抗原肽，便发生特异性结合，通过释放细胞因子或直接杀灭病原菌方式发挥细胞免疫效应，并且调控 B 细胞活化而影响体液免疫。因此，在牙周病早期浸润的淋巴细胞中主要是 T 细胞。此时的免疫效应也以细胞免疫为主。T 记忆细胞在抗原被清除，效应 T 细胞凋亡后，潜伏在体内，一旦特异性抗原再次出现，便迅速活化，启动更为激烈的再次免疫。

（2）B 细胞：正常牙周组织中的 B 淋巴细胞也处于 G0 期，但是活化途径与 T 细胞不同，它们在 T 细胞因子和外来抗原双重刺激下活化成为淋巴母细胞。并在抗原继续刺激下快速扩增，分化成效应细胞（浆细胞）和 B 记忆细胞。此时病灶内有大量浆细胞浸润，分泌 Ig。同时在龈沟液、唾液及血液内也有抗牙周病病原菌抗原的特异性抗体。B 细胞主要产生特异性 IgG、IgA 及 IgM。此外，B 细胞也分泌 IL-12 等。

2. 抗体　正常唾液中的抗体以 SIgA 为主，牙周病患者唾液 SIgA 变化不大，但是针对病原菌的特异性 IgG 水平明显升高。

龈沟液抗体水平和牙周病体液免疫关系密切。正常龈沟液内的 Ig，主要是血清 IgG 和少量 IgA。牙周病时，龈沟液抗体还来自炎症组织内的浆细胞和移入龈沟液里的浆细胞。这些浆细胞是分泌特异性抗体的效应细胞。以 IgG 为主，也有 IgA 及 IgM。牙周病时从血清来源的抗体中，除了原有成分外，还可以检测到针对牙周病病原菌抗原的特异性抗体，说明此时机体发生了全身体液免疫效应。

抗体具有免疫保护功能，但是也可能产生对宿主组织的损伤，即Ⅲ型超敏反应。其机制是牙周病病灶中浆细胞分泌的 IgG 或 IgM 沉积于组织间隙，与病原体抗原结合成抗原-抗体复合物后，如果不能被巨噬细胞及时吞噬并移走，达到一定浓度时，抗原-抗体复合物将通过经典途径激活补体系统，造成组织炎症性损伤。

3. 细胞因子　细胞因子是牙周病特异性免疫应答的重要介质。

（1）T 细胞分泌的细胞因子及功能如下：

①促进 B 细胞活化：IL-2、IL-5、IL-6。

②促进其他淋巴细胞亚群增殖分化：IL-6 和 IL-10。

③趋化白细胞：TNF 和 LT。

④增强巨噬细胞吞噬功能和抗原呈递能力：IL-4 和 IFN-γ。

⑤NK 细胞：IL-2 和 IFN-γ。

（2）B细胞分泌 IL-12，具有诱导 Th 细胞分化、调节细胞介导免疫及促进 T 细胞和 NK 细胞增殖的功能。

五、口腔黏膜病免疫（Immunity to oral mucosal diseases）

口腔黏膜病是口腔黏膜软组织疾病的统称。它们主要发生并局限于口腔，有些可能发展至全身，少数是全身疾病在口腔的表现。这些疾病的病因、临床表现和病理特征等互不相同，但是都与免疫相关。

（一）单纯性疱疹免疫

单纯性疱疹（herpes simplex）是Ⅰ型单纯性疱疹病毒（herpes simplex virus1，HSV1）感染引起的、以疱疹性口炎为主要表现的疾病。病毒传播媒介为患者唾液或者疱液。本病传染性强，资料表明，超过 2/3 城市人群血清中有抗 HSV1 抗体。1%～2%成人和 5%～8%儿童唾液中有 HSV1 颗粒排出。

1. 病毒的抗原成分　HSV-1 是直径为 100～200nm 的 DNA 病毒。其介导机体免疫应答的主要抗原成分是病毒包膜糖蛋白（membrane glycoprotein），已知的有 11 种；分别称为 gB、gC、gD、gE、gG、gH、gI、gJ、gK、gL 和 gM。其中 gB 和 gD 是病毒配体（ligand），与病毒吸附于特异性细胞受体的作用有关，能诱导宿主产生特异性抗体。gC 能与 C3b 结合而通过替代途径激活补体系统，gE、gI 则与 IgG 受体 FcγR 互相作用。其他包膜蛋白作用尚不明确。

2. 感染与发病　HSV1 能感染所有年龄段的人。该病毒感染通常分为原发性感染和继发性感染。原发性感染多发生于婴幼儿或青少年，常为隐性感染而无临床病变，如果发病，最常见的是疱疹性口炎，也可能是咽炎或扁桃体炎。原发感染后，病毒常在感染者的三叉神经节内终身潜伏，随时可被激活而引起继发性疱疹性口炎，因此本病容易复发。

3. 单纯性疱疹的免疫反应

（1）原发性感染：指机体内无抗 HSV1 循环抗体时的感染。病毒颗粒进入宿主细胞，并在细胞核表达 HSV1 基因。受到刺激的感染细胞分泌 IFN，激活巨噬细胞。但是HSV1早期病毒基因表达产物有抑制 APC 将 MHC-Ⅰ/病毒抗原呈递到其膜表面的作用，以致淋巴细胞不能进行特异性免疫应答。通常认为机体在原发性 HSV1 感染早期依赖非特异性免疫系统阻止病毒扩散。

（2）潜伏感染：HSV1 有潜伏感染的特点。原发性感染的病毒可以沿感觉神经蔓延至三叉神经节潜伏。HSV1 在三叉神经节短暂复制时，节内神经元细胞表面可检测到HSV1糖蛋白抗原。神经元细胞周围有大量 $CD8^+$ T 细胞和少量 $CD4^+$ T 细胞浸润，并伴有 TNF-α 和 IFN-γ 的释放。它们的包围可能是 HSV1 被限于潜伏状态的原因。

（3）继发性感染：原发感染后，机体产生抗 HSV1 的循环抗体，但是该抗体并无保护作用。在机体抵抗力下降等情况下，潜伏的 HSV1 可沿神经干向神经末梢迁移，并在上皮细胞内复制，引起继发性病变。说明体液免疫对 HSV1 的防御作用不明显。在继发性病变中，$CD4^+$ T 细胞替代 $CD8^+$ T 细胞行使细胞毒作用。其机制是 $CD4^+$ T 细胞分泌的 IFN-γ 能阻止病毒基因产物对 MHC-Ⅰ分子的抑制作用，以及刺激上皮细胞 MHC-Ⅰ和 MHC-Ⅱ分子的高表达，使 $CD4^+$ T 细胞能直接攻击被 HSV1 感染的宿主细胞而造成病变。由 $CD4^+$ T 细胞替代 $CD8^+$ T 细胞行使细胞毒作用是在 HSV1 感染常见的细胞免疫应答现象。

（4）免疫学检查：多数人血清抗 HSV1 抗体如抗 gB、gD 的抗体阳性，以及单纯性疱疹复发次数与血清 HSV1 抗体水平无关，进一步证明体液免疫保护作用有限。患者外周血淋巴细胞计数正常，但淋巴细胞释放的淋巴毒素与巨噬细胞抑制因子不足，说明细胞免疫功能有所下降，这都是 HSV1 容易反复发作的原因。

（二）口腔念珠菌病免疫

口腔念珠菌病（oral candidiasis）是白念珠菌感染引起的口腔黏膜病。本病曾经因为使用抗真菌药物而得到控制，但是 20 世纪 80 年代以来，HIV 感染、使用免疫抑制剂以及滥用广谱抗生素等情况又使临床病例有所增加。正常人群中白念珠菌带菌率约 1/6～1/3，真正发病的很少。健康人群对白念珠菌有较强的免疫力。通常认为口腔念珠菌是条件致病菌，口腔念珠菌病是“患病者的疾病”。强调在诊治本病的过程中需注意发病的背景，否则任何治疗都无济于事。所谓条件或背景就是各种原因导致的免疫机能低下。HIV 感染者几乎无例外地患有本病。

1. 白念珠菌的抗原性质　白念珠菌有与真核细胞类似的细胞结构，如细胞膜、细胞质及细胞核。它也有不同于真核细胞的结构，如细胞壁。白念珠菌的抗原性与其细胞壁结构有关。其细胞壁的主要成分为多糖、蛋白质、脂质及无机盐。多糖以两种形式存在，一种为构成胞壁骨架（skeleton）的不溶性多糖；另一种为与蛋白质、脂质混合组成充填在胞壁骨架间隙里的基质。骨架多糖主要成分为 β 葡聚糖，具有维持胞壁坚硬的作用，也是激发宿主免疫应答的主要抗原分子。基质主要成分为甘露聚糖蛋白复合物，分散于葡聚糖分子之间，组成胞壁表面结构，是白念珠菌的主要抗原受体分子和部位。甘露聚糖侧链是抗原决定簇结构。白念珠菌的血清型由甘露聚糖的不同侧链结构决定。

2. 白念珠菌病的免疫反应

（1）非特异性免疫：完整的黏膜上皮、唾液的清洁作用、唾液 SIgA、龈沟液 Ig、补体以及正常人血清中含有的白念珠菌凝集因子（agglutinin）等，都有利于机体预防感染白色念珠菌。感染后，组织中的巨噬细胞和中性粒细胞能直接吞噬、杀灭白念珠菌并分泌细胞因子。在菌丝侵入部位的上皮浅层，出现主要由中性粒细胞形成的微小脓肿，显示局部强烈的白细胞趋化作用。机体对朗格汉斯细胞和巨噬细胞作为 APC，将 MHC/抗原复合物呈递给 T 细胞。

（2）特异性免疫：本病患者血清抗白念珠菌抗体水平升高，唾液 SIgA 的含量明显增加，说明了机体的体液免疫效应。但是一般认为宿主针对白念珠菌的细胞免疫更为有效。依据是仅有 B 细胞功能缺陷者，如性联无 γ 球蛋白血症（sex-linked agammaglobulinemia）患者口腔念珠菌病患病率无明显升高。而仅有 T 细胞免疫功能缺陷者，如部分或全部的 DiGeorge综合征（DiGeorge syndrome）患者则易发生本病。

（三）口腔扁平苔藓免疫

口腔扁平苔藓（oral lichen planus，OLP）是比较常见的皮肤黏膜病。同时出现皮肤和粘膜病变的病例约 10%，本病和多种致病因素相关。全身因素主要是免疫，其他还有遗传、内分泌、精神紧张及系统性疾病等。局部因素有慢性物理性损伤、化学物质刺激等。也有人推测可能和病毒或细菌感染有关，但是迄今未获证实。

多数 OLP 的临床诊断并不困难。病理诊断的原则是在临床表现基础上，根据上皮基层液化变性、锯齿状钉突及固有层内淋巴细胞浸润带等镜下表现，做出“慢性炎症，倾向于扁平苔藓”的诊断。这也说明，即使是未知的不同因素致病，引起的病理表现都是以淋巴细胞浸润为主的慢性炎症。

由于 OLP 病因不明，无从讨论和认识引起疾病的抗原物质，但是病变的慢性炎症特征提示机体对未知致病因子有剧烈的免疫应答。

1. 非特异性免疫反应

(1) 角质形成细胞：是黏膜上皮的主体，主要起物理屏障作用。但是在 OLP 病变部位，角质细胞的 MHC-Ⅱ类分子和细胞黏附分子-1（CAM-1）表达明显提升。MHC-Ⅱ分子比 MHC-Ⅰ类分子的表达范围局限，通常见于巨噬细胞、树突细胞、胸腺上皮细胞、B 细胞及活化 T 细胞等。本病上皮角质细胞高表达 MHC-Ⅱ类分子说明局部免疫功能活跃。CAM-1 有活化 T 细胞功能，与 IL-1β、TNF-α 和 LPS 等诱导相关，也支持上皮角质细胞介入 OLP 的非特异性免疫效应。

(2) 朗格汉斯细胞：是正常上皮内唯一的 APC。OLP 上皮内朗格汉斯细胞数量成倍增多，细胞突起明显延伸，显示其功能的活跃。

(3) 巨噬细胞：正常上皮内无巨噬细胞。OLP 时，在上皮内抗原和/或细胞因子刺激下，固有层巨噬细胞能够突破基膜向上皮内移动（图 3-4），成为上皮内的兼有吞噬功能的又一种 APC。

2. 特异性免疫反应　OLP 主要是细胞免疫应答。上皮内有少量淋巴细胞浸润。固有层淋巴细胞浸润带中主要是 $CD8^{+}$T 细胞，浸润带内由 T 细胞分泌的 IL-6、GM-CSF 水平明显升高。固有层浸润细胞中也可见少量 B 细胞。病变部位上皮基膜有抗原-抗体复合物沉积现象说明本病也有体液免疫应答。

（四）良性黏膜类天疱疮的免疫

良性黏膜类天疱疮（benign mucous membrane pemphigoid，BMMP）又称瘢痕性类天疱疮（cicatrical pemphigoid）。本病以水疱为主，累及口腔、眼、生殖道、尿道及肛门等部位粘膜。口腔病损好发于牙龈，常表现为水疱破溃而形成的黏膜溃疡。主要病理特点为上皮基层细胞变性，基层下疱形成，上皮全层剥离，固有层胶原纤维水肿变性，上皮下有密集淋巴细胞、浆细胞及嗜酸性粒细胞浸润。本病是有自限性的慢性自身免疫性疾病。

1. 抗原　免疫荧光技术检查显示病损部位基膜区有抗基膜抗体阳性的荧光带，提示基膜是本病的自身抗原（autoantigen）。新的研究结果认为基膜与基底细胞连接复合体的半桥粒蛋白（hemi-desmoplakin）是本病抗原。

2. 抗体　沿 BMMP 基膜呈带状沉积的抗基膜抗体主要为 IgG，偶有 IgA、IgM。约 20%～40%患者血清中有低效价抗自身基膜抗体。

3. 补体　BMMP 基膜区和疱液内可检测到补体 C3。

4. BMMP 的免疫反应　BMMP 的发生与机体自身耐受机制被破坏有关。自身耐受是免疫系统区分自己和非己的基本和特有的性质。自身耐受的前提是机体内没有能够识别自身抗原的淋巴细胞。其基础是“克隆消除”和“克隆无反应”：凡是对自身抗原有免疫活性的 T 细胞和 B 细胞，在具备免疫功能前要么被消除，要么被灭活。BMMP 患者体内原来耐受基膜和半桥粒蛋白的淋巴细胞的识别功能发生变化，对它们产生了抗自身抗原抗体（autoantibodies），形成免疫复合物（immune complex）沉积于基膜区，继而激活补体导致基层细胞坏死。此过程也可称为Ⅱ型超敏反应。

（五）艾滋病（acquired immunodeficiency syndrome，AIDS）及口腔表现

AIDS 是"获得性免疫缺陷综合征"的缩写，曾经是迅速传播而又无法治疗的致命性疾病。目前已有许多种化学药物能够控制疾病进展，挽救病人的生命。其病原体为人免疫缺陷病毒（human immune-deficiency virus，HIV）。

1. HIV 感染与免疫缺陷　HIV 是一类逆转录病毒（retrovirus），它的主要结构包含在蛋白质核（core）内的 RNA 基因组、逆转录酶（reverse transcriptase）、核心多肽 P17 和 P24、磷脂外壳及外壳上的糖蛋白 gp120 和 gp41 等。病毒外壳的 gp120 和 gp41 对病毒感染至关重要。HIV 表现出明确的细胞亲和性，目标是免疫系统和中枢神经系统。它们能高亲和性地结合 $CD4^+$ T 细胞表面的 CD4 分子而黏附于细胞表面。（虽然巨噬细胞也表达 CD4 分子而能被粘附，但是因其数量少，并非 HIV 感染的主要途径。）然后在融合因子（fusin）的作用下，HIV 的表层与宿主细胞膜融为一体，并将遗传物质注入细胞。在宿主细胞内，HIV 的 RNA 通过逆转录酶转化成 DNA，在整合酶的作用下整合到宿主细胞基因组内，成为 HIV 的前病毒（provirus）。前病毒可保持静止数月或数年，不产生新的病毒，病人也不发病。一旦病毒被激发，病毒基因将利用宿主的转录和翻译体系进行表达、复制。

HIV 对免疫系统的损伤主要与 gp120 对 CD4 分子的特异趋向性有关。HIV 感染使 $CD4^+$ T 细胞溶解、功能丧失，导致免疫缺陷。HIV 复制速率极高，每天产生 10^{11} 个新病毒，它们能使全身 1% $CD4^+$ T 细胞死亡。正常人外周血中 $CD4^+$ T 细胞与 $CD8^+$ T 细胞比例为2∶1，本病患者 $CD4^+$ T 细胞与 $CD8^+$ T 细胞比例降低，甚至倒置至1∶2。患者淋巴组织和炎症部位 $CD4^+$ T 细胞数量减少是机体免疫力降低最直接和主要的原因。此外，游离的 gp120 能阻止 $CD4^+$ T 细胞与 APC 上的 MHC-Ⅱ分子相互作用，而诱导 T 细胞 CD3 和 CD4 表达下调而减弱其对巨噬细胞和 NK 细胞的调理作用也影响患者免疫功能。

2. HIV 感染与发病过程

（1）临床潜伏期：HIV 原发性感染后的表现比较复杂。初期可能无症状，也可能出现类似流感的发热、咽痛、皮疹和肌肉酸痛等一般症状。此时，病毒在机体内复制，主要出现于血液和脑脊液内。3～20 周可出现抗 HIV 血清抗体。初期过后，细胞外的病毒消失，病毒转而潜伏在 $CD4^+$ T 细胞、巨噬细胞及中枢神经系统的小胶质细胞内。临床表现为无症状的潜伏期，该期可数月或数年，甚至更长。

（2）AIDS 相关征候群（AIDS related complex，ARC）：潜伏期过后，许多患者发生全身性淋巴结肿大，免疫系统开始受到影响，部分病人发生 ARC。其特征是发热、腹泻、体重下降，发生口腔念珠菌病、带状疱疹及毛状白斑（hairy leukoplakia）等。ARC 患者免疫系统异常，外周血 $CD4^+$ T 细胞与 $CD8^+$ T 细胞比例明显下降。ARC 之后便进展为 AIDS。也有部分患者不经 ARC 阶段，直接发生 AIDS。

（3）AIDS：AIDS 病人 $CD4^+$ T 细胞严重减少和免疫缺陷。其诊断原则是"在血清学检查阳性的基础之上，出现卡波西肉瘤（Kaposi's sarcoma，KS）和至少一项机会性感染（opportunistic infections）"。机会性感染是指在一般人群中不会出现，只有缺乏体液免疫或细胞免疫时才发生感染并引起疾病的特殊感染。典型的机会性感染是卡氏肺囊虫肺炎（pneumocytis carinil），它在 AIDS 患者中的感染率超过 50%，属于致命性感染。

3. AIDS 的口腔表征　或称作与 HIV 感染相关的口腔表征，可以分为三组：

（1）第一组：与 HIV 感染密切相关的病变。

①念珠菌病（candidiasis）；

②毛状白斑（hairy leukoplakia）；
③卡波西肉瘤（Kaposi' s sarcoma）；
④线性牙龈红斑（linear gingival erythema）；
⑤坏死性牙龈炎（necrotizing gingivitis）；
⑥坏死性牙周炎（necrotizing periodontitis）；
⑦非霍奇金淋巴瘤（non-Hodgkin's lymphoma）。
（2）第二组：与 HIV 感染有关的病变。
①结核分枝杆菌感染（mycobacterial infection）；
②黑色素性过度色素沉着（melanotic hyperpigmentation）；
③坏死性口腔炎（necrotizing stomatitis）；
④涎腺疾病（salivary gland diseases）；
⑤血小板减少性紫癜（thrombocytopenic purpura）；
⑥病毒感染（单纯性疱疹病毒、人乳头瘤状病毒等）。
（3）第三组：与 HIV 感染可能有关的病变。
①细菌感染（以色列放线菌等）；
②杆菌性上皮样血管瘤病（bacillary epithelioid angiomatosis，BEA）；
③药物反应（溃疡、多形性红斑、苔藓、中毒性表皮松解症）；
④真菌感染（除念珠菌，如新型隐球菌、组织胞浆菌等）；
⑤神经系统紊乱（面神经麻痹、三叉神经痛）；
⑥复发性阿弗它口腔炎（recurrent aphthous stomatitis）；
⑦病毒感染（巨细胞病毒等）。

六、肿瘤免疫（Immunity to tumor）

肿瘤（这里指癌或肉瘤）是以浸润和/或转移到邻近或其他部位器官组织中失控性生长，对机体造成危害的疾病。肿瘤免疫的内容主要包括研究肿瘤抗原、机体对肿瘤抗原的免疫应答和结果、肿瘤细胞的免疫逃逸以及对肿瘤的免疫防治。

肿瘤是全身性疾病，口腔颌面部肿瘤免疫与其他部位肿瘤基本相同，只是由于器官解剖和组织结构的特殊性而略有差异。

（一）肿瘤抗原

肿瘤抗原是细胞恶变过程中表达的特异或相对特异的蛋白质，是体内的新抗原（neoantigen）。它是肿瘤免疫应答的前提和基础，也是肿瘤免疫应答的靶点（target）。肿瘤抗原可分为肿瘤特异性抗原（tumor-specific antigens，TSA）和肿瘤相关抗原（tumor-associated antigens，TAA）。

1. 肿瘤特异性抗原（TSA） TSA 是只有肿瘤细胞表达、正常细胞不表达的抗原。TSA 的生成大多是基因突变的结果。所谓突变基因就是癌基因，癌基因导致细胞表达的蛋白质分子中的 T 细胞或 B 细胞表位（epitope）发生变化：①出现新的 T 细胞或 B 细胞表位；②T 细胞或 B 细胞表位发生变化；③丢失原有 T 细胞或 B 细胞表位。前两种情况使癌细胞表达产物抗原性改变而形成 TSA。严格意义的 TSA 是通常所指癌基因表达的蛋白质产物中的表位片段。

癌基因表达的蛋白质产物是 TSA 的分子基础。癌基因在肿瘤有广泛表达，如*c-erb*B-2在乳腺癌表达率为50%；*ras*在90%胰腺癌和50%结肠癌表达；p53基因与头颈部癌、肝癌、肺癌及乳腺癌等多种肿瘤相关。由于癌基因表达产物同样具有抗原特异性，因此癌基因产物被当作TSA而广泛研究。癌基因产物是探寻肿瘤免疫治疗的标靶、T细胞介导的免疫治疗及制备肿瘤疫苗等技术的基础。

2. 肿瘤相关抗原（TAA） TAA是肿瘤细胞和正常细胞均可表达的抗原，但是肿瘤细胞的表达明显高于正常细胞。这类抗原有多样性表型的特点，如人黑色素瘤（melanoma）的TAA在50%以上黑色素瘤表达，也在25%乳腺癌表达，正常细胞则有低表达。

TAA中有一类抗原称为肿瘤胚胎抗原（oncofetal antigen）。它们是肿瘤细胞处于异常活跃的生长与分化状态，对相关基因失去控制而表达了胚胎阶段才表达的抗原。目前所知的有甲胎蛋白（alpha-fetoprotein，AFP）、癌胚抗原（carcinoembryonic antigen，CEA）及胚胎硫糖蛋白。肿瘤胚胎抗原检测已用于临床，如AFP是肝癌相关抗原，含量过高对肝癌有诊断意义。颌面部癌患者有血清CEA升高的现象，以CEA检测结合放射性标记的抗体显像技术，对诊断肿瘤部位、范围、淋巴结转移及扩散等有很大的帮助。

（二）抗肿瘤免疫

机体抗肿瘤免疫体系每天都无数次成功地监视和消灭恶变细胞。一旦发生肿瘤，就可以认定机体抗肿瘤免疫效应失败。然而从逻辑上说，如果没有发生肿瘤，就无法证实体内是否出现过恶变细胞，也就无法证明体内有哪些具体的抗肿瘤免疫机制在起作用。通常以体外实验结果间接证实抗肿瘤免疫效应。

1. 非特异性免疫反应

（1）巨噬细胞的抗肿瘤作用：巨噬细胞能够通过其膜受体识别肿瘤细胞表面异常抗原，或者利用抗体FcR间接识别被抗体结合的肿瘤细胞，从而发挥其吞噬或杀伤活性。巨噬细胞还能够在T细胞分泌的巨噬细胞活化因子（macrophage activating factor，MAF）、IFN-γ和TNF的作用下被激活，成为强细胞毒性细胞，杀伤肿瘤细胞。病理资料显示，肿瘤组织周围的巨噬细胞浸润程度越高，肿瘤扩散和转移概率越低，患者预后越好。但是另有资料表明，有些浸润到肿瘤组织内的巨噬细胞，不仅不能杀伤肿瘤细胞，反而因其分泌EGF、TGF-β等细胞因子而促进肿瘤生长和扩散。因此巨噬细胞在抗肿瘤免疫应答中可能具有双重意义。

（2）NK细胞的抗肿瘤作用：NK细胞具有天然的“广谱”抗肿瘤效应，可以直接杀伤或以分泌细胞毒性因子方式杀伤肿瘤。其杀伤作用无特异性与MHC限制性，是机体早期抗肿瘤免疫的重要效应细胞之一。

2. 特异性免疫反应

（1）体液免疫应答：抗肿瘤体液免疫应答有三种情况：①IgM和IgG在补体存在的条件下有溶解肿瘤细胞的作用；②抗肿瘤细胞抗体能够致敏肿瘤细胞而诱导巨噬细胞的破坏作用；③用抗肿瘤细胞抗体直接作用于肿瘤细胞表达的黏附分子，能够干扰和降低肿瘤细胞转移过程中与组织的粘附。

（2）细胞免疫应答：在抗具有免疫原性肿瘤的免疫过程中，T细胞介导的免疫应答起重要作用。肿瘤抗原主要诱发两类亚群T细胞发生反应：

①MHC-Ⅱ抗原限制性T细胞，主要是$CD4^+$ Th1细胞。它们在经APC加工、并由APC表面MHC-Ⅱ类分子呈递的肿瘤抗原刺激下致敏，通过分泌TNF和IFN-γ等细胞因子直接杀伤肿瘤细胞，或者诱导肿瘤细胞MHC-Ⅰ类分子上调，使之更容易被CTL识别和

杀灭。

②MHC-Ⅰ抗原限制性T细胞，即$CD8^+$T细胞，它们接受由MHC-Ⅰ类分子递呈的肿瘤抗原，并在Th1细胞产生的细胞因子协助下，分化为CTL。CTL是抗肿瘤免疫中最主要的免疫效应细胞。有两个效应机制：一是通过CTL表面的TCR特异性识别并结合肿瘤细胞抗原，从而直接杀伤肿瘤细胞；二是通过分泌IFN-γ和TNF等细胞因子来杀伤肿瘤细胞。

（三）肿瘤的免疫逃逸机制

肿瘤的发生起始于调控细胞分化的基因发生突变。有资料显示人体每天突变的细胞可能有10^7～10^8个之多，但是大多数人终生并未发生肿瘤。目前被接受的免疫监视（immune surveillance）学说对此作出解释，该学说认为机体免疫系统始终监视着组织和细胞，并且通过细胞免疫系统特异性地识别并杀伤突变细胞，在其未形成肿瘤前便予以清除，否则肿瘤便形成和发展。但是这种突变的肿瘤细胞往往具有逃逸宿主免疫系统监视的机制，使宿主不发生有效的抗肿瘤免疫攻击或者逃避抗肿瘤免疫攻击，这种现象称为肿瘤的免疫逃逸（immune escape）。虽然其机制相当复杂，涉及许多因素，但主要与肿瘤细胞和宿主免疫系统相关。

1. 与肿瘤细胞有关的因素

（1）肿瘤抗原的变异（variation of tumor antigens）　肿瘤细胞基因频繁突变，产生新的突变克隆（mutant clone），其表达的肿瘤抗原不断变异，使免疫系统难以产生免疫记忆和有效的免疫应答，成为新的肿瘤细胞株。

（2）MHC-Ⅰ类分子表达水平下调（down-regulation of MHC-Ⅰ expression）：通常肿瘤细胞MHC-Ⅰ类分子表达低下，无法在细胞表面递呈肿瘤细胞特有的抗原肽，因而CTL不能有效地识别。

（3）抑制宿主的抗肿瘤特异性免疫：一些肿瘤细胞能分泌TGF-β、IL-10及前列腺素E2等对T细胞、NK细胞及巨噬细胞有抑制作用的可溶性因子，干扰抗肿瘤特异性免疫。

（4）肿瘤表达抗原调变作用（antigenic modulation）：肿瘤抗原与抗体分子结合，形成的抗原-抗体复合物往往被肿瘤细胞内吞，造成肿瘤细胞表面多种抗原消失，使之能逃避抗体介导的抗肿瘤免疫效应。

此外，还有肿瘤细胞的“偷渡”（sneaking through）、细胞免疫原性差、肿瘤细胞抗凋亡及肿瘤细胞缺乏共刺激信号等因素。

2. 与宿主免疫系统相关的因素　主要指宿主免疫功能低下或免疫耐受，以及APC的抗原呈递功能低下等。

（四）肿瘤的免疫治疗

免疫学方法一直被认为是预防和治疗肿瘤的理想途径之一。尽管肿瘤免疫治疗的临床探索已有近百年历史，但是直至20世纪80年代，由于分子生物学理论和基因工程技术进步带动了分子免疫学的迅速发展，才有了质的进展。肿瘤的免疫治疗包括使用肿瘤疫苗（主动免疫）、抗肿瘤细胞因子、细胞、抗体（被动免疫）等。目前临床主要应用被动免疫治疗方法。

1. 细胞因子免疫治疗

（1）IFN-α及TNF-γ：它们具有上调MHC-Ⅰ分子表达和增强NK细胞活性的作用。在体外实验中，IFN-α与TNF-γ联合使用，对口腔鳞状上皮癌有明显的抑止作用。临床上对面部皮肤基底细胞癌和鳞状上皮癌有一定疗效，但是副作用过强。

（2）IL-2：用IL-2活化的NK细胞能使体外培养的颌面部肿瘤细胞坏死。临床应用IL-2后，患者外周血T细胞和NK细胞数量、活性明显增加，血液IL-1、IFN及TNF含量升高。副作用明显，通常与抗肿瘤免疫细胞联合应用。

临床上使用的细胞因子还有G-CSF和GM-CSF等。

2. 细胞免疫治疗　指从患者的血液或肿瘤组织中分离干细胞、淋巴细胞、NK细胞及树突细胞等潜在或已经具有抗肿瘤能力的免疫细胞，在体外快速、大量扩增，回输给患者以增强抗肿瘤免疫能力的方法。同时还能用细胞因子调理扩增细胞，增强回输细胞的抗肿瘤能力。例如：在体外扩增肿瘤抗原特异性的CTL和活化的巨噬细胞。用IL-2活化、扩增从肿瘤组织分离出的肿瘤浸润性淋巴细胞（tumor infiltrating lymphocyte，TIL）。用IL-2在体外刺激患者外周血淋巴细胞，得到LAK等。

3. 抗体免疫治疗　抗体免疫治疗是目前肿瘤免疫治疗很受重视的方法。它是利用抗原与抗体特异性结合的原理，即单纯的或偶联放疗、化疗药物的肿瘤抗原特异性的抗体与肿瘤细胞抗原发生特异性结合后，发挥“生物导弹”作用而消灭肿瘤细胞。目前此方法是肿瘤免疫治疗研究的热点，并已有一些能供临床应用的产品。虽然这类产品价格昂贵，但是与细胞免疫治疗方法相比更为便捷，有良好的发展前景。

七、移植免疫（Immunity to transplantation）

移植是将个体的细胞、组织或器官作为移植物（graft）植入另一个体的过程。提供移植物的个体称为供体（donor），接受移植物的个体称为宿主（host）或受者（recipient）。根据供体和受者之间关系，移植分为4种：自体移植（autotransplantation）、同种同型移植（syngeneictransplantation）、同种异体移植（allotransplantation）、异种移植（xenotransplantation）。其中同种异体移植和异种移植会发生免疫排斥（transplantation rejection）。免疫排斥主要指宿主免疫系统对移植物发生免疫应答，导致移植物变性甚至坏死的过程；还包括移植物内免疫细胞对宿主组织的免疫应答，导致宿主组织的病变。显然，免疫排斥成为移植是否成功的关键。由于移植物来源的限制，目前临床应用最广的是同种异体移植。相应地说，移植免疫的主要内容是认识、避免或抑制同种异体移植的免疫排斥，使这类移植获得成功。

（一）MHC与移植免疫排斥

导致免疫排斥的主要原因是移植抗原即MHC分子的差异性（differentiation）。有差异的MHC-Ⅰ分子在同种异体移植中的作用是诱导宿主产生抗体和CTL，表面带MHC-Ⅰ分子的细胞成为CTL排斥的标靶。MHC-Ⅱ分子在移植排斥中非常重要，又以DR抗原最重要，它主要活化Th细胞而介导免疫应答。器官移植与宿主的MHC-DR的配型越好，免疫排斥越弱，移植就越有可能成功。通常认为在移植免疫中MHC-Ⅰ分子比MHC-Ⅱ分子的影响小。

1. 混合淋巴细胞反应（mixed lymphocyte reaction，MLR）　MLR是证明T细胞识别异体MHC分子的经典实验。将两个同种异体个体的外周血单个核细胞（peripheral blood mononuclear cells，PBMC）群在体外混合培养，培养体系中具有同种异体抗原特异性的T淋巴细胞会被激活并开始增殖。细胞增殖数量可以用导入^{3}H-胸腺嘧啶方法测定，培养体系中测得的放射性越强，说明合成DNA越多，增殖细胞越多，反应越强。

培养体系中的双方互相激活并都开始增殖的现象叫做双向MLR。如果用X线照射或用丝裂霉素C处理其中一个的PBMC群，使之失去增殖能力后参与反应，仅由未处理PBMC

群在该个体刺激下发生增殖反应则为单向 MLR。

2. T 细胞对同种异体 MHC 分子的识别

(1) TCR 对同种异体 MHC 分子的直接识别 (direct recognition)：宿主淋巴细胞 TCR 直接识别进入其淋巴组织中的移植物 MHC 分子而介导免疫应答。机制是 TCR 与异体 MHC/抗原肽之间的交叉反应。宿主 T 细胞在胸腺发育过程中，凡是与自身 MHC 分子过于亲和的 T 细胞均被消除，因而在发育成熟的 T 细胞中，就先天存在大量能识别与宿主 MHC 分子有差异的移植物 MHC 分子。异体 MHC 分子与宿主 MHC 分子的差异越大，反应越强烈。直接识别在移植排斥反应早期起主要作用。

(2) TCR 对同种异体 MHC 分子的间接识别 (indirect recognition)：移植物 MHC 分子进入宿主体内，被 APC 认作普通外来抗原一样被吞噬、处理、呈递给 Th 细胞，Th 细胞活化并介导针对异体 MHC 分子的特异性免疫应答。间接识别途径引起的排斥反应比较慢，但是对免疫反应有放大和维持作用。间接识别在迟发性移植排斥反应中起主要作用。

(二) 同种异体移植排斥反应

根据移植物被宿主排斥的速度，可将移植排斥反应分为超急性 (hyperacute rejection)、加急性 (accelerated rejection)、急性 (acute rejection) 和慢性 (chronic rejection) 四类。此外，同种异体移植还可能发生移植物抗宿主反应 (graft versus host reaction，GVHR)。

1. 超急性排斥反应　超急性排斥反应发生于移植术后数分钟至数天内。主要表现是宿主血管与移植物血管吻合后，移植物血管发生栓塞。其病理特点是血栓形成早于血管炎，原因是宿主体内抗移植物 MHC-Ⅰ分子的天然抗体 (natural anibody) 与移植物血管内皮表面抗原结合后激活补体，刺激内皮细胞，诱导血小板黏附和凝聚，引起血管栓塞，产生不可逆的缺血性损伤甚至坏死。最典型的天然抗体是抗 ABO 血型抗原的抗体。

2. 加急性排斥反应　加急排斥反应发生于移植术后 1～3 天，是 CTL 介导的针对移植物免疫应答引起的该移植物实质细胞变性坏死。原因是宿主在接受本次移植之前，已经被供体 MHC 分子致敏。加急排斥反应的机制是免疫记忆。

3. 急性排斥反应　急性排斥发生于移植手术后 1 周左右。可分为急性细胞排斥和急性体液排斥。

(1) 急性细胞排斥：病理特点是移植物实质细胞坏死，其效应机制包括巨噬细胞和 NK 细胞诱导的细胞溶解作用，以及同种异体反应性 CTL 对移植物细胞识别和溶解。

(2) 急性体液排斥：特点是血管炎 (vasculitis) 和血管坏死，由抗内皮细胞 MHC 分子的 IgG 介导，激活补体系统，引起血管内皮细胞的直接溶解。此过程有淋巴细胞参与：淋巴细胞对血管内皮细胞 MHC 分子进行免疫应答，产生细胞因子，后者活化炎症细胞而引起内皮细胞坏死。因此急性体液排斥也称作急性血管排斥 (acute vascular rejection)。

4. 慢性排斥反应　出现于移植手术后数月乃至数年。主要表现是移植物血管腔变狭、血管栓塞和组织坏死，导致移植物正常结构消失和纤维化。其机制尚未明确，一般认为慢性排斥与移植物血管内皮损伤引起的慢性缺血有关，也与宿主抗移植物同种异体抗原、抗体结合同种异体抗原的免疫复合物沉积、补体活化等效应有关。慢性免疫排斥是目前临床器官移植失败的主要原因。

5. 移植物抗宿主反应 (GVHR)　GVHR 是移植物内的淋巴细胞对宿主体内的同种异体抗原发生的免疫反应，大多发生于移植后 1～3 个月。在宿主免疫功能低下时，可导致移植物抗宿主病 (graft-versus-host disease，GVHD)，病变累及皮肤、黏膜、肝、小肠及免疫器官。严重的 GVHD 导致死亡。

（三）口腔移植排斥

口腔科临床进行的器官移植主要是牙齿和骨。口腔还是发生 GVHR 病损的部位。

1. 同种异体牙移植（tooth alloplasty） 异体牙移植的成败与移植后是否发生移植牙牙根吸收直接相关。通常认为导致牙根吸收的原因有感染、咬殆创伤、牙槽窝形状及免疫排斥等。临床资料显示，由于牙齿特殊的解剖位置和功能，即使自体牙移植都可能出现牙根吸收。因此对免疫排斥在异体牙移植过程中的重要性认识不一致。

（1）异体牙的抗原性

①MHC：异体牙与宿主接触部位为牙周膜和牙骨质。MHC-Ⅰ分子表达于牙周膜内有核细胞，如成纤维细胞、成牙骨质细胞、上皮剩余和血管内皮细胞等的膜表面，以及细胞性牙骨质中牙骨质细胞表面。MHC-Ⅱ分子可表达于牙周膜浸润细胞如活化 B 淋巴细胞表面。由于 MHC 分子在移植免疫排斥中的重要作用，在异体牙移植术前，通常需以理化方法彻底去除移植牙牙周膜，以消除 MHC 分子的影响而降低免疫排斥强度。

②一般抗原：异体牙根面牙周膜和牙骨质组织的各种蛋白质成分具有外来异物的免疫原性。

（2）异体牙移植的免疫排斥：目前对异体牙移植免疫应答的认识尚在探索中。

①特异性免疫排斥：以兔作为实验动物的两组实验能够证明异体牙能够介导宿主发生特异性免疫反应。一组实验将供体兔牙的牙骨质和牙周膜分别制备成悬浮液，致敏受者兔后，再将供体皮片移植给受体，出现 T 细胞介导的加急性排斥反应。另一组实验将除去牙周膜、封闭根尖孔并以胰蛋白酶处理根面残余软组织的供体兔牙移植入受体兔新鲜牙槽窝，然后将供体皮片移植给受者，也出现加急性排斥反应。说明受者兔在接受皮片移植前，已被异体牙牙骨质和牙周膜组织悬浮液中的 MHC 分子、移植牙牙骨质内 MHC 分子致敏，体内产生并潜伏 Tm 细胞。这些免疫记忆细胞在供体兔皮片 MHC 分子作为移植抗原二度出现时被激活而导致发生加急性排斥反应。

②炎症与免疫排斥：异体牙移植的免疫排斥与牙移植后，早期发生并延续进行的漫长炎症反应有密切联系。牙移植免疫排斥过程可能是这样一种模式：异体牙移植后宿主非特异性炎症细胞对牙根组织的作用引起牙骨质基质蛋白的分解和释放，这些游离的蛋白质以及其中的 MHC 分子被 T 细胞 TCR（经由 APC 抗原呈递作用）间接或直接识别，介导免疫应答，活化的淋巴细胞进一步和移植牙牙骨质中未被释放的一般蛋白质抗原以及 MHC 分子结合，并且引起新的细胞免疫和体液免疫应答。这些免疫反应又加剧牙骨质的分解，游离出更多抗原刺激宿主，如此反复，最终导致移植牙牙骨质吸收而移植失败。

2. 同种异体骨移植（bone alloplasty） 同种异体骨的骨细胞、血管内皮细胞及淋巴管中的免疫细胞表面均表达 MHC 分子。移植骨的蛋白质成分也是具有免疫原性的外来成分。骨移植的免疫排斥反应以 T 细胞介导的细胞免疫为主。通常器官移植成功的主要标准是移植器官在宿主体内存活和具有功能。骨移植成功的标准与此不同，骨移植的理想结局是移植骨吸收，由宿主新生骨取而代之。但是进行异体骨移植同样必须考虑移植骨的组织相容性配型和一般抗原性。理想的移植骨除了应该无抗原性或弱抗原性，还应该在宿主体内具有骨引导和骨诱导作用。即移植骨吸收快、宿主新骨形成快的特点。为此，临床经常用经过处理的同种异体骨进行骨移植。

（1）冷冻异体骨：－20～－196℃下保存 2 周以上的骨。特点是机械强度不变，抗原性下降。

(2) 冷冻干燥异体骨：冷冻至−85℃，并真空干燥。其抗原性低于单纯冷冻骨。但骨诱导作用也弱于冷冻骨。

(3) 部分脱矿异体骨和脱矿异体骨：以酸脱去无机盐成分及酸溶解性蛋白质，使它们的抗原性下降。部分脱矿异体骨和脱矿异体骨相比，成骨诱导性相同，机械强度较高。

（四）移植物抗宿主病的口腔表现

移植物抗宿主病（GVHD）指在组织或器官移植中，移植体如骨髓、肾及肝里含有的T细胞与宿主MHC分子的免疫应答反应（即GVHR）而引发的疾病，严重的GVHD导致死亡。GVHD的主要靶器官是皮肤、肝和胃肠道黏膜。口腔黏膜在组织学上是复层扁皮上皮，与皮肤相同，又和胃肠道同属消化道黏膜，GVHD病损发生率约60%～70%，唇与扁桃体为好发部位，其次为舌、颊等黏膜。

GVHD的口腔黏膜病变可以分为三阶段：①变性：大多在移植术5～6天后发生，临床表现为黏膜肿胀，镜下表现为上皮全层细胞内及细胞间水肿，基层及棘层细胞胞内空泡形成；②坏死：术后11～12天后发生，临床为黏膜丘疹，镜下可见黏膜深层上皮细胞干酪性坏死，炎症细胞浸润；③溃疡：多发生于术后2～3个月，黏膜溃疡形成，镜下表现为上皮脱落，溃疡底部及周围明显炎症细胞浸润。

虽然口腔黏膜不是GVHD最重要的靶器官，单纯的口腔病损并不致命，但是由于口腔病损有相对多发而又且便于观察的特点，在施行主要脏器移植后，密切观察口腔黏膜是否发生GVHD病损以及病损的程度，对于及早发现和控制GVHD有重要临床意义。

（第1～2节：张筱林，第3节：张筱林、邱晓彦）

参考文献

1. Roitt I M, Brostoff J, Male D. Immunology. 6th ed. London: Mosby, 2001
2. Abbas A K, Lichtman A H, Pober J S. Cellular and molecular immunology. 4th ed. Philadelphia: W. B. Saunders Company, 2000
3. Nisengard R J, Newman M G. Oral microbiology and immunology. 2nd ed. Philadelphia: W. B. Saunders Company, 1994
4. 陈慰峰，金伯泉．医学免疫学．第4版．北京：人民卫生出版社，2004
5. 刘建欣，郑昌学．现代免疫学——免疫的细胞和分子基础．北京：清华大学出版社，2001
6. 高晓明．医学免疫学基础．北京：北京医科大学出版社，2001
7. 张震康，樊明文，傅民魁．现代口腔医学．北京：科学出版社，2003
8. 王翰章．中华口腔科学．北京：人民卫生出版社，2001
9. 刘正．口腔生物学．第2版．北京：人民卫生出版社，2003
10. 牛忠英．口腔免疫学基础与临床．西安：世界图书出版社，2001

第四章　口腔分子生物学

Oral molecular biology

随着分子生物学理论和技术的发展，从分子水平认识和诊断疾病已经渗透到医学的各个学科，口腔科学也不例外。口腔组织发生的分子调控机制的研究、口腔遗传疾病致病基因的发现以及口腔多基因疾病的发病机制等的研究成果，为我们展示了从口腔组织发生到口腔疾病发病机制的分子调控网络，为我们从分子水平认识口腔疾病提供了宝贵的信息。随着科学的进步，还会有更多、更新的信息不断完善我们对口腔疾病的认识。本章仅介绍这一领域中的部分研究现状和成果，供大家参考。

第一节　口腔组织发育的分子生物学基础

Molecular biological basis of oral tissues development

一、颌面发育（Maxillofacial development）

（一）上腭发育的分子调控

唇腭裂（cleft lip and palate）是较常见的颌面部畸形，发病原因不十分清楚，但已发现一些因素与家族性唇腭裂有一定关系。上腭的发育受一些基因在时间和空间上的精密调控，研究表明，腭裂发生时有些发育基因的表达异常。通过基因敲除（gene knock-out）技术，发现有些基因或因子与腭裂的发生可能有一定的关系。动物实验研究也发现某些因素可导致实验性腭裂的发生。

人胚发育至第5周时，腭突（palatal shelve）开始发生，12周时完全融合形成腭。小鼠腭的发育大约在胚胎12～16天（E12～16）时。在腭发生过程中，腭突中嵴上皮细胞（medial edge epithelial，MEE）和腭间充质细胞（palate mesenchymal cell）分化和发育异常，使腭突上抬迟延或不能上抬，导致两侧腭突不能接触是腭裂发生的重要原因。

上腭发生基因调控的研究，多以小鼠为对象。现已发现一些基因异常或其产物的异常表达与腭裂的发生有一定的关系。如Shh、BMP、*Msx*1同源盒基因（homeobox gene），RB家族基因产物pRb、p130和p107、TBX22、Hoxa2等。在实验性腭裂的模型中，如视黄酸（retinoic acid，RA）和地塞米松（dexamethasone，EDX）诱发的腭裂，发现一些生长因子表达异常，预示与腭裂的发生有关。如转化生长因子家族（transforming growth factor family）、上皮生长因子（epidermal growth factor，EGF）、成纤维细胞生长因子受体1和2（fibroblast growth factor receptor 1，2，FGF-R1，FGF-R2）等。

1. pRB、p130和p107　它们是肿瘤抑制基因RB家族的基因产物，通过磷酸化调控其功能。在腭发生的重要阶段，功能型pRB（hypo-phosphorylated）占主导地位。在上腭生成过程中，胚胎侧腭突（继发腭）（embryonic secondary palate）可见pRB、p130/p107蛋白表达型的变化和磷酸化。另有研究表明，TGFβ是腭发育和形成的主要调节因子，在腭形成过程中能够选择性地调节 RB 蛋白的磷酸化。所以，TGF-β 的功能可能是在腭发生的过程中调控 RB 蛋白的功能。

2. *Msx*1 同源盒基因（homeobox gene） *Msx*1 突变与人类单纯腭裂和牙的发生有关。用 *Msx*1 缺陷鼠模型（有严重的颅面畸形，包括腭裂和牙齿缺失）研究，发现 *Msx*1 的表达限制在上颌第一磨牙的前部的腭间充质，*Bmp*4 和 *Bmp*2 在间充质（mesenchyme）的表达及 Shh 在中缝上皮（medial edge epithelium MEE）的表达都需要 *Msx*1 的介导。体内和体外研究都表明，由 *Msx*1 突变引起的腭裂，原因可能是腭间充质细胞增殖下降，而不是腭突融合失败。

3. 转化生长因子β（TGFβ） TGF 家族包括转化生长因子α（TGFα）和转化生长因子β（TGFβ）。TGFα 是由 50 个氨基酸组成的多肽，通过与受体结合发挥作用。TGFβ 有 5 种：TGFβ1～TGFβ5，具有调节细胞生长、分化的功能。TGF 受体有 3 种，Ⅰ型受体是接受 TGF 信号所必需的，其他 2 个受体的功能还不清楚。在小鼠胚胎 12～13 天时，腭突间充质和上皮均表达 TGFα，随着腭突的发育表达呈下降趋势，同时 TGF 的表达水平升高。TGFα 及受体在发育腭突的 MEE 细胞中广泛表达。它可刺激腭突细胞合成细胞外基质，对腭突的生长、上抬和融合都有重要作用。

在发育的腭突组织中，TGFβ1 散在分布。TGFβ2 和 TGFβ3 主要在 MEE 细胞表达，而在腭突融合形成的上皮条索中高度表达 TGFβ1 和 TGFβ3。TGFβ3 与腭突细胞的增殖分化密切相关，在上腭发育过程中起重要作用。在视黄酸 A 诱导的腭裂小鼠模型中，在胎鼠发育的各时期和各个部位 TGFβ3 的表达上调或下调。TGFβ3 在 MEE 的表达增强，可能促进了 MEE 的异常分化，影响 MEE 的增殖。从而影响了腭突的融合和生长。有研究显示，抑制 TGFβ3 的活性会阻碍腭突的正常融合。TGFβ3 的突变可以增加人和鼠腭裂的发生。

TGFβ1 在腭突的表达较弱，视黄酸诱导的腭裂模型中，TGFβ1 的变化主要发生在双侧腭突的接触融合期，此时 MEE 细胞 TFGβ1 的表达升高，可能与诱导 MEE 成熟分化，抑制中缝上皮带的形成有关。

4. 表皮生长因子（epidermal growth factor，EGF） EGF 是由 53 个氨基酸组成的多肽，通过与 EGF 受体（EGF-R）结合发生作用。它是上皮和间质培养物的有丝分裂原，可诱导体内和体外培养细胞的分化。应用免疫组化方法发现，EGF 存在于胎龄 13 天小鼠腭突上皮的所有区域。可促进腭突上皮细胞和 MEE 细胞的增殖，抑制 MEE 的凋亡，诱导 MEE 细胞的分化。RA 诱导的腭裂模型中 EGF 在腭突发育的早期表达较弱，随后增强，抑制了 MEE 的凋亡，促使 MEE 细胞的成熟分化，影响了中缝上皮带的形成和消退。

5. 成纤维细胞生长因子受体 1 和 2（fibroblast growth factor receptor，FGF-R1，FGF-R2） FGF-R1 和 FGF-R2 参与细胞的增殖和分化，在调控上皮一间充质相互作用中起重要作用。研究者用免疫组化方法进行了体内和体外标本的研究，发现 FGF-R1 和 FGF-R2 出现在上腭融合的全过程，在腭突上皮有特异表达。在中缝上皮接触期表达特别强，从中缝上皮形成一直持续到中缝的溶解。说明成纤维细胞生长因子信号在侧腭突融合的关键过程中起作用。FGF-R1 和 FGF-R2 在侧腭突间充质的表达说明，它们在中缝上皮融合后腭的分化和成熟中也发挥作用。

6. *Hoxa*2 在小鼠腭发育过程中起重要作用，在对小鼠腭发生过程的研究中发现，小鼠胚胎 12 天时，*Hoxa*2 基因在腭的间充质和上皮细胞都有表达，E13 时逐渐限制在腭突的顶端。E13.5 时，*Hoxa*2 蛋白在整个腭突都有表达，与腭突的生长方向有关，间接地指导腭突沿舌垂直生长。E14，腭抬高，在间充质内，*Hoxa2* 蛋白表达下调，但在中缝上皮有表达，并一直持续到两侧的腭突融合。E15，*Hoxa2* 在腭的表达下调，局限在鼻和口腔上皮。在苯妥英诱发的腭裂动物模型，*Hoxa2* mRNA 和蛋白的表达明显降低，表明 *Hoxa2* 基因在苯妥英诱发的腭裂中可能发挥了作用。

7. Thrombospondin，2 基因　对于正常腭的形态发生来说腭突的生长是非常重要的。腭突间充质的增殖是被转化生长因子 1（TGF1）调控的。几个途径可以活化 TGF1，包括 thrombospondin（TSP）。TSP1 是 TGF1 体内的重要活化因子。TSP2 的作用是通过结合到潜伏的 TGF-β 上抑制 TSP1 的活性。随着腭部的成熟，TSP2 mRNA 的转录明显减少。在腭突垂直生长期（vertical shelf stage），全部腭突间充质细胞的细胞外基质都有 TSP2 蛋白的表达。在腭突水平生长期（horizontal shelf stage），TSP2 蛋白主要位于上颌成骨中心的细胞外基质和骨。

8. TBX22　TBX22 在舌和腭的发育中起重要作用。在 X-连锁唇腭裂病人和舌系带短缩病人发现有 *Tbx22* 基因的突变。鼠的 *Tbx22* 编码 517 个氨基酸残基的蛋白质，与人的 TBX22 氨基酸序列 72%同源。人的 *Tbx22* 基因位于染色体 Xq21。原位杂交结果显示，在鼠的腭和舌的发育过程中，*Tbx22* 的表达在时间和空间上受高度严格的控制。

（二）面部发育的调控机制

面部发育缺陷的临床表型等有很多报道和研究，但相关的发育基础研究却较少。面中上部由前鼻突发育而来，发育早期，视黄酸信号传导通路调节维持关键调控分子的表达。Scheider 等对视黄酸信号传导通路调控鸡胚面部和前脑的发育进行了研究，在胚胎中加入外源性的特异性维生素 A 类似物，暂时抑制喙头部维生素和其受体的结合能力，结果产生了前脑发育不全、融合眼、前鼻突发生的结构——上喙部缺如。这些畸形是由于丧失了 FGF8 和 Shh 的表达，导致细胞凋亡增加，使前鼻突和前脑细胞增殖下降。通过加入外源性的维生素 A 或 FGF 和 Shh 蛋白，可以避免这些畸形的发生。说明喙头局部的维生素 A 启动了分子调节信号的级联反应，控制前脑和前鼻突的形态发生。

（三）唾液腺发育

唾液腺发育的启动和形态发生依赖于上皮和间充质细胞与细胞之间的交流。通过这种方式，将自分泌（autocrine）和旁分泌（paracrine）的信号传递给特定的基因，调控细胞的增殖和组织分化。这也是其他器官（牙、肺、泪腺等）形态发生分子调控的典型方式。

实验证实，胚胎颌下腺的间充质来源于颅神经嵴，与牙齿间充质来源不完全一样，牙齿间充质有两个来源：神经嵴和非神经嵴源性。在颌下腺的发育中，BMP、FGF 家族对腺管的形态发生起很重要的作用。在颌下腺发育启动和腺管发生阶段，FGF2/FGFR1，FGF8/FGFR2（Ⅲc），FGF10/FGFR2（Ⅲb）信号具有不同的旁分泌功能。

二、牙齿发育的分子调控机制（Mechanism of molecular regulation of tooth development）

发育生物学（developmental biology）是医学和生物学领域发展比较快的一个领域。分子生物学技术的进展加快了我们从分子水平认识牙齿发育的调控机制。通过对人类牙齿发育缺陷疾病相关基因的研究以及对动物胚胎模型的研究，发现了越来越多调控牙齿发育的基因。人类疾病动物模型的建立给我们研究疾病病因、诊断、治疗和预防提供了理想的平台。

随着对组织、器官发育分子调控机制认识的不断深入以及组织工程技术的不断完善，特别是干细胞的研究成果，让我们看到了组织和器官再生的希望，看到了牙齿再生的希望。

牙齿发育包括发育的起始、细胞分化和形态形成，此过程受上皮源性细胞和外胚间充质细胞间有序的相互作用的调控。早在20世纪50、60年代，胚胎学家就发现，细胞之间的信号传递是牙齿发育的重要特征。这一现象主要是指牙齿发育过程中上皮和间充质之间的相互作用和调控。

人的胚胎第七周，原发性上皮带（primary epithelial band）向深层生长，分裂为前庭板和牙板（dental lamina）。上皮—间充质相互作用的调控从牙板上皮细胞聚集，牙齿发育启动开始，一直延续到硬组织形成，也是牙齿发育研究的重点。目前对这一调控机制的认识还不够全面，还有很多问题需要更多、更深入的研究来解答。

20世纪80年代，人们才开始从基因水平认识牙齿的发育。越来越多的调控牙齿位置、形状、数量的基因被人们认识。到目前为止，所有在介导细胞交流（cell communication）中有重要功能的基因，也发挥着控制胚胎发育的重要机能。细胞的这种交流是由小的信号分子介导的，这些小的信号分子把信息传递到邻近细胞，影响它们的行为和进一步的分化。这个复杂的信号网络由十几个不同的信号分子及它们的受体和目的基因构成。它们包括细胞外信号分子、细胞核内转录因子和结构蛋白等。迄今为止，所有调控牙齿位置、形状、大小的分子也控制着机体其他器官的发育，也就是说，牙齿的发育没有特异的调控分子。

发育信号分子是一些小的蛋白质，在器官发生中介导上皮与间充质之间有序的相互作用，激发或抑制相关基因的表达。它们结合在靶细胞表面的受体上，引发细胞间一连串的级联反应，调控基因的表达。现在报道涉及牙齿发育的基因已有200多个，但哺乳动物的发育是一个十分复杂的过程，信号分子之间互相诱导，又互相抑制，构成庞大的网络系统，在器官形成过程中的不同时空发挥调控功能，对于这个网络的各个通路，目前认识还十分有限。在牙齿发育和形态形成中，研究较多的信号分子有成纤维细胞生长因子（fibroblast growth factor，FGF）、转化生长因子β（transforming growth factor β，TGF-β）、骨形成蛋白（bone morphogenetic proteins，BMP）、hedgehog（*Hh*）、*Wnt*、同源异型盒基因家族（homeobox gene）、*Notch*信号通路等。

（一）骨形成蛋白

骨形成蛋白（BMP）属于TGF-β超家族。目前已知BMP家族至少有15个成员，其中8个成员已在哺乳动物中确认并克隆成功。根据其氨基酸序列的同源性，又可将其分为BMP2、BMP4和BMP7三个亚群。BMP在牙胚、面突、眼、肾多种器官的发育中都有表达。BMP4信号传递的靶基因是homeobox基因*Msx*1。

BMP是牙齿发育的重要信号分子，几乎参与牙齿发育的全过程。牙胚发育的早期牙源性上皮合成BMP蛋白，诱导间充质很多基因的表达，包括*Msx*1。外胚间充质细胞聚集过程中就有Bmp2和Bmp4 mRNA的表达。

BMP4是牙齿发育中起诱导作用的信号分子之一，与牙齿发生的启动和位置的确定有关。在牙齿形态发生的过程中，介导上皮－间质相互作用。BMP4的表达早于任何形态变化（鼠E10.5）。胚胎小鼠在10.5（E10.5）～11.0周时，BMP4在上皮表达，并诱导其下方的间充质细胞表达*Msx*1。E11.5，BMP4的表达从上皮移至其下方的间充质细胞，并迅速上调*Msx*1与BMP4在相同位置的表达。Tucker等用下颌体外培养物加入外源性的BMP4，证实外源性BMP4可以替代内源性的BMP4在上皮诱导*Msx*1表达，加入BMP4抑制因子

noggin，内源性 *Msx*1 的表达被抑制。证实了上皮来源的 BMP4 负责发育早期 *Msx*1 的空间表达。BMP4 的移位是为了在将来牙齿形成的位置上调 *Msx*1 的表达，从而建立一个反馈圈，以维持两个基因在牙齿间充质细胞的表达。

FGF8 和 BMP4 一样，作为诱导信号，能够激发下游信号分子通过 *Msx*1 在牙源性间充质中表达，虽然两个信号分子都能诱导 *Msx*1 的表达，但 BMP4 和 FGF8 是不同的信号通路。

BMP2 主要分布在未分化的成牙本质细胞中，可能与牙齿发育启动和牙齿的定位有关。BMP6 在早期牙源性上皮，前期成牙本质细胞和成牙本质细胞中表达，在牙本质形成的整个过程中都有 BMP6 的表达。

（二）同源异型盒基因（Homeobox genes）家族

Homeobox 基因是一个大的基因家族。在胚胎发育期控制身体的部位和位置，决定轴向形状，如肢体前后的发育。在早期的颌面部胚胎组织中 Homeobox 基因广泛表达，参与牙齿发育的大部分过程：牙齿发育启动的调控、牙齿发育定位（location）、牙齿形态发生（morphgenesis）及牙齿形状的调控，在局部表达时提供牙齿形成位置的信息。

Homeobox 基因编码的蛋白在胚胎发育中参与形成确定位置信息的自身调控网络系统，对胚胎发育中许多组织和器官的形态发育模式的调控有重要的生理意义。它们通过严格的空间局限性表达模式传导相关的形态信息。现在发现与牙齿发育有关的 Homeobox 家族成员有 *Dlx*（distal-less genes）、*Lhx*、*Msx*（muscle segment genes）、*Pax*、*Barx*（Bax genes）等。

在小鼠胚胎第 11 天时，第一鳃弓的口腔表面特定位置的上皮细胞出现聚集，此时就观察到 *Lhx*6 和 *Lhx*7 的表达，*Lhx*6 和 *Lhx*7 的表达是由 *Fgf*8 诱导的。*Fgf*8 是牙齿发育启动级联反应的首要分子之一。

当口腔与非口腔的轴向位置在第一鳃弓确立之后，上皮源性信号分子，如 FGF8、SHH 及 BMP4 等发出信号激活或抑制间充质的下游相关基因，确立形成特定数量的牙胚。如上皮源性的 FFG8 促进 Homeobox 家族的 *Pax*9 在间充质的表达，而 BMP4 则抑制其表达。间充质中 *Pax*9 的表达确定鼠磨牙的发育部位，而 *Pax*9 的表达是受 FGF8、BMP4 和 BMP2 交互作用的结果。现在认为，上皮源性的信号分子促进或抑制间充质细胞某些信号分子的表达，间充质细胞的信号分子决定和控制牙齿发育的位置。

在帽状期和钟状期，牙胚中央的内釉上皮局部增厚，形成釉结节。釉结节是一个暂时性的结构，也是控制牙齿形状的信号中心。现在已经发现在釉结节表达的基因有 BMP 家族、TGFβ 家族、*Fgf*4、*Msx*、*Shh* 等十几个基因。

1. *Msx* 基因　*Msx* 家族是同源异型盒基因家族的重要成员，包含三个在染色体上不相连、但核苷酸序列相似的成员。在胚胎发育中，几乎所有器官发育过程中的上皮－间充质相互作用的部位都有 *Msx*1 和 *Msx*2 表达。在牙齿发育过程中，*Msx* 基因主要起信号介导和传递的作用。牙源性上皮分泌的 BMP4、FGF8 和 SHH 能诱导间充质中的 *Msx*1 的表达，并通过 *Msx*1 的介导，激发间充质中的 *BMP*4、*Fgf*3、*Lef*1 和 *Ptc* 等有关基因的表达并产生相关的形态变化。小鼠的 *Msx*1 和 *Msx*2 基因的表达模式与牙齿发生过程的形态学变化密切相关。*Msx*1 基因剔除的突变小鼠，牙齿发育停滞在蕾状期，而 *Msx*2 基因剔除的突变小鼠的牙齿发育表现出后期发育形态的缺陷。临床上，牙齿缺失与 *Msx*1 基因突变有关。1996 年，Vastardis 发现了一个缺牙（oligodontia）家族，所有缺牙家庭成员均伴有 *Msx*1 基因突变。

*Msx*1 位于染色体 4p16.1 上，与小鼠 *Hox*7 同源，*Msx*1 表达缺失可引起颌面部发育缺

陷，包括牙齿发育异常。转基因动物实验研究也表明，当给小鼠转入反义 *Msx*1，小鼠的牙齿和颌面部发育受阻。

*Msx*2 是在釉结中最早发现的同源异型盒基因。与 *Msx*1 不同，*Msx*2 在上皮源性和间充质细胞中都有表达，它可诱导牙胚上皮源性细胞的分化和内陷，促进牙胚发育进入帽状期并参与诱导釉龛（enamel niche）、釉索（enamel cord）及釉结（enamel knot）的形成。

在硬组织形成过程中，*Msx*1 和 *Msx*2 在基质分泌期和矿化阶段 mRNA 的表达量呈现互补关系。从出生后 3 天到出生后 14 天，*Msx*1 的表达逐渐增强，14 天时表达量最强。而 *Msx*2 的表达在出生后 3 天时表达最强，随后逐渐减弱。由此认为，*Msx*1 和 *Msx*2 在硬组织形成过程中可能存在遗传冗余（genetic redundancy）现象。

2. *Dlx* 基因　*Dlx* 和 *Msx* 一样，在牙齿发育中也扮演着重要的角色。*Dlx*1 和 *Dlx*2 双重突变可以使上颌磨牙的发育阻止在牙板期。虽然 *Dlx*2 在蕾状期磨牙间充质中表达的维持是 *Msx*1 依赖的，但在牙板期（lamina stage），既没有 *Dlx*2 表达的维持，在间充质中也没有 *Dlx*1 和 *Dlx*2 启动的激活。与 *Msx*1 突变使牙齿发育阻止在蕾状期相反，*Msx*1 和 *Msx*2 双重突变表现为一种早期的接近于牙板期阻止的表型，与 *Dlx*1 和 *Dlx*2 双重突变的表型相似。这一现象与 *Msx*1 和 *Msx*2 在牙源性间充质的功能性冗余相似。并支持这样一种模式，即在牙齿发育的启动阶段，在牙源性间充质中，*Msx* 和 *Dlx* 基因的功能是平行的。

（三）*Wnt* 信号途径

Wnt 信号途径在启动牙齿发育、调控牙齿形态发生等过程中发挥作用，是传递上皮一间充质间相互作用的信号。

Wnt 基因有近百个同源基因，统称为 *Wnt* 基因家族。*Wnt* 编码一类结构相似的分泌型蛋白。Frizzled 蛋白是 *Wnt* 基因的受体，家族成员有十余个。*Wnt* 信号蛋白与受体结合后，启动下游成分产生级联反应，*Wnt* 与下游成分 *Dsh*（disheveled）、ZW3/GSK3（zeste-white3/glycogen synthase kinase 3）、Arm/β-catenin 及辅助蛋白 Axin 等构成一个完整的信号途径，进行细胞内外的信号传递。

在牙胚发育的蕾状期，上皮信号是主导性的，蕾状期后，间充质转为主导地位。但也有学者认为两者均占主导地位，但牙胚发育的启动信号来源于上皮。Wnt 和 Bmp、Shh、FGF 等参与了上皮一间充质作用的信号传递。

Wnt 与 *Shh* 共同作用能确定牙源性上皮在口腔中的正确位置。Sarkar 等人用逆转录病毒转染下颌弓移植块，使其异位表达 *Wnt*7b。结果引起口腔上皮中 *Shh* 信号和上皮下间充质中 *Ptc*（*Shh* 的成员）的下调，牙齿发育停止。提示 *Wnt*7 可以抑制口腔上皮表达 *Shh*，而使其局限表达于牙源性上皮内，通过维持口腔上皮和牙源性上皮的界限，保证牙齿萌出的正确位置。

Wnt 和 *Bmp* 都能激活间充质细胞中的 *Lef*1，使两个信号途径相通。

（四）*Shh* 信号传导途径

Shh 是 Hedgehog（*Hh*）家族成员，在胚胎和器官的形成中起重要作用。Hedgehog 信号传导途径与多种器官的发育和形状形成有关，包括神经系统、骨骼系统、颅面结构和胃肠道等。*Hh* 家族至少有 3 个成员：sonic Hh（*Shh*），Idian Hh（*Ihh*），和 desrt Hh（*Dhh*）。Sonic hedgehog（*Shh*）是这个家族中表达最广泛的一个，编码一个信号多肽。参与 Hedgehog 信号传导通路的基因有 Patched（*Ptc*）、Smoothened（*Smo*）、Gligenes 和蛋白激酶 A

(Protein kinases A)。这些基因都是高度保守的，也存在其他种属中。

Shh 与许多器官发生的形状形成（pattern formation）密切相关，被认为是器官发生中形状形成的重要基因。*Shh* 缺陷的小鼠可以产生几种发育异常，包括神经管、中枢神经，脚，特别是严重的颅面缺陷。*Shh* 决定神经管的背腹形状、脚的前后形状、早期胚胎的左右对称以及体节的形状。

Shh 与牙胚的发生，牙冠形态的形成、牙釉质和牙本质的形成都有关系。*Shh* 在牙齿发育的起始阶段就开始在牙板表达，在蕾状期、帽状期、钟状期、钟状晚期一直到出生后，表达才逐渐减弱。在牙齿发育中，*Shh* 仅源于牙源性上皮。从牙源性上皮中去除 *Shh* 的遗传活性，可以影响牙齿的发育，影响间充质细胞和牙源性上皮细胞的层次结构，使细胞极性紊乱。有人用 Cre-loxP system 去除牙源性上皮 *Smo* 的活性，*Smo* 是传导所有 *Hh* 信号所必需的。所以，从牙源性上皮中去除 *Smo*，阻塞了 *Shh* 的传导通路，同时保护了正常间充质的传导通路。结果 *Shh* 依赖的反应仅发生在牙源性上皮本身，牙源性间充质一直到出生时发育正常。相反，牙源性上皮源性细胞的增殖、生长、分化和极性都发生了变化。说明 *Shh* 控制上皮细胞的增殖，细胞器的发育和极化。

Shh 在牙齿将要形成的位置上局限性地高度表达，保证了牙齿在特定的位置上形成。*Shh* 调控生长，决定牙齿的形状。如果在牙齿发育的早期，短暂去除 *Shh* 等位基因的活性，则会引起牙齿形态严重异常，牙齿变小，成釉细胞和成牙本质细胞的细胞极向和细胞层次结构紊乱。

在钟状晚期，即硬组织矿化期仍有 *Shh* 蛋白表达。蛋白的表达量随成釉细胞从分泌期到成熟期而逐渐减少。由此认为，*Shh* 在钟状晚期的作用与维持成釉细胞极性以及形成前期牙釉质的有序结构有关。

（五）TGFβ（transforming growth factor）及受体

TGFβ 超家族是由一组结构相关的细胞因子组成。它们具有多重生理功能，在胚胎发育的早期能够调节细胞生长、分化和凋亡，刺激细胞外基质的形成，调节机体损伤的修复。目前发现，至少有 35 个以上 TGFβ 超家族的基因与诱导胚胎发育和形态发生有关。TGFβ 基因及其受体基因均被发现在早期发育的牙胚组织中表达，与牙胚的发育、成牙本质细胞的分化及成牙本质的修复有关。不同的超家族成员在调控牙齿发育中起着不同的作用。

TGFβ 有 TGFβ1、TGFβ2、TGFβ3 和 TGFβ1β2 四个亚型。TGFβ 是由 2 个各含 112 个氨基酸的单体通过二硫键相连的二聚体多肽。三种亚单位的前体差别较大，分别由 390、414、412 个氨基酸残基组成。四种亚型成熟氨基酸的序列基因高度同源。由细胞分泌的 TGFβ 前原蛋白，在细胞外经过复杂的活化过程才具有活性。

TGFβ 分子信号是通过其受体丝氨酸/苏氨酸蛋白激酶的磷酸化而转导的。TGFβ 受体活化后，将信号传导给下游信号分子 SMADs，将细胞外的信号传递到细胞内。TGFβ 有Ⅰ、Ⅱ两型受体，属于转膜受体家族，靠近胞浆侧有丝氨酸/苏氨酸结构域。Ⅰ型受体还有甘氨酸和丝氨酸结构域（GS domain）。TGFβ 首先与Ⅱ型受体形成复合物，Ⅰ型受体再与复合物结合形成三元复合物，期间Ⅱ型受体的丝氨酸/苏氨酸蛋白激酶结构域将Ⅰ型受体的 GS 结构域磷酸化，激活Ⅰ型受体。活化的Ⅰ型受体作用于下游信号分子 SMADs，将 TGFβ 的细胞外信号传递到细胞核内，发挥基因调控作用。

SMAd 是 TGFβ 家族的细胞内信号分子，有 9 个成员，SMAD 1～SMAD 9。其中 SMAD 2 和 SMAD 3 是 TGFβ 细胞内特异的信号转导分子。SMAD 4 是信号中介分子，参与 TGFβ 家族所有成员的细胞内信号转导过程。

TGFβ1～TGFβmRNA 和蛋白的表达出现在牙齿发育的不同阶段。小鼠 E13d，TGFβ1 首先在口腔上皮表达，然后在外胚层间充质表达，最后定位于成牙本质细胞层。E16d，成牙本质细胞分泌胞外基质并开始矿化，此时 TGFβ 的表达较强。在基质分泌期，分化的成牙本质细胞有 TGFβ1 转录因子和蛋白的表达。TGFβ1 在成熟的牙组织中也有表达。当牙齿因龋或其他原因脱矿时，基质中残留的 TGFβ1 释放，促进成牙本质细胞的分化，介导牙组织的修复。体外实验也证明，TGFβ1、TGF3 可刺激成牙本质细胞的分泌活性，外源性 TGFβ3 可促进修复性牙本质的形成。

第二节　口腔疾病的分子生物学基础
Molecular biological basis of oral diseases

一、龋病相关因子（Relative factors in the development of caries）

龋病是由细菌、饮食和宿主等因素共同作用的结果。龋病的发生需要附着在牙面上的细菌（牙菌斑）、易被细菌发酵产酸的糖类及易感的宿主等因素。变形链球菌是主要的致龋细菌，与龋病的发病呈正相关，但不是唯一的致龋菌，其他还有黏性放线菌、乳杆菌、唾液链球菌和血链球菌等十余种细菌。变形链球菌的主要致龋能力表现在合成胞外多糖、产酸及对牙面的附着。在致龋的过程中，变形链球菌产生的葡糖基转移酶（glucosyltransferase，GTF）能利用宿主口腔环境中的蔗糖合成胞内、胞外糖，促进细菌的聚积及在牙面上的附着，维持细菌的生长、代谢和产酸。

（一）变形链球菌葡糖基转移酶（GTF）的基因型与致龋能力

GTF 是主要的致龋因素，GTF 可特异地利用蔗糖合成细胞外多糖，尤其是水不溶性葡聚糖（insoluble glucan，IG）与变链的致龋性密切相关。GTF 基因型的不同可能会导致菌株合成不溶性多糖能力的差异。

变形链球菌的 GTF 至少有 3 个亚型，GTF-Ⅰ、GTF-SI、GTF-S，分别由 *gtf* B、*gtf* C 和 *gtf* D 基因编码，其中 *gtf* B 编码的 GTF-Ⅰ催化水不溶性葡聚糖合成。*gtf* B 有 4425 个碱基，编码 1475 个氨基酸残基。*gtf* C 编码的蛋白质 GTF-SI 由 1375 个氨基酸残基组成，蛋白质的相对分子质量为 153kD。一些变形链球菌的 *gtf* B 和 *gtf* C 基因有多态性现象，一种是 5' 端编码区碱基的变化，另一种是 *gtf* B 和 *gtf* C 之间的同源重组。*gtf* B 和 *gtf* C 在染色体上紧密相邻组成了一个基因簇，这样有利于表达上的互相协调。从目前的研究看，*gtf* B 是与龋病关系最密切的因素之一，细菌的黏附能力与致龋性关系密切，如果将变形链球菌 *gtf* B 和 *gtf* C 基因中任何一个失活，都会引起变形链球菌体外依赖蔗糖的黏附性下降，使定菌鼠模型（gnotobiotic rat model）的龋齿发生率下降。也有实验证明，细菌黏附在牙面上，*gtf* C 起了主要的作用。对从高龋者和无龋者口腔中分离到的菌株的 *gtf* 基因分析显示，两者的基因型明显不同，认为 *gtf* 基因水平的变异可能导致细菌致龋能力的差异。

在龋的发病过程中，致龋菌通过代谢食物中的糖类产生的酸是最重要的致龋物质，变形链球菌能发酵多种糖类产酸，且耐酸产酸的能力强，产酸的速度快。细菌在酸性环境中生长和代谢糖类产酸的性能，包括基本耐酸性（constitutive acid tolerance）和耐酸反应（acid tolerance response，ATR）。

耐酸性是变形链球菌重要的致龋因素，是由多种遗传因素决定的，它的分子机制仍不十分清楚。目前已经分离并克隆到几个与耐酸有关的基因，如 ffh、fhs、和 dfp 等。

（二）防龋疫苗

第二次全国口腔健康流行病学调查（1995）结果显示，我国成年人患龋率高于 60%，龋病的防治工作任务异常繁重。40 年来人们一直致力于防龋疫苗的研究并取得了很大进展。随着免疫学、分子生物学和基因工程技术的发展，防龋疫苗的研究也经历了减毒疫苗、灭活疫苗、DNA 重组疫苗和 DNA 疫苗的过程，但疫苗的高效性、安全性等仍是尚待解决的问题。

龋病主要是由变形链球菌引起的感染性疾病，变形链球菌主要毒力因子——表面蛋白抗原（PAc）和葡糖基转移酶 GTFs 被认为是变形链球菌致龋的主要因素，也是防龋疫苗的主要免疫原。防龋疫苗抑制龋病的主要机制是通过主动免疫途径，诱导机体产生唾液特异性 SIgA抗体。SIgA 和抗 GTFs 的 SIgA 通过唾液、龈沟液到达易患龋的部位，干扰细菌在牙面的集聚和附着，抑制细菌的代谢。唾液中的免疫球蛋白是宿主抵御微生物侵袭的第一道防线，因而防龋疫苗的研究多试图通过刺激机体产生唾液 SIgA，达到抗变形链球菌的目的。

新型防龋疫苗的研制多采用基因工程技术，使用不同的载体，包括细菌载体、病毒载体和植物载体。免疫原形式有单一免疫原或嵌合式免疫原等。利用 DNA 重组技术将 PAc 和 GTFs 等抗原的基因克隆到原核表达质粒中，然后在工程菌中大量表达抗原并将其提取、纯化。通过黏膜或颌下腺区的皮下途径，诱导机体产生抗 PAc 和抗 GTFs 抗体，抑制变形链球菌与牙面的黏附，减少龋病的发生。优点是与传统方法制备疫苗的免疫原性相同，有较好的安全性和经济性。

可食用疫苗是目前防龋疫苗的一个研究方向。基因工程技术的不断完善打破了种属之间的界线，实现了动物、植物和微生物基因水平上的随意拼接。20 世纪 70 年代兴起的转基因技术已经培育了番茄、玉米、水稻等多种植物的转基因植株。高等植物细胞与动物细胞相似，具有一套完整的真核表达系统，使表达产物具有与动物细胞一致的免疫原性和生物活性。利用转基因植物作为生物反应器，将防龋免疫原基因引入植物内，生产能够使人体获得特异性抗体的可食用疫苗。有人利用转基因马铃薯等植物生产疫苗来预防细菌性腹泻和病毒性疾病。国内已有学者将变形链球菌表面蛋白基因唾液黏附区（saliva-binding region，SBR）与植物的高效表达质粒相连接，以番茄作为生物反应器来表达表面蛋白抗原的唾液黏附区。尽管利用转基因植物生产防龋疫苗还存在很多问题，但通过食物刺激局部黏膜产生抗体，达到防龋的目的，从经济效益和社会效益上都有其可取之处。

被动免疫途径也是预防龋齿的方法，国内外学者应用变形链球菌及其提纯的抗原免疫母鸡，从卵黄中提取卵黄 IgG 抗体（Yolk IgG antibody，IgY 或卵黄抗体），也具有一定的防龋效果，且不会产生心肾交叉反应性抗原，避免诱发自身免疫疾病，有较好的安全性。

龋病是一种多因素引起的常见病，发病率高，影响人们的生活质量，但不危及生命，所以，任何由于防龋免疫苗接种带来的副反应和潜在的危险都是难以被接受的。因此防龋疫苗必须绝对安全可靠、廉价易行。

二、牙周病相关因子（Relative factors in the development of periodontal diseases）

（一）牙周病相关易感基因

1. 多基因遗传病

多基因遗传病涉及多个基因，其中每个基因的变异或缺陷对疾病的发生（易感性）可能只起微弱的作用，这些基因的协同作用与特殊的环境共同导致了疾病。这些等位基因可存在于正常人群中，但具有此类等位基因越多，患病的可能性越大，一般称此类基因为易感基因(susceptibility gene)。易感基因决定了某些人对某种病的易感性，也可决定某些人对环境因素的反应。

多基因遗传病通常具有家族性聚集倾向，同卵双生的同病一致率高于异卵双生，先证者的各级亲属发病率均高于群体发病率，先证者同胞发病率低于1/2或1/4；与先证者的亲缘关系越近，发病率越高。

基因在决定个体表型方面起着决定性作用，通过赋予个体对疾病的易感性或抵抗力以及影响机体与环境因素的相互作用，基因对疾病的发生起着间接或直接作用。因此，人们希望通过识别疾病相关基因，实现多基因疾病的基因诊断和基因防治的目的。

2. 牙周病与易感基因

牙周病是一种病因复杂的多因素疾病，致病微生物、宿主易感因素和环境危险因素是牙周病的主要致病因素。牙周病的主要致病菌约10～20种，是以革兰阴性厌氧菌为主的微生物，致病菌的存在是牙周病发生的始动因子，宿主的易感性是基本因素。宿主的易感性可以影响牙周病发生方式、类型、进程和对治疗的反应。

特异的细菌激活组织内的免疫－炎症反应，引起牙周炎。近年的研究发现，白介素(interleukin，IL)、肿瘤坏死因子、中性多形核粒细胞 IgG Fc 受体（FcγR)、雌激素及维生素D受体等基因多态性可能控制着机体对致病菌感染的免疫应答及炎症反应的类型。一些研究表明，IL-1基因多态性与慢性牙周炎的炎症程度相关，Fcγ受体Ⅲb基因多态性可能与侵袭性牙周炎相关。维生素D受体的基因多态性可能与女性牙周炎有关。

①IL基因多态性与牙周炎易感性的关系

IL-1在机体对抗细菌的反应中起重要的调节作用，与各种急、慢性炎症疾病有关。被认为是主要的致炎因子。牙周炎症时的组织破坏多数是由于宿主的免疫炎症反应所致，免疫反应产生的炎症介质在炎症中起重要作用。不同个体对牙周炎的易感性不同，由于基因缺陷或失活而导致的免疫炎症反应可能会增加牙周炎的易感性。IL-1是牙龈和牙周炎症中的主要调控因子。由于炎症反应中各种细胞因子调节网络十分复杂，要弄清各基因与炎症表型之间的关系还需要很多的研究，但比较肯定的是，IL-1家族多态性对牙周炎发生、发展有重要影响。

IL-1是多功能细胞因子，包括IL-1α、IL-1β和IL-1ra。IL-1ra是IL-1受体的天然拮抗剂。IL-1α和IL-1β是两种功能相似的蛋白。角质细胞、成纤维细胞、内皮细胞和多数白细胞家族成员都有IL-1细胞表面受体。这些细胞对IL-1的活化非常敏感。IL-1可以激活几条信号传导通路，使受体诱导快速反应，如PGE2产物，也可诱导慢性反应，如蛋白的磷酸化和下游基因的转录。

IL-1家族的基因簇集在人类2号染色体长臂13区（2q13），包括IL-1A、IL-1B和IL-1RN，分别编码IL-1α、IL-1β和受体拮抗剂IL-1ra。IL-1A和IL-1B基因结构相似，均由7个外显子和6个内含子组成。IL-1RN由4个外显子和3个内含子组成。IL-1家族基因发生多态性的频率高，到目前为止，已经对IL-1家族基因多态性与牙周炎的易感性、严重程度、治疗效果等进行了广泛的关联研究，多数的研究认为这些基因型与牙周炎的易感性及严重程度等有关系，但也有少部分的研究得到的是无关联的结果。牙周炎是一种多因素疾病，目前，对于多因素疾病的疾病相关基因的研究还没有很理想的技术路线，对于各个基因之间的协同作用很难鉴定。从目前的研究结果看，基因型与种族有一定的关系。

② 中性多形核粒细胞IgG Fc受体（FcγR）基因多态性与牙周炎的关系

FcγR是IgG Fc段受体，主要表达于免疫细胞膜表面。在特异型抗体和效应细胞间发挥桥梁作用，使体液免疫和细胞免疫紧密相连。FcγR包括FcγRⅠ（CD64）、FcγRⅡ（CD32）和FcγRⅢ（CD16）三个亚型。FcγRⅡ有三种形式，分别通过不同的胞内区发挥不同的作用。FcγRⅢ有两种形式，中性粒细胞抗原1和2（neutrophil antigen，NA1，NA2）。人类中性粒细胞表面主要表达FcγRⅡa和FcγRⅢb。中性粒细胞通过细胞膜表面的FcγR识别与IgG结合的细菌，发挥吞噬和清除功能。在体液免疫和细胞免疫中，FcγR起到了桥梁作用。编码这些受体基因的多态性可能会影响其功能，因此FcγR被视作牙周炎可能的易感因素而受到关注。

编码FcγRⅡa和FcγRⅢb的基因*FcγRⅡA*和*FcγRⅢB*都位于人类染色体1q23～24上，*FcγRⅡA*有两个等位基因，*FcγRⅢB*有三个等位基因。它们的编码产物均具有结构和功能上的多态性。

FcγRⅡa是相对分子质量为40kD的跨膜糖蛋白，属于免疫球蛋白超家族。FcγRⅡ由*FcγRⅡA*、*FcγRⅡB*和*FcγRⅡC*三个高度同源的基因编码，其中仅*FcγRⅡ*A有等位基因变化。当131位密码子中有G时，相应的氨基酸为精氨酸，称为R131，如果131位密码子中的G为A时，相应的氨基酸为组氨酸（histidine，H），称为H131。实验证明来自H131个体的中性粒细胞的吞噬能力强于R131个体。

FcγRⅢb是一种分子量为57～70kD的跨膜糖蛋白，属于免疫球蛋白超家族，有NA1和NA2两种形式，由两个等位基因分别编码。FcγRⅢb NA1和NA2均能与人类IgG 1和IgG 3的免疫复合物结合。

目前的研究认为，FcγR与牙周炎的发生可能有关，与人类免疫系统疾病如系统性红斑狼疮、肾小球肾炎等的关系也受到了关注。对非裔美国人的研究认为FcγRⅢb NA2或NA2/NA2基因型可能是非裔美国人患局限性快速进展性牙周炎的易感危险因素标志。日本学者对早发性牙周炎和成人牙周炎进行了维生素受体和FcγRⅢb基因多态性的分析，认为VD R－FcγRⅢb复合基因型与早发性牙周炎易感性有关。对70岁以上日本老年人的研究则表明，FcγRⅢ bNA1有利于抵抗牙周炎。

③ 肿瘤坏死因子α（tumor necrosis factor α；*TNF-α*）等位基因多态性与牙周炎的关系

*TNF-α*是多能炎性细胞因子，能够引起组织的破坏和骨吸收。*TNF-α*基因位于人第6号染色体短臂。最早发现在启动子区域－308位点存在G→A碱基转换，即腺嘌呤取代了鸟嘌呤，造成限制性内切酶NcoI识别位点的缺失。目前研究认为，此位点的多态性可能与系统性红斑狼疮和牙周炎等疾病有关。在牙周炎的相关研究中，学者们研究了多个相邻位点与牙周炎易感性的关系。对高加索人的研究显示，*TNF-α*多个位点的单核苷酸多态性与成人

牙周炎无关。但 *TNF-α* 和 lymphotoxin alpha（*TNF-β*）结合基因型与慢性牙周炎的易感性有关。对日本人的研究也显示，*TNF-α* 5' 区域的多态性与日本人的广泛性早发牙周炎易感性无关。国内对汉族的研究认为 *TNFα*-308 位点的基因多态性可能与中重度成人牙周炎易感性有关。目前的研究还较少，存在一些问题，如样本量、研究方法等。牙周炎是多因素的复杂病，也是多基因病，致病易感基因的协同效应在每个个体会存在差异。

④ 雌激素受体（estrogen receptor，ER）和维生素 D 受体（vitamin D receptor，VDR）与牙周炎的关系

牙周膜是雌激素的靶器官之一，研究发现在牙龈和牙周组织中有雌激素的特异性受体，人机体雌激素水平的周期性变化能对牙周疾病和牙周组织的状态产生影响。雌激素受体 ER 有两种形式：ER-α 和 ER-β。*ER-α* 基因位于人染色体 6q25.1，有 8 个外显子和 7 个内含子，包括 5 个功能区，A/B，～F。位于 A/B 功能区限制性内切酶 PvuⅡ和 XbaⅠ位点的多态性可能与骨密度有关。*er-α* 第二外显子基因敲除小鼠的骨密度较野生小鼠低 20%～25%。

人类维生素 D 受体基因位于 12 号染色体长臂 13 带（12q13）。由于维生素 D 在体内钙代谢调节和免疫应答过程中起重要作用，因此 VDR 基因多态性与维生素 D 功能相关疾病（骨质疏松、肾病、乳腺癌和传染性疾病等）易感性的关系受到关注。

VDR 基因多态性具有明显的种族差异性，到目前为止，已在多个种族中发现 VDR 基因呈多态性分布。中国汉族人、日本人和韩国人 VDR 基因多态性分布频率与高加索人明显不同。中国汉族与蒙古族、维吾尔族和回族人之间也存在差异。我国 538 名汉族人口的 BsmI 和 TaqI 位点基因多态性分布及连锁分析的资料，及 611 名无亲缘关系的上海地区汉族居民的维生素 D 受体基因多态性与骨密度的研究结果显示：中国汉族人口中 TaqI 位点和 BsmI 位点呈多态性分布，突变型 tt 和 BB 基因型频率约为 0.6%，远低于白种人的分布频率（tt 和 BB 基因型频率均为 10%～17%）。VDR 基因在我国汉族人中的分布存在性别差异。多数研究结果均显示 VDR 基因多态性与骨密度无明显相关关系，也有研究显示围绝经期和绝经期妇女的 VDR 基因型与骨密度有关。中国汉族人口中 tt 和 BB 基因型频率很低，因此，在研究中国汉族人口 VDR 基因多态性与疾病易感性关系时，需要的样本量要远大于白种人。

全身骨质疏松时会同时影响牙槽骨的骨量，与牙周炎引起的牙槽骨丢失有密切关系。研究显示 TaqI VDR 基因多态性与早发性牙周炎的易感性可能有关。携带 t 等位基因可提高患早发性牙周炎的风险。

（二）基因多态性的研究策略和方法

多基因遗传病的发病涉及多个基因，其中每一个基因的变异或缺陷对疾病易感性可能只产生微弱作用，没有任何一个基因表现为“全或无”效应，这给多基因遗传病的基因识别、分离和克隆带来很大难度。

目前在牙周炎疾病相关基因的研究中，采用的多为正向遗传学方法，即选取在功能上可能与疾病关联的候选基因，检测候选基因的多态性和 mRNA 表达水平，结合患者的临床表征进行关联分析。限制性片段长度多态性、短串联重复序列和单核苷酸多态性等是较常用的技术。

1. 限制性片段长度多态性（restriction fragment length polymorphism，RFLP）　等位基因 DNA 在限制性内切酶的作用下可被切成不同长度的片段，这些不同长度的 DNA 片段在人群中呈现多态现象，以孟德尔方式遗传。RFLP 是最早用来绘制遗传图的遗传标记，因此被称为第 1 代遗传标记。

限制性内切酶能特异地识别并酶切DNA双链的特异性位点，由于组成基因的碱基序列不同，限制性内切酶的识别、切割位点和数目不同，切割后可产生不同数量和不同长度的DNA片段，经凝胶电泳分离不同片段后，同预先标记的相应DNA探针杂交，根据不同的图谱而确定待检基因型。应用RFLP方法进行连锁分析时，多采用经典Southern印迹技术或PCR技术，但RFLP存在多态信息含量低、可能会出现酶切不完全等缺陷。

2. 短串联重复序列（short tandem repeat，STR）

（1）STR的特点：STR在基因组中广泛存在，是以2～7个碱基为核心单位串联重复而成的一类序列，又称为微卫星DNA（microsatellite DNA）。由于核心序列重复数目的变化而在群体中呈现出遗传多态性，但在同一家系内具有高度的遗传保守性，以孟德尔方式遗传。由于短核苷酸片段重复的次数不同，表现出高度的长度多态性。

微卫星是基因组DNA上短核苷酸片段串联的重复序列，极为丰富均匀地随机分布于整个真核基因组上，平均每15～20kb就有1个STR基因座。重复次数呈高度多态变化。现已鉴定出数千个微卫星标志，并明确了它们在基因组上的确切位置。

（2）STR的检测：在每个微卫星标志的两侧有独特的保守核苷酸序列，利用针对该序列的引物，用PCR技术很容易将基因组内特定位置的微卫星标志扩增出来。比较PCR产物在琼脂糖凝胶中泳动的位置，来分析它的长度多态性，以此在家系分析中，确定染色体特定位置的等位基因。如果某个微卫星标志与疾病基因连锁，那么它在受累（发病）群体中则以异常高的频率出现。反之亦然，如果某一微卫星标志在受累群体中以异常高的频率出现，那么在该微卫星所在的基因组区含有与疾病相关的易感基因。如果对全基因组内的微卫星标志逐一检验，称为全基因组扫描（genome-wide scan）。分析的微卫星标志愈多，与疾病相关的易感基因座的定位愈准确。

3. 单核苷酸多态性（single nucleotide polymorphism，SNP）　人类基因组由31.6471亿个碱基对组成，共有3～3.5万个基因。随着人们对基因认识的不断深入，研究人类基因组多态性的重要性日益突出。人类是一个具有基因多态性的群体，不同群体对疾病的易感性和抵抗性上的差别是由遗传因素和环境因素综合作用的结果。

（1）SNP的突变方式：人类基因组多态性的表现形式主要包括单核苷酸多态性、微卫星标记（microsatellite marker）和插入/缺失多态性（insertion/deletion polymorphisms）。SNP是较常见的一种，约占90%。人类是一个基因多态性的群体，据估计SNP的发生率约为1/1000个碱基，所以人类基因组约有300万个SNP。

SNP是基因组DNA序列中单个核苷酸的改变，包括一种转换和三种颠换。转换即一种嘌呤转换为另一种嘌呤（G→A），或一种嘧啶转换为另一种嘧啶（C→T）。颠换指嘌呤与嘧啶之间的转变（C→A或G→T；C→G或G→C；T→A或A→T）。

SNP在CG序列上出现频繁，且多为C→T，是人类基因组中最容易发生突变的位点。在基因组DNA中，任何碱基均有可能发生变异，因此SNP既有可能在基因序列内，也有可能在基因以外的非编码序列上。位于编码区内的SNP（coding SNP，cSNP）约有20万个，它在遗传性疾病研究中具有重要意义。从对生物的遗传性状的影响上来看，cSNP又可分为两种：一种是同义cSNP（synonymous cSNP），即SNP所致的编码序列的改变并不影响其所翻译的蛋白质的氨基酸序列，突变碱基与未突变碱基的含义相同；另一种是非同义cSNP（nonsynonymous cSNP），指碱基序列的改变可使蛋白质序列发生改变，从而影响了蛋白质的功能。这种改变常是导致生物性状改变的直接原因。cSNP中约有一半为非同义cSNP。

（2）SNP 作为遗传标记的优势：多基因性状或多基因遗传病的形成，受多个基因的影响。这些不同基因构成的遗传背景中，可能有易感性主基因（major gene）起着重要作用。它们同时还受环境因素的制约，彼此间的相互作用错综复杂。所以任何一个基因的多态性对疾病发生仅起微弱的作用。需要在人类基因组中找到一种数目多、分布广泛且相对稳定的遗传标记。单核苷酸多态性是继第一代限制性片段长度的多态性标记、第二代微卫星即简单的短串联重复序列标记后，成为第三代基因遗传标记。

（3）SNP 研究常用技术：1996 年以来 SNP 已作为新的遗传标记用于第三代遗传图谱的制作。对基因定位及相关疾病的研究意义重大。与目前广泛使用的微卫星小卫星（minisatellite）基因图比，SNP 图的标记更多，分辨率更高，定位基因也更准确。用于研究 SNP 的方法很多，发展得也很快，主要的技术方法包括，单链构象多态性（single strand conformation polymorphism ，SSCP）法、异源双链分析（heteroduplex analysis，HA）、DNA 直接测序分析、变异检测器阵列（variant detector array，VDA）法以及基质辅助激光解吸附电离飞行时间（MALDI2TOF）质谱法等。高通量检测 SNP 的技术方法包括变性液相色谱（DHPLC）、DNA 芯片（DNA chip）以及 DNA 测序、动态特异等位基因杂交等。

（4）SNP 研究的应用及意义

① SNP 是人类种族和个体差异的标记：单个碱基变异并能导致基因功能异常者习惯上被称为突变。随着人类基因组计划的进展，人们愈来愈相信基因组中的这类多态性有助于解释个体的表型差异、不同群体和个体对疾病，特别是对复杂疾病的易感性以及对各种药物的耐受性和对环境因子的反应。

② SNP 与环境因子易感基因的检出：在疾病发生的过程中，个体或群体对环境致病因子的易感性起着重要作用。这种易感性的遗传基础是基因组的结构差异或/和表达差异。SNP 有助于阐明这些差异。绝大多数 SNP 本身虽不是易感性的原因，但在全基因组范围内，比较易感和非易感人群之间的 SNP 图谱，则可显示易感人群基因组的结构特点，并通过关联分析或连锁不平衡分析指导寻找易感基因。

③ SNP 与疾病的诊断：基因在决定个体的正常表型，即形态、代谢和免疫状态等方面起着决定性的作用。通过赋予个体对疾病的易感性或抵抗力，以及影响机体与环境因素的相互作用，基因对任何一种疾病的发生和发展都起着重要作用。因此，人们希望能识别这些基因，以加深对疾病的认识，从而改进疾病的诊断和预防。

④ SNP 与药物治疗：随着人类基因组研究的发展，人们认识到同一药物在不同个体产生的效果不是完全相同的。这种不同是由于药物本身在不同个体体内活化、代谢、清除方面的差异所决定的，而这种差异首先是遗传差异。基因组的多态性，尤其是 SNP 多态性能充分地反映个体间的遗传差异。通过研究遗传多态性与个体对药物敏感性或耐受性的相关性，可以阐明遗传因素对药物效用的影响，医生可以针对不同的患者使用最有效而又能避免毒、副作用的药物，进行真正的个体化药物治疗。

（三）问题及展望

多基因病的遗传模式尚未确定，基因与基因间、基因与环境因素间的相互作用目前还无法检测，所以多基因疾病的定位结果往往不尽如人意。在牙周病的易感基因研究上发现了一些可能的疾病相关易感基因，但还没有发现主效基因，由于多基因病患者群的异质性，只有把表型分开，才有希望定位到某一特殊性状的主效基因。此外，其发病存在种族、地区差异。SNP 和 DNA 芯片等新技术的出现，为多基因遗传病易感基因的定位展示了广阔的前景。

三、口腔肿瘤相关因子（Relative factors in oral tumor）

（一）癌基因

1. 癌基因的概念　细胞基因组中能使正常细胞发生恶性转化的基因称为细胞癌基因（cellular oncogene，c-onc）。正常情况下，c-onc 处于静止状态，癌基因不表达，或表达水平不足以引起细胞的恶性转化，或野生型蛋白的表达不具恶性转化作用，所以也称为细胞原癌基因（proto-oncogene）。细胞中的每一种癌基因基本都有与其同源的病毒癌基因（virus oncogene，v-onc）。

2. 癌基因的激活机制　细胞癌基因存在于正常细胞中，虽然一般情况下有表达，与细胞的生长、分化及死亡过程的调节有关，但相对来说处于抑制状态，只有被激活后才能导致肿瘤的发生。c-onc 激活是肿瘤发生的关键步骤。激活方式有多种，包括基因突变（gene mutation）、基因过表达（over expression）、基因重排（gene rearrangement）、基因放大（gene amplification）、基因异位表达（ectopic expression）、染色体转位（chromosomal translocation）异常和配体激活（ligand activation）等。在肿瘤发生的过程中，c-onc 的激活可同时通过不同的途径，同一致瘤因素也可以通过不同激活机制，不同的致瘤因素也可以通过同一机制激活 c-onc。

根据癌基因蛋白的功能，可以分类为：生长因子、生长因子受体、G 蛋白信号传递、胞浆激酶、核转录因子蛋白等（表 4-1）。

表 4-1　癌基因（功能分类）

c-onc	癌基因蛋白功能性质	染色体定位
1. 生长因子类		
hst	成纤维细胞生长因子相关性生长因子	
sis	血小板衍生生长因子 β 链生长因子	22q12.3-q13.1
2. 受体蛋白－酪氨酸激酶类		
erb B	截短的表皮生长因子受体	7pter-q22
fms	突变的集落刺激因子-1 受体	5q34
met	可溶性截短受体样多肽	
非受体蛋白－酪氨酸激酶类		
abl	膜相关蛋白	9q34
fes	膜相关蛋白	15q24-25
fps	膜相关蛋白	15q25-26
src	膜相关蛋白	
yes	膜相关蛋白	
3. 膜 G 结合蛋白类		
bcl-2	细胞膜信号传递体	
H-ras-1	GTP 结合/ GTP 酶活性蛋白	11p15.1-p15.6
H-ras-2	GTP 结合/ GTP 酶活性蛋白	Xq26-q28
Ki-ras-1	GTP 结合/ GTP 酶活性蛋白	6p23-q12
Ki-ras-2	GTP 结合/ GTP 酶活性蛋白	12p12.1-q24.2
N-ras	GTP 结合/ GTP 酶活性蛋白	1

续表

c-onc	癌基因蛋白功能性质	染色体定位
4. 胞浆蛋白丝氨酸/苏氨酸激酶类		
mos	胞浆趋化因子	8q22
raf-1	丝氨酸/苏氨酸激酶	3q25
raf-2	丝氨酸/苏氨酸激酶	4
5. 核转录因子类		
fos	AP-1 和 C-jun 结合成的转录复合物	2
myb	序列特异性 DNA 结合蛋白	6q22-q24
myc	序列特异性 DNA 结合蛋白	8q22-q24
L-myc	序列特异性 DNA 结合蛋白	
N-myc	序列特异性 DNA 结合蛋白	2
*p*53	突变体抑制野生型分子	
ski	转录因子	1

（1）基因突变（gene mutation）：基因突变也称点突变（point mutation），是癌基因激活的常见方式。如果突变发生在编码区，造成该基因编码蛋白的一级结构发生改变，从而改变了癌基因蛋白的生物学性状。如突变发生在 5' 末端的非编码区（5'-non-coding region，5'-NCR），则导致表达失去调控。这两种方式是原癌基因激活的重要机制。原癌基因 *neo*（又称 c-erb B-2）和 *c-Ha-ras* 就是通过这种方式激活的。正常细胞中 *c-Ha-ras*-1 基因第 12 号密码子（34～36）为 GGC，所编码的 p21 第 12 位氨基酸为甘氨酸。但在膀胱癌细胞株 T24 和 EJ 细胞中该密码子变为 GTC，编码的氨基酸变为缬氨酸，导致 *c-Ha-ras*-1 原癌基因的激活。有研究显示，约 30％左右的口腔鳞状细胞癌组织可以检测到 *c-Ha-ras* 基因第 12 号密码子的 G→T 改变。

（2）基因过表达（over expression）：基因过表达是原癌基因激活的重要机制之一。很多肿瘤都有基因过表达的现象。如在肝细胞癌、卵巢癌等都发现 *c-met* 的表达升高。正常的卵巢上皮细胞中可以检测到 *c-met* 癌基因的表达活性，但水平很低。在卵巢癌上皮细胞中 c-met的表达上升了 3～50 倍不等。在口腔鳞状细胞癌中，有 *c-myc*、*c-erb* B-2 表达上升的现象。

（3）基因重排（gene rearrangement）：基因重排是原癌基因的激活机制之一。c-onc 的结构与其他细胞基因一样，绝大多数都是外显子-内含子结构，c-onc 的编码序列（外显子）被间隔序列（内含子）隔开，其中一些序列起着促进子和调节基因的作用，如果染色体出现易位、交换等改变时，使 c-onc 与正常的抑制子分开，处于激活状态。例如，已知所有Burkitt淋巴瘤患者都出现 8q24 的易位，而 8q24 正是 *c-myc* 基因所在的位置，8q24 与其他染色体，如与 Ig 编码区发生易位后，*c-myc* 可能重排，避开抑制性因子的作用而被活化。现在已发现很多肿瘤都有染色体异常现象。

（4）基因扩增（gene amplification）：原癌基因的扩增与细胞的恶性转化有关。原癌基因的扩增可以通过相应的 RNA 水平反应出来，基因扩增，其相应的 RNA 水平提高，使基因产物增加细胞恶性转化，如口腔鳞状细胞癌有 *c-erbB*-2、*p*53 等基因的扩增和过表达。

（5）前病毒的插入：禽类白细胞增多症病毒本身并无转化基因，但其前病毒两端的重复序列（LTR）具有启动子的作用，插入到细胞 *c-myc* 基因附近的适当部位后，可活化*c-myc*。病毒 LTR 对细胞癌基因的激活有多种形式，LTR 可以插入到 *c-myc* 基因的不同位置，直接或间接将其激活。

3. 人乳头瘤状病毒（human papilloma virus，HPV）与口腔癌　HPV 是小的 DNA 病毒。相对分子质量为 5.2kD，约 7900 个碱基。经克隆鉴定有 70 余种不同的基因型。根据与疾病的关系，可分为高危型和低危型。高危型与恶性肿瘤有关，如 HPV16 和 HPV18 型；低危型一般不会引起恶性改变，与良性病损有关，如 HPV6、HPV11、HPV30、HPV33 等。HPV 是唯一以人类作为自然宿主的乳头瘤状病毒，有显著的宿主与靶细胞特异性。HPV 攻击的靶细胞范围极窄，仅侵袭皮肤、黏膜的鳞状上皮细胞。不同型的 HPV 感染特定的解剖学部位，通常嗜皮肤的 HPV 不能在黏膜上皮细胞内建立病毒的原发病灶，反之亦然。HPV 只能在具有一定分化程度的角质细胞内才能繁殖，而在基底细胞内呈隐性状态，推测病毒繁殖需要细胞连续分化所提供的特异因子才能完成。

HPV 基因组大体分为三个区段：早期区（early region，E 区），晚期区（late region，L 区）和上游调控区（up stream regulation region，URR）即非编码区（noncoding region，NCR）。HPV 主要的开放读码框架（open reading frames，ORFs）均由同一条 DNA 链编码。E 区有 5～8 个 ORFs，顺序依次为：E6、E7、E1、E8、E2、E4、E3、E5，其功能涉及复制、转录、调节和细胞转化。E6、E7 是已确定的两个转化基因，有使细胞永生化的能力。

（1）HPV 感染与口腔癌：HPV 与肿瘤的关系首先在宫颈癌发现。大量的流行病学、病毒学和分子生物学的研究证明，HPV 尤其是某些特异的基因型，如 HPV16 和 HPV18 等与人宫颈癌的发生有密切联系。高达 90%的侵袭性宫颈癌组织标本中含有 HPV 的序列。其中 60%以上为高危型的感染。

口腔黏膜在组织结构、外部环境以及存在癌前良性增生性病变、原位癌、浸润癌等方面与宫颈癌有许多共性。一系列的研究均表明口腔与癌前病变中确实存在 HPV 感染，并且以高危型 HPV16、HPV18 为主。口腔癌组织中 HPV 检出率由于各种原因差异相当大(8%～100%)，但总体的检出率明显低于宫颈癌。

迄今为止的研究表明，HPV 与口腔癌前病变和口腔癌的发生有一定的关系，大量的体外及动物实验也证明，高危型 HPV 能诱导细胞转化。虽然没有 HPV 直接诱导癌变的证据，但一系列的证据都表明，HPV 在癌发生、发展这样一个多因素、多阶段的过程中，起着重要的作用。

（2）HPV 感染后的分子生物学机制：一般认为 HPV 感染细胞后，DNA 在宿主细胞内以两种形式存在，即以游离体的形式游离存在于胞浆内，或整合到宿主染色体 DNA 的基因组中。大多数宫颈癌组织中的 HPV 为整合状态，而良性病变及癌前病变中则以游离体状态占大多数。整合多发生在宿主细胞染色体的脆弱部位或其附近，影响邻近原癌基因与肿瘤抑制基因的转录。宫颈癌中，整合位点在 *C-myc* 及 *N-myc* 附近，引起该基因结构的改变或过表达。对整合位点两侧的宿主 DNA 序列进行研究，未发现有任何的规律性，因而认为这种整合是随机的 。HPV 在口腔黏膜的感染多呈潜伏状态，拷贝数一般低于宫颈黏膜相应病损中 HPV 的拷贝，有学者通过 Southern blot 分析发现，口腔癌中 HPV 的存在状态与宫颈癌有所不同，口腔癌中的 HPV 大多以游离方式存在于细胞中，很少发生整合。少数发生整合的也多为晚期区，表现为 L1 区的断裂、丢失，而不是宫颈癌中的 E2 区被破坏。

也有学者认为 HPV DNA 与宿主细胞整合也不一定发生癌变，还有赖于其他因素的协同及持续作用。一般 HPV 整合后，并不活跃表达，而是处于一种抑制状态，当辅助因素具备，抑制作用解除后，才可能参与并导致肿瘤的发生。这些辅助因素可能包括：①其他病毒（如：HSV、EBV、巨细胞病毒等）或微生物的合并感染。有实验发现口腔鳞癌组织中 HPV16 和 EBV DNA 均被检出者占 47.1%，显著高于癌旁组织中的 9.5%。由于 HPV16 和 EBV 都与肿瘤发生有关，两种病毒在同一部位感染可能形成一种协同致癌作用；②机械刺激导致上皮反复创伤；③原癌基因被激活或肿瘤抑制基因失活；④宿主免疫功能异常；⑤放射线照射；⑥烟草、酒及其他致癌因素，也可以作用于细胞抑癌基因使之发生突变从而产生恶性基因表达。

口腔黏膜直接暴露于诸多致癌因素的作用之下，而其中一些已被证实与口腔癌的发生有关，如烟草、酒精等。研究发现，有咀嚼烟草或槟榔习惯者（如印度的东部、我国的台湾和湖南部分地区等）癌组织中 HPV 阳性率较无此习惯者高。口腔癌的发生是多因素共同作用的结果，一些因素如 HPV 感染，在癌变的复杂过程中扮演了重要角色。

4. p53 基因与口腔癌

（1）p53 基因的功能：p53 基因是一种抑癌基因（tumor suppressor gene）也称抗癌基因（antioncogene），Rb 基因是 20 世纪 80 年代发现的第一个抑癌基因，目前发现的抑癌基因已有十余种。抑癌基因的突变与肿瘤发生密切相关，约有一半的人类肿瘤与抑癌基因的失活有关。

p53 基因是目前世界上已知与人类肿瘤发生关系最密切的基因，定位于 17 号染色体短臂（17p13.1），约 20kb 长。有 11 个外显子和 10 个含内子。野生型 p53 基因是抑癌基因，p53 蛋白通过调节 p21 的水平调控细胞的生长。突变型 p53 为癌基因。

正常 p53 蛋白（野生型）是一种核磷酸蛋白，功能部位在细胞核。p53 蛋白在正常与非转化细胞中低水平表达，半衰期 6～20 分钟。而突变型 p53 蛋白半衰期明显延长至 4～8 小时，造成蛋白在细胞内蓄积，其机制可能与蛋白降解系统不能启动有关。

p53 基因在抑制细胞增殖、修复损伤的 DNA、诱导细胞程序化死亡以及保持基因组稳定方面起着重要作用，是重要的细胞生长负调节因子。p53 蛋白与特异 DNA 序列结合可激活一些抑制细胞增殖基因的转录或抑制细胞原癌基因的转录，阻止细胞进入 S 期，执行对细胞生长负调控的功能。这种激活或抑制效应可能是直接的，如野生型 p53 蛋白可直接与 *WAF*1（wild-type p53-activated fragment 1）基因结合，通过活化 *WAF*1 基因的转录而抑制细胞周期的进程。除 *WAF*1 外，p53 还可能通过调控 GADD45（growth arrest and DNA damage-inducible gene 45）的转录而抑制细胞的生长。另一方面，p53 可以特异识别含有 TATA 启动子序列的基因并抑制其转录，许多与细胞增殖和恶性转化有关的癌基因或病毒基因都含有这种启动子，如 *C-myc*、*C-fos*、MDM2、SV40 等。

细胞在受到外界刺激因素（化学、物理和生物）作用而发生损伤时，推迟细胞分裂直至 DNA 修复，若损伤不能修复，细胞进入程序化死亡（programmed cell death，PCD）或称凋亡。如果 PCD 功能障碍，可能造成有损伤的细胞在没有修复的情况下，继续完成细胞周期，导致细胞 DNA 损伤不断积累，最终发生恶变。

调控 PCD 的基因主要有两类，一类是能诱导 PCD 的基因，如野生型 p53，编码 APO-1、CD3 的基因；另一类是能抑制 PCD 的基因，如突变型 p53、*bcl*-2 等。野生型 p53 对细胞损伤后的归宿起着重要作用：当 DNA 受到损伤时，野生型 p53 蛋白在细胞内蓄积，使细胞停滞在G1期，DNA获得足够的时间进行修复，修复完成后再进入S期；如果修复失败，野生型p53蛋白就活化那些诱导PCD的基因进行转录，促使细胞死亡，从而防止了具有癌变倾向的细胞继续进入细胞周期，保证了基因组的稳定性。

基因突变是p53失活的重要方式，p53基因突变可见于大多数肿瘤中；突变大多发生在体细胞，且仅见于肿瘤细胞，正常组织中则检测不到。突变的位点多位于第5～9外显子。头颈部鳞癌中p53突变主要发生于这一区域，多为错义突变，少数是无义突变或终止密码突变。

部分肿瘤没有p53基因结构的改变，但可因细胞内存在病毒蛋白，如：SV40 T抗原、腺病毒的E1B、HPV16及HPV18的E6蛋白均可与野生型p53形成复合物，使p53蛋白产物处于无功能状态，这也是p53基因失活的重要方式之一。

基因突变后产生的突变型p53蛋白在蛋白构象与生物学功能方面与野生型p53有很大的不同，突变的p53蛋白可行使癌基因的功能，使细胞不死和转化，并与野生型p53蛋白形成复合物而产生负效应，失活的复合物与癌基因*ras*等协同作用导致细胞转变。

突变型p53蛋白与野生型p53蛋白在半衰期上的明显差异以及前者在细胞内高水平蓄积，使我们能够通过检测p53蛋白含量间接了解p53基因的情况。

(2) p53与口腔鳞状细胞癌：p53表达的改变在头颈部鳞癌发生的各阶段均有证实。由于研究的方法（免疫组化、Western blot、PCR-SSCP直接测序等）和研究的组织不同（癌细胞系细胞、新鲜组织、石蜡包埋的组织），头颈部鳞癌组织中p53基因或蛋白的表达情况差异比较大，发现24%～100%的头颈部鳞癌组织中存在p53基因突变或p53蛋白异常表达。

（二）肿瘤转移的分子机制

肿瘤转移是指肿瘤细胞从原发部位脱离（detachment），迁徙到与原发肿瘤不同的位点并最终发展成为肿瘤的过程。原发部位肿瘤组织中具有转移潜能的细胞亚群是肿瘤转移的细胞生物学基础。

肿瘤转移是一个主动的、复杂的、多步骤的连续过程，对于这一过程的任何一个步骤进行干扰和破坏都可能防止肿瘤转移的发生。肿瘤转移主要包括以下几个步骤：① 肿瘤细胞脱离原发部位，侵入胞外基质与基底膜；②肿瘤细胞进入血液循环或淋巴系统，在循环中运行并逃避免疫系统攻击；③肿瘤细胞黏附在内皮细胞壁并向血管外迁移；④肿瘤细胞在远处浸润，血管增生，形成新的转移灶。这一过程中经历了细胞黏附的改变、蛋白溶酶和血管增生因子的作用及转移相关基因和转移抑制相关基因的调控。

肿瘤细胞从原发部位的逃逸需要细胞—细胞间接触的丧失。在上皮性肿瘤，细胞—细胞间的结合主要是由钙黏着蛋白（cadherin），特别是上皮性钙黏着蛋白（epithelial cadherin，E-cadherin）完成。在肿瘤转移过程中有多步骤的细胞—细胞和细胞—基质黏附受体的相互作用。

基底膜是以IV型胶原为骨架，由层黏连蛋白和纤维连接蛋白等组成的网状结构，与胞外基质共同组成了限制癌细胞浸润和转移的组织屏障。在肿瘤转移过程，肿瘤细胞分泌多种蛋白酶类，降解基底膜和胞外基质。不同的基质成分由不同的酶来降解。具有转移能力的肿瘤一般产生以下几种破坏基质的蛋白酶：① 基质金属蛋白酶（matrix metalloproteinase MMPs），如明胶酶、胶原酶等；②胱氨酸蛋白酶（组织蛋白酶B、H）；③天冬氨酸蛋白酶（如组织蛋白酶D，它兼有胱氨酸蛋白酶的活性）；④丝氨酸蛋白酶（纤溶酶原激活剂以及它们所激活的产物——纤溶酶）。

MMPs 通过破坏基质降解的平衡，使肿瘤细胞通过胞外基质和基底膜的生物学屏障进入到周围组织。正常情况下，MMPs 的表达受严格的控制。癌组织中的某些生长因子，如 TNF、TGF-β、EGF 等可以刺激 MMPs 过表达。MMPs 多数以酶原形式分泌，激活后才能发挥功能。金属蛋白酶组织抑制因子（tissue inhibitor of metalloproteinase，TIMP）是 MMPs 的组织抑制剂，与 MMPs 形成复合物抑制 MMPs 的活性。MMPs 与 TIMP 共同存在于组织中，但可能受不同的调节机制控制。在许多肿瘤及相邻组织中，分解基底膜主要成分的胶原酶 MMP-2 和 MMP-9 的表达增加。研究显示，增加 TIMP 的基因表达可以抑制肿瘤的转移。在细胞外基质降解的过程中释放的生长因子，如 TGF-β、bFGF 可影响 MMP/TIMP 的活性，加速组织的降解。因此，肿瘤所处的微环境也是很重要的。在口腔鳞状细胞癌的研究中发现，转移的口腔鳞状细胞癌 MMP 酶原表达增加，且在组织中有浸润能力，而表达 TIMP 的鳞癌较少发生转移。

肿瘤新生血管形成与肿瘤转移关系密切。肿瘤初期，肿瘤细胞主要靠扩散取得营养。当瘤体生长超过 2～3mm，就需要有血管提供氧和营养物质。而血管发生一旦出现，肿瘤生长加速，并易发生浸润和转移。在肿瘤血管形成过程中，血管内皮细胞的增殖速度是正常血管内皮细胞的 20～200 倍。肿瘤细胞分泌多种细胞因子促进肿瘤血管形成，如血管内皮生长因子（VEGF）和促血管生成素家族（angiopoietins Ang）、酸性和碱性成纤维生长因子（aFGF，bFGF）、转化生长因子（transforming growth factor，TGF）等。

许多动物及人类的肿瘤组织或细胞系均产生及分泌较高水平的 VEGF。该因子是 34～45kD的肝素结合型糖蛋白。研究发现 VEGF 有增加血管通透性作用，能刺激血管内皮细胞增殖，促进血管形成，诱发 tPA、uPA 及 PAI（PA inhibitor）在微血管内皮细胞中的表达，这些酶均与血管生成有关。肿瘤诱生的血管基底膜薄，容易断裂，肿瘤细胞容易侵入血管，加之 VEGF 增加血管的通透性的作用，使肿瘤细胞易从血管腔渗到淋巴结或远隔器官而发生转移。一些研究显示 VEGF 在肿瘤中的表达水平与肿瘤的恶性度及转移、预后关系密切。

肿瘤细胞进入血流，以单个细胞或细胞团的形式随着血流循环，直径 1cm 快速生长的肿瘤每天可以向血液循环中释放几百万个细胞，但只有不到 0.01%的细胞能够形成转移灶。

四、口腔发育异常的分子生物学基础（Molecular biological basis of oral abnormal development）

（一）遗传性牙本质发育不全 Ⅱ型

遗传性牙本质发育不全 Ⅱ型（dentinogenesis imperfecta type Ⅱ，DGI-Ⅱ）又称乳光牙本质，是一种常染色体显性遗传病，男女患病率均等，乳恒牙均受累。表现为牙齿结构异常，患者牙齿颜色呈浅蓝色至黄褐色改变，釉质剥落，牙冠易于磨损，牙根细小，髓腔狭窄或闭塞。无成骨发育不全症状。发病机制与牙本质的矿化不良有关。

牙本质的形成始于牙胚发育的钟状期后期，内釉上皮诱导牙乳头细胞分化为成牙本质细胞，成牙本质细胞合成并分泌细胞外有机基质——前期牙本质，羟磷灰石晶体沉积并开始矿化。这一过程有多种基因参与，这些基因在时间和空间的正确表达决定了牙齿的正常发育，某些基因的突变或缺失则可造成发育的缺陷。

1982 年 Ball 将 DGI-Ⅱ定位于 4 号染色体，1992 年 Crall 等将 DGI-Ⅱ定位在 Gc 和干扰素诱导

细胞因子间。1995 年 Crosby 等首次利用短串联重复序列（STRP）多态标记将DGI-Ⅱ定位在 4q21～4q23。1999 年 Aplin 用高密 STRP 进行连锁分析，将连锁范围缩小到 GATA 6211 与 D4S1563 之间的 2cm 区域。2001 年我国有学者分别在该定位区域内找到与表型一致的 DSP 基因突变，成功地克隆了 DGI-Ⅱ的致病基因。

目前认为，牙本质涎蛋白（dentinsialoprotein，DSP）和牙本质磷蛋白（dentinphosphoprotein，DPP）是由一个基因 DSPP 编码的两种蛋白质，由 5 个外显子组成。DSP 由外显子 1～4和少部分第 5 外显子编码，大部分第 5 外显子编码 DPP。正常牙齿中，DPP 的含量在牙本质非胶原蛋白中占 50％，DSP 仅占 5％，由于 DPP 高度磷酸化，能结合钙，因此 DPP 表达减少或缺失可能严重影响牙本质的矿化程度。

通过对 DSPP 基因进行突变分析，已在 5 个家系中发现了 4 个不同的突变位点。突变位点集中在 DSPP 外显子 2 或 3 的 DSP 区。两个回族家系的突变发生在 DSP 区第 3 外显子，3658 位核苷酸发生了无义突变（nonsense mutation），密码子由 cag 变成终止密码子 tag，从而造成蛋白质合成的中断。有的家系的突变发生在 Exon 2 和 Exon 3，使得 DSPP 的氨基酸组成发生改变；还有家系的突变发生在 Exon 3 和 Intron 3 交界处的剪接部位。这些结果证实 DSPP 基因是 DGI-Ⅱ的致病基因。在对另外患病家系的研究中还发现了该病可能具有遗传异质性。该家系患者的 DSPP 基因在已经报道的几个位点以及其他编码区域和上游调控区均未发现突变。说明 DSPP 基因不是导致该家系患者发病的基因，可能还有其他基因与本病的表型有关。

（二）综合征表现的牙齿发育异常

口腔常见的发育异常多作为某些综合征临床表型的一部分出现，如少汗性外胚叶发育不全、Rieger 综合征、锁骨颅骨发育不全、牙-甲综合征、Witkop 综合征、唐氏综合征等。随着现代分子生物学技术的飞速进展，近十年来，不断有新的疾病相关基因被检出，使我们得以从疾病的角度认识牙齿发育的分子机理。

1. 少汗性外胚叶发育不全　少汗性外胚叶发育不全（hypohidrotic ectodermal dysplasia，HED），又称无汗性外胚叶发育不全（anhidrotic ectodermal dysplasia，EDA）。是一种罕见的先天性遗传性疾病，出生发病率约为十万分之一。外胚叶发育不全出现于 150 多种不同的综合征中，少汗性外胚叶发育不全是其中较为常见的一种，遗传方式有 X 连锁隐性、常染色体显性和常染色体隐性等不同方式。

ED1 基因（又称 *EDA* 基因）为 X 连锁的少汗性外胚叶发育不全的致病基因。定位于 Xq12-Xq13.1，该基因共有 9 个外显子，编码 8 种变异剪切体，其中最长的转录本为 Ectodysplasin-A（EDA-A），是一类Ⅱ型跨膜蛋白质，包含 N 端一个短的胞内区、单一跨膜区和一个长的 C 端胞外区。EDA-A 以同源三聚体的形式分布于膜上，是 TNF 配体家族中一个含有胶原样结构域的新成员。

ED1 基因的突变谱是基于对临床大量病例的总结得到的。*ED1* 基因的突变多聚集于 EDA 蛋白质的重要功能域。*ED1* 基因在男性患者中的突变检出率较高，达到 80％～94％；在以往发现的突变中，49％为错义突变，33％的突变引起蛋白质翻译提前终止，而余下的 18％的突变造成读码框或剪切位点的改变；特别是错义突变，多聚集于热点区域，有些突变位点在不同家系中反复出现。

对转基因小鼠的研究提示了 EDA-A 蛋白在发育中的重要作用。小鼠体内过表达EDA-A1 影响多个器官的发育，如多生牙、多发乳腺、毛发和指甲长度增加、磨牙外形异常、切牙的釉质形成受损及汗腺和皮脂腺的功能亢进等。该研究提示 EDA-EDAR 信号通路在外胚叶器官发育的起始、分化、形态发生等过程中起着重要的作用。

2. Rieger 综合征　Rieger 综合征（Rieger syndrome）又被称为 Axenfeld-Rieger 综合征，该综合征的临床表现存在明显的多样性，其典型的三大症状为先天性眼前节发育不全、牙齿发育不全、脐异常。眼部的发育异常常导致继发性青光眼，而口腔颌面部的典型表现有：上颌发育不足、鼻根宽大平坦、下唇突出等，牙齿发育异常包括先天缺牙、过小牙、畸形牙、釉质发育不全等。该综合征为常染色体显性遗传方式，出生发病率约为二十万分之一。

目前，共有三个转录因子的编码基因和一个染色体连锁位点与 Rieger 综合征相关，分别位于 4q25、13q14、6p25 和 11p13，也证实了该综合征的遗传异质性。

1996 年，Semina 等利用定位克隆的方法得到了位于 4q25 的 *RIEG* 基因（后更命为 *PITX2*），这是最早被克隆出的该综合征的致病基因，之前的许多研究都发现 Rieger 综合征与 4q 的易位有关，因此这一位点也是该综合征最为常见的变异位点。位于 6p25 的 *FOXC1*（原名 *FKHL7*）基因与眼部发育不全连锁，也有报道该基因是 Rieger 综合征的另一致病基因。2001 年，利用荧光原位杂交的方法证实 *PAX6* 基因的微缺失与一例 Rieger 综合征有关。而位于 13q14 的 Rieger 综合征连锁位点是由 1996 年发现的一个 Rieger 综合征的大家系，通过连锁分析定位的，但是至今还未发现该位点的致病基因。

PITX2 基因属于 homeobox 基因中的 Bicoid 基因家族。homeobox 基因家族的成员在胚胎发育的调控中起着非常重要的作用，包括组织的分化和器官形状的决定，它们将早期的胚胎细胞分为不同的区域，并且有生长为特定组织和器官的潜能。homeobox 基因家族的显著特征是含 60 个氨基酸残基的同源盒结构域（homeodomain，HD），这个结构域的特殊功能是能够识别并结合靶基因特定的 DNA 序列。HD 在进化中高度保守，在酵母、昆虫和脊椎动物间，HD 的序列差别非常小。

目前，*PITX2* 基因现已发现 A、B、C、D4 种变异剪切体，分别编码 271、317、324、205 个氨基酸序列。各变异剪切体均具有同源结构域及完整 C 端序列，它们之间的区别仅存在于 N 端序列，可见 HD 和 C 端序列在蛋白质功能中的重要性。Rieger 综合征患者的 *PITX2* 基因突变，大约 2/3 的突变集中于 HD 区域，而另外 1/3 的突变多位于 C 端序列中。

对小鼠 *Pitx2* 表达的研究表明，*Pitx2* 在发育的早期就表达于牙胚的上皮中。*Pitx2* 的表达局限于牙基板上皮中，在早至胚胎 8.5 天就可以检测到。之后，*Pitx2* 在牙成形过程中，仍然局限于牙胚上皮中，特别是在牙板和釉小节中有较高的表达。出生后，*Pitx2* 仍表达于将来发育成第二和第三磨牙的上皮区域。在成釉细胞前期，可以检测到较低的 *Pitx2* 的表达，而在成釉细胞分化完成后，*Pitx2* 的表达消失。对 *Pitx2* 基因敲除小鼠的研究发现 *Pitx2-/-* 的小鼠牙胚的发育停止在蕾状期。*Pitx2* 还是心脏形态、上下颌骨的前突、垂体发育所必需的。

3. 锁骨颅骨发育不全　锁骨颅骨发育不全（cleidocranil dysplasia，CCD），又称骨一牙形成障碍，估计发病率为百万分之一。该综合征患者存在全身性骨发育异常，主要特点为身材轻度或中度矮小、短头，伴有额骨、顶骨及枕骨突出，囟门及颅缝持续开放，锁骨发育不良或发育不全使锁骨上凹消失，两肩下垂并可异常运动向前靠拢，胸廓狭窄、短肋，小指中节指骨短小，耻骨联合增宽等，口腔颌面部异常表现为面中部发育不良、乳牙滞留，恒牙迟萌、错位，牙根发育畸形，牙釉质、牙本质发育不全，多生牙及阻生牙等。该综合征呈常染色体显性遗传方式。锁骨颅骨发育不全的致病基因定位于6p21的*RUNX*2基因，又称为*CBFA*1基因。该基因编码核心结合因子α1（core-binding factor α1，Cbfa1），属于*runt*结构域基因家族的转录因子。迄今，已发现该家族的三个成员：Cbfa1、Cbfa2、Cbfa3，它们共同的特点是在其分子结构中均含有一氨基酸组成相同的DNA结合区，该结合区由128个氨基酸组成，并与果蝇属的分节基因*runt*同源，由此而被称为*runt*结构域。它介导*runt*家族的转录因子与Cbfb结合形成异源二聚体，并因此获得更强的与DNA结合的能力。

大量研究证实，*Cbfa*1是成骨细胞分化和骨发育的重要调控因子。RUNX2/Cbfa1基因敲除的小鼠呈现明显的骨发育异常。*Cbfa*1基因纯合缺失（Cbfa1－/－）的小鼠出生后因没有肋骨导致呼吸困难而很快死亡，身材矮小而肢体短。X线和组织切片检查显示完全没有骨化组织和成骨细胞形成，软骨膜区无血管和间充质细胞的长入，因此整个软骨内成骨和膜内成骨过程均被终止。而杂合子（Cbfa1＋/－）小鼠的发育异常较轻，仅表现为锁骨发育不全和膜性成骨的发育延迟等类似人类CCD的症状。但是在牙齿发育异常方面，Cbfa1基因敲除的小鼠的表现却与人类不同：Cbfa1－/－小鼠的牙齿发育停留在帽状期/钟状早期，造釉器的缺损使牙尖外形差，尽管有牙乳头的形成，却没有明显成牙本质细胞的分化；而Cbfa1＋/-小鼠的牙尖形态、牙齿发育及萌出基本正常，没有出现人类CCD患者的多生牙、阻生牙的表型。

*RUNX2*基因突变在锁骨颅骨发育不全患者中的检出率为65%～80%，在家系患者中的检出率高于散发病例。突变分布于除外显子0和外显子6的整个编码区，在蛋白质分子中，突变集中于以下三个结构域：N端的Q/A重复序列、*runt*结构域、C端的PST富集区。其中，错义突变多发生在*runt*结构域，使DNA的结合能力受到显著的影响。当*runt*结构域完整，而C端改变时，蛋白质分子仍保留调节转录的活性，此类患者身材矮小和多生牙的表型则较*runt*结构域受损的患者的表型轻微。体现了基因型与表型的相关性。

由于综合征性疾病多呈现明显的孟德尔遗传规律，属于单基因遗传病，研究方法较为成熟，结论明确。一些少见的发育性综合征的致病基因可能同时是常见发育缺陷的致病基因，也可作为重要的候选基因加以研究。因此，综合征性疾病可以作为独特的模型来研究发育异常。同时，从患者的临床表型与基因型的关系，以及突变蛋白质功能研究着手，作为认识口腔颌面部发育这一复杂过程的切入点，从疾病的角度探索发育的奥秘。

（三）非综合征牙齿发育不全——家族性单纯先天缺牙

家族性单纯先天缺牙不同于综合征牙齿发育不全，一般不伴有其他器官或组织的发育异常。因这类牙齿缺失大多有遗传背景，也称家族性牙齿发育不全（family teeth agenesis）。此类牙齿缺失有明显的遗传异质性（heterogeneity）和相同的临床表型。在不同的个体，可能是由不同基因的改变或相同基因的不同改变引起的。临床病例研究发现，与单纯先天缺牙有关的基因有*MSX*1和*PAX*9。

*MSX*1在牙齿发育中的地位非常重要，在小鼠的研究中被证实是牙齿发育必需的基因，此基因的缺陷可以引起头、面和牙齿的发育异常，如腭裂、面及头颈的发育不全和牙齿的全部缺失。对人的临床病例研究发现，*MSX*1与牙齿缺失有直接关系，此基因的多个位点的突变与先天性缺牙有关，如*MSX*1基因第二外显子G→C的错义突变、*MSX*1第一外显子C→A无义突变、*MSX*1第一外显子T→A错义突变等都分别与家族性先天缺牙有关。*MSX*1突变的先天缺牙有相似的临床表型，遗传特点为常染色体显性遗传和家族性遗传发育不全，同时缺失多个牙齿（8～16个/人）。

与家族性先天缺牙有关的另一个基因是 *PAX*9（paired box homeotic gene 9）。*PAX*9 基因位于人类染色体 14q12～q13，有 4 个外显子，编码 341 个氨基酸的蛋白质。*PAX*9 第二外显子一处单碱基 G 插入，产生编码区的移码突变，导致 *PAX*9 蛋白结合部位的功能异常。第二外显子中 A→T 突变产生的无义突变，第四外显子单碱基 C 的插入等都与家族性单纯先天缺牙这一临床表型有关。研究还提供了 *PAX*9 基因与家族性先天缺牙的“剂量相应”关系的证据：一个父女同时缺失所有乳牙和恒磨牙的家系，一条染色体上的 *PAX*9 基因完全丢失。

*MSx*1 和 *PAX*9 是经部分临床病例证实与单纯先天缺牙有关的基因，还有相同临床表型的临床病例未发现这两个基因的突变，可能还有其他相关基因未被发现。

（李盛林）

感谢王莹和张晓霞博士为本章提供的保贵资料和帮助。

参考文献

1. 曹采方．牙周病学．北京：人民卫生出版社，2003
2. 成军．肿瘤相关基因．北京：北京医科大学出版社，1999
3. 陈谦明．口腔分子生物学．北京：军事医学科学出版社，2000
4. P. R. Garant. Oral Cells and Tissues. Illinois：Quintessence Publishing Co，Inc，2003
5. 李金龙．口腔癌基础研究进展．武汉：湖北科学技术出版社，2002

第五章 口腔骨组织生物学

Oral biology of bone tissues

骨组织在颅面部占很大的比重，不仅起到保护脑、血管、神经的作用，还是牙齿的支持组织、肌肉的附着组织。颅面骨骼的发育、形态直接影响到面部的美观及功能。同时骨组织还是一个巨大的钙库，与全身钙的代谢密切相关。

牙位于牙槽窝中，通过牙周膜与牙槽骨相连，牙周膜为纤维性结缔组织，主要由胶原纤维构成，其主纤维束一端埋入牙槽骨，另一端埋入牙骨质内。牙槽骨和牙周膜的健康状况直接影响到牙齿的存留。

第一节 牙槽骨组织的生物学特点

Biological characters of alveolar bone tissue

一、牙槽骨的组织形态特点（Morphological characters of alveolar bone）

牙槽骨是颌骨包围牙根的突起部分，又称之为牙槽突。按照解剖部位可分为固有牙槽骨、皮质骨和松质骨。

（一）固有牙槽骨

固有牙槽骨（alveolar bone proper）是牙槽骨的内壁，又称筛状板，围绕于牙根周围，与牙周韧带相邻。它是一层多孔的骨板，牙周韧带的血管、神经通过筛状板的小孔而与骨髓腔相通。

固有牙槽骨属于致密骨，固有牙槽骨靠近牙周韧带的表面，由平行骨板和来自牙周韧带的穿通纤维所构成，骨板的排列方向与牙槽骨内壁平行，而与穿通纤维垂直。这些含穿通纤维的骨板称为束状骨（bundle bone）。在深部，靠近骨髓侧的骨板由哈弗系统所构成。哈弗系统中央的细管为哈弗管，管的外周有几层骨板呈同心圆排列。研究表明，致密的齿槽骨会使骨吸收过程延长，束状骨比层状骨更易被吸收，当束状骨吸收以后，层板状骨常由于缺少破骨细胞致使吸收被延迟。

（二）皮质骨

皮质骨（cortical bone）位于牙槽骨的外层，和固有牙槽骨一样是致密骨。骨的外表面是平行骨板，深部为哈弗系统。

（三）松质骨

松质骨（sponge bone）介于固有牙槽骨和皮质骨之间，由骨小梁和骨髓腔所构成。骨小梁的排列方向常与咀嚼压力相适应，骨小梁的粗细和多少与牙齿功能有关。骨髓腔为血管、神经所在部位，内部小的骨髓腔常常被深染的纤维层所覆盖，破骨细胞不易形成，潜掘性的骨吸收只能从骨小梁的表面进行。

二、牙槽骨的生物学特征（Biological characters of alveolar bone）

骨组织是高度特异性的结缔组织，其胞外基质钙化，化学成分70％为矿化物质，22％为蛋白质，8％为水分。

骨基质中有机成分包括胶原蛋白、非胶原蛋白和蛋白糖原。生长因子、细胞激肽、调节骨代谢的因子也沉积在骨基质中。Ⅰ型胶原构成骨基质有机成分的主要部分，约占骨中蛋白质成分的90％。非胶原蛋白在骨吸收与骨沉积的偶联中参与骨基质的矿化、细胞附着，调节细胞活性。在细胞控制下，骨基质由钙和磷以羟基磷灰石的形式沉积。

从形态上划分，骨主要有两种形式，皮质骨（致密骨）和松质骨（海绵状骨）。皮质骨由致密排列的胶原原纤维形成同心圆状的层板骨，胶原原纤维在相邻的层板之间垂直排列。松质骨的基质疏松多孔。松质骨与皮质骨在结构和功能上都存在区别，皮质骨起机械支撑和保护作用，而松质骨具有代谢功能。

从胚胎发育的角度，颌骨属于扁骨，是膜内化骨。其胚胎发育过程不同于长骨，没有经过软骨钙化阶段，而是在最初形成的致密胚胎性结缔组织膜上由一个或多个骨化中心钙化而成。由于其胚胎发育过程与身体的主要承重骨——长骨不同，因此颅面骨骼又有其特殊性。

牙槽骨是高度可塑性组织，也是全身骨骼中变化最活跃的部分，它的变化与牙齿的发育和萌出、乳牙替换、恒牙移动和咀嚼功能均有关系。在牙齿萌出和移动的过程中，受压力侧的牙槽骨骨质发生吸收，而牵张侧的牙槽骨骨质新生。临床上即利用此原理进行牙齿错㕮畸形的矫治。生理状态下，牙齿因㕮面磨耗及邻接面的磨耗而不断发生生理性的移位，牙槽骨也随之不断地进行着吸收和增生的改建。不同部位的牙槽骨其结构不尽相同，上颌牙槽骨的唇侧面骨皮质很薄，而且有许多血管和神经穿过；下颌牙槽骨唇侧面骨皮质厚而致密，特别是外斜线所在部位，血管和神经又少，相对组织改建缓慢，这样在进行牙齿移动或扩弓时，上下颌牙齿的移动就有差别。此外，个体差异及年龄变化也会对牙槽骨代谢的活跃程度产生影响，从而影响牙齿移动。

三、牙体组织（Dental tissues）

（一）牙骨质

牙骨质属于牙体组织，覆盖在牙根表面，与牙周膜、牙槽骨的关系十分密切，牙骨质的硬度与骨接近，化学组成45％～50％为无机盐，50％～55％为有机物和水。无机成分主要以羟基磷灰石形式存在，有机成分主要为胶原和黏多糖。

与骨组织相似，牙骨质的钙化基质呈层板状排列，其陷窝内有牙骨质细胞。在生理状态下，牙骨质有不断新生的特点。埋入牙骨质中的牙周膜纤维可因牙齿功能的需要而发生改变和更替，新形成的牙周膜纤维可由于新的牙骨质沉积而附着于牙齿，代替老的纤维。另外，对于根面小范围的吸收或牙骨质折裂，也可通过新的牙骨质沉积而修复。牙齿切缘及咬㕮面的磨耗也由于根尖牙骨质的继续沉积而得到补偿。

由于压迫、根尖病变、不适当的正畸力以及一些不明的原因，可以导致牙骨质的吸收。吸收早期可见牙骨质表面出现小凹陷，呈蚕食状，凹陷内偶见破骨细胞，多数情况下可见到修复性的牙骨质沉积于吸收陷窝内，严重者可以出现牙根完全吸收，牙齿脱落。

（二）牙本质

牙本质包绕髓腔，是构成牙体组织的主要成分，在牙冠部外覆牙釉质，牙根部被牙骨质覆盖。牙本质有一定弹性，硬度高于骨和牙骨质。牙本质的化学成分中有机成分占18%，无机成分占重量的70%～75%，剩余部分由水组成。有机成分中胶原占93%，无机成分主要以羟基磷灰石形式存在。

（三）釉质

釉质是人体内硬度最高的矿化组织，但是它的组织来源不同于其他矿化组织，釉质来源于釉上皮。尽管组织来源不同，但是釉质的形成过程与其他矿化组织一样，经过成釉细胞分泌基质、基质矿化两个阶段。按重量计算，釉质中96%～97%为无机物，有机成分低于1%。按体积计算，无机物、有机物和水的比例为86∶2∶12。无机物中的绝大部分为羟基磷灰石，但是氟离子可以代替羟基使其转化为氟磷灰石，氟磷灰石在酸性环境中的溶解度低于羟基磷灰石，因此对龋病预防有重要意义。

四、牙周膜（Periodontal ligament）

牙周膜又称为牙周韧带，是位于牙根和牙槽骨之间的结缔组织，主要连接牙齿和牙槽骨，使牙齿得以固定于牙槽骨内并可调节牙齿所承受的咀嚼压力，具有悬韧带作用。牙周膜中的细胞成分是细胞因子（cytokine）等生物活性物质的主要来源，对牙周组织的改建起重要的调节作用。

（一）牙周纤维

牙周膜是纤维性结缔组织，由细胞、纤维及基质组成，在牙周膜内分布着血管、淋巴及神经，并有牙齿形成中的上皮剩余。牙周膜内的纤维主要为胶原纤维，少量弹性纤维只见于血管壁。主纤维束一端埋在牙骨质中，另一端埋在牙槽骨中，称为沙比纤维（Sharpey's fiber）。

牙周膜中，存在多种胶原，目前已发现Ⅰ、Ⅲ、Ⅴ、Ⅵ、Ⅻ和ⅩⅢ型。Ⅰ型胶原形成坚固的纤维附着于牙骨质和齿槽骨，是使牙周膜具备弹性，是抵抗咬合力的组织学基础。Ⅰ型胶原占胶原成分的80%，主要构成主纤维束。Ⅲ型胶原形成纤细的原纤维，主要是提供组织弹性。Ⅲ型胶原占胶原成分的15%，参与Ⅰ型胶原纤维的构成并分布于血管和神经周围。Ⅴ型胶原覆盖在Ⅰ、Ⅲ型胶原的表面，加强细胞的附着和移动。Ⅵ型胶原为很短的纤维原，连结于Ⅰ型和Ⅲ型胶原之间。Ⅻ型胶原主要是起胶原与细胞外基质间连接的桥梁作用。

在牙槽骨组织的改建过程中，牙周膜也发生改建。Bumann通过对接受正畸治疗患者的牙周膜细胞进行酶联免疫分析（ELISA）发现，压力侧Ⅰ、Ⅲ、Ⅴ、Ⅵ型胶原的合成均明显增加；相反，张力侧胶原合成作用并不明显，说明压力侧除了牙槽骨的改建，随着玻璃样变消失，牙周膜的改建也十分活跃。

（二）牙周膜中的重要细胞成分

牙周膜内存在多种细胞，某些细胞具备向牙骨质细胞和成骨细胞分化的潜能，成纤维细胞可以分泌基质合成胶原，因此，牙周膜自身具备再生能力。

1. 成纤维细胞　由于牙周膜来源于牙囊组织，所以牙周膜成纤维细胞不同于牙龈成纤维细胞，属于外胚间充质细胞。与牙龈成纤维细胞相比有很多不同，牙周膜成纤维细胞增殖能力更强，表达碱性磷酸酶活性和环磷酸腺苷更强。牙周膜成纤维细胞是牙周膜中的主要细胞，位于纤维和基质之间，其功能是分泌胶原，合成基质。①成纤维细胞可以产生某些细胞因子。免疫组化证明，受正畸力作用之后，牙周组织中前列腺素E（prostaglandin E,

PGE)、白细胞介素 1β（interleukin lβ，IL-1β）的含量增加，使体外培养的人牙周膜细胞发生机械形变，可使其培养基上清液中前列腺素的含量增加。②成纤维细胞又受到细胞因子的调节。已证明体外培养的人牙周膜细胞上存在 IL-1β 的受体，IL-1α、IL-1β、肿瘤坏死因子、干扰素这四种生物因子均可使体外培养的人牙周膜成纤维细胞产生前列腺素，并使胞内的 cAMP 水平升高。

2. 干细胞（stem cells） 牙周膜中存在干细胞，它们具有分化为成骨细胞（osteoblast)、成牙骨质细胞（cementoblast）和成纤维细胞（fibroblast）的能力。这些干细胞多位于血管周围或骨内膜周围，随着干细胞的分化逐渐向骨或牙骨质表面迁移。

（三）基质

在牙周膜中，细胞、纤维、血管及神经之间的空隙均为基质所充满，基质的主要成分为黏蛋白和糖蛋白。牙周膜中的胶原纤维、蛋白糖原和组织液在牙齿承受咀嚼力时构成缓冲系统。

（四）牙周膜的生物学特性

牙周膜是多种重要细胞的来源，从结构和功能上看，牙周膜可以说是牙骨质与固有牙槽骨的骨膜，其中成纤维细胞对牙周膜胶原纤维的生成和更新起着重要作用，成骨细胞产生新骨，使新生的牙周膜纤维得以重新附着，保持牙齿与牙周的正常联系。成牙骨质细胞可以形成新的牙骨质，对牙骨质的修复起作用。

五、骨细胞的种类及功能（Types and functions of bone cell）

骨组织由四种细胞构成（图 5-1），成骨细胞（osteoblast）、破骨细胞（osteoclast）、骨衬里细胞（bone lining cell）都存在于骨的表面，而骨细胞（osteocyte）则被包埋在钙化的骨基质中。成骨细胞、骨衬里细胞和骨细胞都来源于局部骨生成细胞，而破骨细胞则是由造血组织中的单核细胞融合而成。

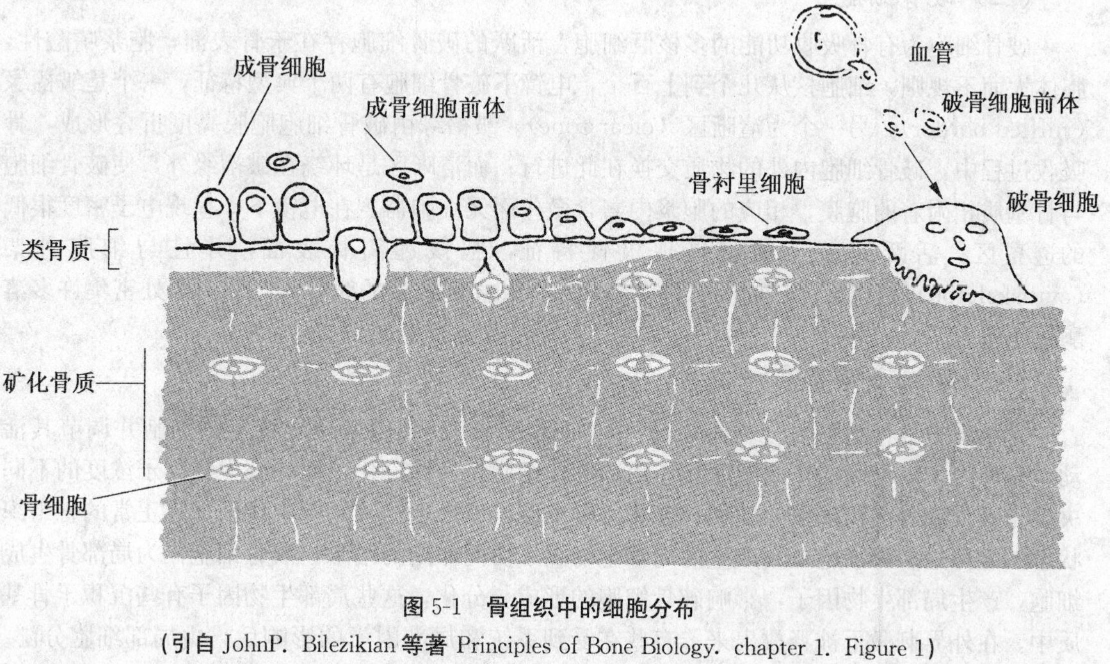

图 5-1 骨组织中的细胞分布

（引自 JohnP. Bilezikian 等著 Principles of Bone Biology. chapter 1. Figure 1）

（一）成骨细胞

成骨细胞为高度分化的细胞，主要功能是形成骨基质，因此表现出典型的产生蛋白质的细胞特性。有丰富的内质网和发达的高尔基体。它分泌Ⅰ型胶原和骨基质中的非胶原蛋白。目前从骨基质中分离出多种非胶原蛋白，但对它们的作用有待进一步的认识。成骨细胞参与调节骨基质的钙化，但机制还不十分清楚。

在松质骨，钙化是从成骨细胞膜上出芽脱落于骨基质的小胞开始，这与软骨钙化的情况相似；而在层板状骨，钙化机制似乎不同，钙化从重叠的胶原纤维分子形成的小孔开始，而且始于胶原分子自身的成分或该处的非胶原蛋白。

无论哪种机制，胶原都是钙化的模板，因此在成骨细胞下面总存在一层类骨质基质，矿化的基质逐渐包围成骨细胞，使其成为新一层的骨细胞。矿物盐沉积使骨失去通透性，为了确保代谢通道，骨细胞在矿化之前就与邻近的细胞建立了多条细胞突触的连接。骨细胞是埋于骨基质的退化的成骨细胞，并负责维持骨基质，在一定限度内可形成骨基质又可吸收骨基质。每个骨细胞在骨基质内占据一个骨陷窝，细胞突起放射性地分布于骨基质中，与相邻细胞以间隙连接（gap junction）的形式相连。细胞突起的这种接触，在营养与代谢物质传输较为困难的钙化骨基质中起着相邻细胞间、骨内外表面间的信息传递，以及从血管向骨基质输送营养的通道作用。从骨细胞的形态上可判断出该细胞的功能状态，具有骨基质生成作用的骨细胞还保留许多成骨细胞的特点，细胞器发达；而具有溶骨作用的骨细胞则出现巨噬细胞的一些特征，胞浆内可见溶酶体小泡。

（二）骨衬里细胞

骨衬里细胞是长形不活跃的扁平细胞，覆盖于骨表面，既无骨形成也无骨吸收功能，由于功能不活跃，胞浆内细胞器很少。关于骨衬里细胞的功能目前了解很少，有人认为骨衬里细胞是成骨细胞的前体细胞。

（三）破骨细胞

破骨细胞为有骨吸收功能的多核巨细胞，活跃的破骨细胞存在于骨表面，胞浆嗜酸性，胞体大而不规则，细胞核从几个到上百个，电镜下破骨细胞有两个典型特征，一个是皱褶缘（ruffled border），另一个为清晰区（clear zone）。皱褶缘由破骨细胞胞膜高度折叠形成，骨吸收过程中，破骨细胞内外的物质交换在此进行；而清晰区是环绕在皱褶缘外，使破骨细胞与骨基质相附着的胞膜，相应的胞浆内富含微丝而无细胞器，在电镜下，呈现电子密度很低的透亮区。活跃的破骨细胞呈现极性特征，胞核远离骨表面，并且与细胞骨架（cytoskeleton）相连接。核周围有许多高尔基体和高度致密的线粒体，皱褶缘处密集许多溶酶体小泡。

（四）骨组织中细胞的调节

骨组织中各种细胞的协调作用是一种局部活动，局部因素诱导特定的细胞并调节其活动，多种因子以精确的作用顺序和作用浓度使细胞特异性分化，而局部生物因子浓度的不同决定骨吸收或骨沉积现象的发生。并非一种细胞可以产生这些局部生物因子，正常的骨组织状态的维持是多种细胞及其产生的局部生物因子协同作用的结果。成骨细胞作为局部骨生成细胞，产生局部生物因子，影响破骨细胞的形成与分化，这些局部生物因子有些沉积于骨基质中，在外界刺激下被释放出来，有些在受到系统和局部因素的影响后，由局部细胞分泌。这个结论的产生是因为人们发现，许多溶骨作用因子的受体存在于成骨细胞表面而不是破骨细胞表面，而体外培养的破骨细胞对于这些因子的反应则必须通过激活成骨细胞才实现。

破骨细胞是由造血系统的单核细胞通过血液循环到达骨骼，在骨骼局部信号的作用下融合而成为多核巨细胞的。在骨吸收过程中，产生的因子又可诱导和激活成骨细胞，局部骨代谢就是在成骨细胞、破骨细胞这种相互诱导、相互制约的过程中达到平衡。

六、骨基质中其他成分及其生物功能（Other components of bone matrix and their biological functions）

（一）骨钙素（osteocalcin）

骨钙素是一种低分子量的蛋白质，为骨基质中最丰富的非胶原蛋白。每个骨钙素分子约含 3 个 α-羧基谷氨酸残基（α-carboxyglutamic acid residues）。这些残基提供钙结合位点，参与骨基质矿化或调节晶体增长。

血清中骨钙素的水平可以作为成骨细胞活性的一个指标。

（二）骨涎蛋白（bone sialoprotein）

骨涎蛋白的分子量约为 33 000kD，含有 RGD 序列，可与细胞表面的整合素（integrin）结合。骨涎蛋白可以紧密地与羟基磷灰石和细胞结合。免疫细胞化学染色的结果表明骨涎蛋白存在于矿化的骨基质中，但未在类骨质中发现。一般认为骨钙素或骨涎蛋白与胶原纤维结合形成局部高浓度的钙，导致矿物质沉积。骨涎蛋白通过促进破骨细胞与骨基质中的分子结合而增加破骨细胞的骨吸收能力。

（三）骨桥蛋白（osteopontin）

骨桥蛋白与骨涎蛋白相似，也是带有负电荷的蛋白质，在分化的骨细胞中表达。骨桥蛋白也含有 RGD 序列，与细胞表面的某些整合素有特殊的亲和力，在骨的矿化及成骨细胞和破骨细胞与骨基质的黏附过程中起作用。

在许多软组织中也有骨桥蛋白的表达。最近的研究表明骨桥蛋白在细胞介导的免疫反应中起关键作用。

（四）骨黏连蛋白（osteonectin）

骨黏连蛋白是一个分子量为 32kD 的蛋白，具有与钙和胶原结合的区域。骨黏连蛋白的作用目前还不十分清楚，推测它参与骨基质矿化的开始过程。

（五）生长因子（growth factor）

成骨细胞可以分泌的生长因子包括骨形成蛋白（bone morphogenetic proteins）、转化生长因子 β（transforming growth factor β）、集落刺激因子 1（colony stimulating factor 1）、颗粒细胞集落刺激因子（granulocyte colony-stimulating factor）、碱性成纤维细胞生长因子（basic fibroblast growth factor，bFGF）和胰岛素样生长因子（insulin-like growth factor）。这些因子可以即刻以自分泌或旁分泌的方式发挥作用，也可以结合进骨基质中以后发挥作用。在破骨细胞进行骨吸收时，这些生长因子都释放或被激活调节成骨与破骨活动。

（六）骨形成蛋白（bone morphogenetic protein）

骨形成蛋白和 TGF-β 是一个超家族，约有 40 个成员，在胚胎发育和骨细胞分化过程中必不可少。

BMP-1 不同于其他 BMP 成员，与前胶原 C-蛋白酶相似，参与胶原纤维的形成。

BMP-2、BMP-3、BMP-4、BMP-6、BMP-7 有诱导骨生成的作用。BMP-2 是成骨细胞的化学趋化剂。BMP-7 和 IGF-1 协同刺激骨细胞的增殖和分化。

骨形成蛋白表达在骨细胞和很多软组织中。在骨折修复区，软骨和成骨细胞的 BMP-2、BMP-4、BMP-7 和 BMP-11 受体表达增加。

成骨细胞受 BMP 作用，PTH 受体数目增加，碱性磷酸酶活性增加，合成胶原、骨钙素和其他非胶原蛋白。

临床上，应用 BMP-2 和 BMP-7 的骨诱导作用加速骨折愈合。

BMP-2 还可以加强成骨细胞中 IL-6 和 TGF-β 的表达。

七、研究骨组织代谢在口腔医学中的意义（Significance of the study of bone metabolism in oral medicine）

牙槽骨是人体骨组织中代谢最活跃的部分，一生都处于不断的变化之中，牙槽骨组织的健康状况直接影响口腔颌面系统的功能与健康。

牙周病是造成牙齿缺失的最主要原因，其病理特征表现为牙槽骨的进行性吸收。如何防止牙槽骨的吸收、稳定以至于恢复被吸收的牙槽骨组织是牙周科医师为之奋斗的目标。

口腔颌面外科常可见到由于肿瘤、外伤、唇腭裂等原因所致的颜面骨组织缺损。为恢复颜面形态，常常要使用自体骨、异体骨以及各种骨的代用品。修复材料的选择及其与自体骨组织的相容性直接影响手术预后。另外，种植、骨牵张成骨技术的开展使我们对于颌面部骨缺损、骨骼畸形的治疗范围扩大并使治疗效果大大提高。

口腔修复科的患者随着牙齿的缺失，牙槽骨由于缺少功能刺激会逐渐发生萎缩，使修复体的固位发生困难。牙槽嵴增高术、种植体技术的开展，可以明显地改善修复体的固位。

口腔正畸科的目标就是要矫治各种错䶮畸形。通过牙齿在骨组织中的移动以及对颌骨生长发育的控制达到矫治目的。因此，了解骨组织的代谢过程和颌骨生长发育的规律，将有助于正畸医师的诊断、设计，及对矫治效果的预后和保持。

除此以外，颞颌关节病患者髁状突软骨的修复、根尖病变的组织修复都与骨组织代谢有密切的关系。了解骨代谢的有关知识对解决口腔医学中的问题以及口腔学科的发展有重要意义。

第二节　骨改建的细胞生物学基础
Basis of cell biology of bone remodeling

一、成骨细胞（Osteoblast）

成骨细胞是负责骨基质形成和钙化的细胞。在骨组织中，成骨细胞可有四种形式，即前成骨细胞、成骨细胞、骨细胞、骨衬里细胞。成骨细胞在骨基质沉积活跃的部分呈单层排列，为立方状单核细胞，约 20～30μm 大小，胞浆嗜碱性。成熟的成骨细胞胞浆内含大量线粒体、高尔基体和粗面内质网，说明其合成蛋白质功能活跃。组化染色成骨细胞碱性磷酸酶呈强阳性。

成熟的成骨细胞可以合成：①膜结合型碱性磷酸酶，又称为组织非特异性碱性磷酸酶；

②骨基质分子，包括多型胶原和多种非胶原蛋白，如骨钙素、骨涎蛋白、骨桥蛋白、蛋白糖原（proteoglycan）以及激素和生长因子的受体。

尽管碱性磷酸酶的生物学作用还不十分清楚，但已知其与矿化过程有关，可抑制碱性磷酸酶，并阻断骨基质的矿化。另外，碱性磷酸酶作为膜结合蛋白，可以被磷脂酰肌醇（PI）特异的磷酯酶C从细胞中释放，可能与跨越细胞膜的信号传递有关。Ⅰ型胶原是成熟骨基质中主要的有机成分（90%），主要由成骨细胞产生。骨桥蛋白是由成骨细胞分泌的非胶原蛋白，存在于骨组织的细胞外基质中，但并非骨组织所特有。

骨钙素是骨基质中主要的非胶原蛋白，目前认为是成骨细胞最晚表达的一个标志，前成骨细胞不合成骨钙素。

成骨细胞来源于多潜能的间充质干细胞，随着骨基质沉积，成骨细胞逐渐被包埋于钙化的骨基质中，蛋白质合成功能逐渐降低，胞浆内细胞器数量逐渐减少，退化成为骨细胞。

二、骨细胞（Osteocyte）

骨细胞存在于钙化的骨基质的陷窝内，在从成骨细胞退化为骨细胞的过程中失去了许多成骨细胞的特点。高尔基体、粗面内质网明显减少，以胞浆突起与相邻细胞连接，确保氧和养分在钙化的骨基质内传输。骨细胞通过其细长的胞浆突起与相邻细胞，骨表面的骨衬里细胞与新骨形成部位骨表面的成骨细胞相连接。从生物学角度来看，骨组织中骨细胞在三维空间内构成网状结构，这张网被很少的非矿化基质鞘包裹，鞘外是大量矿化的基质，非矿化的基质很容易被生物大分子渗透，这层非矿化基质成为离子和有机大分子在细胞内外传递的快捷通道。骨组织受力后是什么原因导致其发生生物学改变，原因还不清楚。推测骨组织中存在某些特定细胞感应机械刺激，并将其转化为化学信号，目前焦点多集中在骨细胞。研究表明，机械应力可以增加骨细胞、成骨细胞和骨衬里细胞的RNA合成和糖的消耗，有人认为骨基质与骨细胞的附着是生物机械信号在骨内转化为化学信号的关键。

整合素为细胞膜上的蛋白质大分子，参与了骨细胞与骨基质的附着。整合素由两个多肽链构成的α和β亚单位组成，β_1 亚单位的抗体CAST可以阻断骨细胞与骨基质中的蛋白成分骨桥蛋白、纤维连接蛋白（fibronectin）的附着。整合素通过黏着斑蛋白（vinculin）、踝蛋白（talin）、α-肌动蛋白原（α-actinin）与细胞骨架相连，这种整合蛋白与细胞骨架的复合体参与骨组织中应力信号向细胞内的传递。机械力导致骨基质变形，可造成整合素的物理性扭曲，导致细胞骨架重新构成。

三、破骨细胞（Osteoclast）

破骨细胞是进行骨吸收的主要细胞。光镜下，破骨细胞位于骨吸收陷窝内，为多核巨细胞，破骨细胞的胞体变异很大，直径可达10～100μm，胞核可以从几个到上百个，胞浆嗜酸。电镜下，破骨细胞有两个独特的结构（与其骨吸收功能密切相关）：①皱褶缘（ruffled border），②清晰区（clear zone）。见图5-2。

（一）破骨细胞的来源

近10年的研究结果表明，破骨细胞来源于造血系统的单核细胞，与巨噬细胞有共同的前体，在特定条件下融合成多核细胞。20世纪80年代初，三个经典实验证明了这一点。

1. 体外循环实验　Gothlin和Ericsson通过外科手术将两只大鼠身体的循环系统吻合，然后将一只大鼠用铅板遮住，用放射线照射另一只大鼠以破坏其造血系统。将两只鼠的左侧

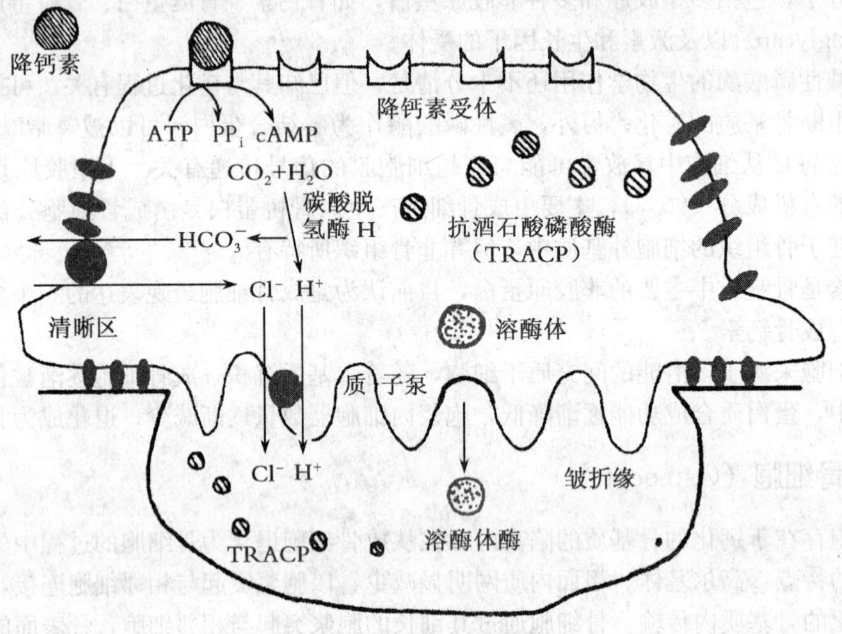

图 5-2 破骨细胞模式图

（引自 Suda，T 等 1995 年发表于 Endocrin. Rev. 4 的文章）

胫骨造成骨折，注射^{3}H标记的胸腺嘧啶给未经照射的鼠，同时用夹子关闭两鼠间的侧支循环，以防止^{3}H通过侧支循环流入照射鼠体内，照射鼠同时给大量未标记的胸腺嘧啶。20 分钟后放开夹子，7～28 天后处死两鼠，发现被照射鼠的骨折部位的破骨细胞都有^{3}H标记，但是成骨细胞没有标记。由此认为，被照射鼠骨折部位形成的破骨细胞的前体是通过血液循环从未被照射鼠来的。此实验证明，破骨细胞与成骨细胞的组织来源不同。

2. 鸡与豚鼠的嵌合实验　鸡与豚鼠的细胞膜可以通过它们的核膜的形态区分开。将豚鼠的无破骨细胞的一段骨残基植入鸡胚的绒毛膜尿囊内，出现于骨表面的破骨细胞呈现鸡来源细胞的特征，说明是来源于鸡的绒毛膜尿囊。但成骨细胞却呈现豚鼠细胞的特征，证明破骨细胞与成骨细胞来源不同，且破骨细胞不是来自骨组织。

3. 遗传缺陷动物模型的建立　大理石病的病理表现为破骨细胞缺乏，骨髓腔致密。人们发现当患有大理石骨病的鼠与正常鼠建立侧支循环以后，大理石病的症状消失，说明破骨细胞的前体细胞是通过侧支循环到达病鼠的。脾细胞移植或骨髓移植后，可以恢复大理石病鼠的骨吸收功能。

以上这三个实验证明破骨细胞与成骨细胞的来源不同，破骨细胞的前体不存在于骨组织，而存在于骨髓或造血组织中。

（二）破骨细胞的分化

明确了破骨细胞的来源，人们进一步探讨破骨细胞生成的调控，大量的实验结果证实促进骨吸收的激素和细胞因子在破骨细胞的分化过程中起重要的调节作用，但是这些生物活性物质的靶细胞是成骨细胞而不是破骨细胞，成骨细胞不仅通过产生可溶的物质如 M-CSF（巨噬细胞集落刺激因子）和补体 C3 来诱导破骨细胞生成，而且成骨细胞与破骨细胞前体的胞体接触也是破骨细胞生成所必不可少的条件。

作用于成骨细胞的细胞外信号主要是通过不同的三个信号传导通路（signal transduction pathways）向细胞内传递的（图 5-3）。这三个信号传导通路分别为 cAMP、1,25（OH）$_2$维生素 D_3 和 gpl30 信号传导通路。

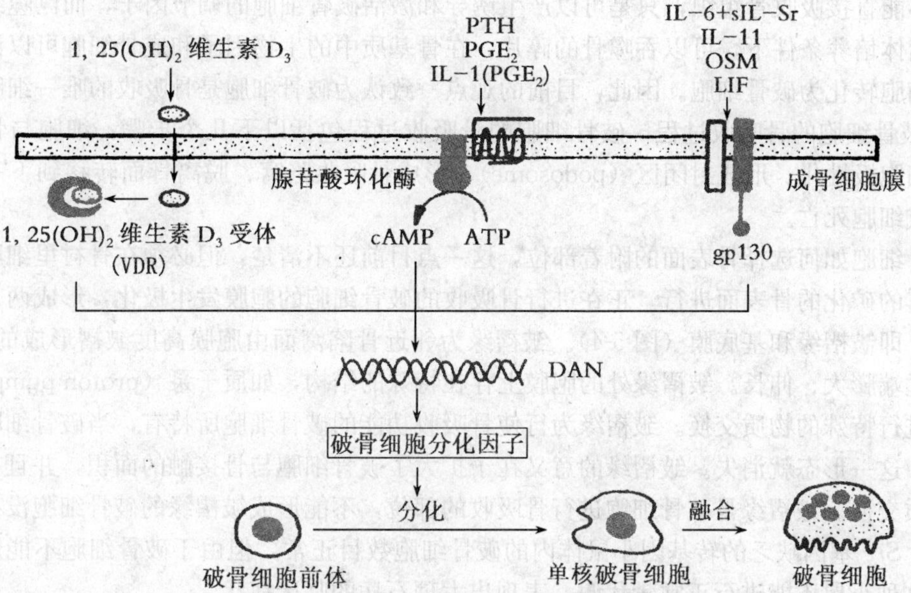

图 5-3　成骨细胞膜内外的信号传导通路

（引自 Principles of Bone Biology. chapter 7. Figure 7.）

甲状旁腺素（parathyroid hormone，PHT）和 PGE_2 均通过升高细胞内 cAMP 水平促进破骨细胞生成。而 1,25（OH）$_2$ 维生素 D_3 促进破骨细胞的生成作用与胞内 cAMP 水平无关。白细胞介素 1（IL-1）促进破骨细胞分化的作用是通过前列腺素来实现的，其促进破骨细胞分化的作用可以被前列腺素合成酶的抑制剂——消炎痛阻断。

白细胞介素 6（interleukin-6，IL-6）是一个多功能的细胞激肽，其对于骨吸收的作用一直不能明确，有报道 IL-6 促进成骨作用，另外的报道显示 IL-6 促进破骨细胞生成，实验结果相互矛盾。近年来，随着分子生物学技术的发展，IL-6 的骨吸收作用原理才逐渐清楚。成骨细胞膜表面的 IL-6 受体分为 gp80 和 gp130 两部分，gp80 是与胞外因子结合的部分，而 gp130 不与胞外因子结合，而是向胞内传递信号。人与鼠的体内都发现一种可溶性 IL-6 受体（sIL-6R）游离于组织液中，其附着于细胞膜的结构缺失，sIL-6R 与 IL-6 结合为复合体，通过 gp130 将信息传入细胞内，改变成骨细胞的功能状态，使其促进破骨细胞生成。如果没有 sIL-6R，IL-6 直接与 gp80 结合，则促进破骨细胞生成的作用不表现。gp130 信号传导通路与 cAMP 和 1，25（OH）$_2D_3$ 传导通路之间是相互独立的，除了 IL-6，gp130 还可以传导 IL-11、LIF、OSM 等生物因子对破骨细胞生成的诱导作用。

（三）破骨细胞的鉴定标准

（1）抗酒石酸磷酸酶染色阳性。

（2）降钙素受体阳性。

（3）可形成骨吸收陷窝的多核巨细胞。

（四）破骨细胞的功能

破骨细胞的主要功能是吸收骨、牙本质和钙化的软骨，破骨细胞是否是唯一吸收骨组织的细胞呢？曾经有人认为肿瘤细胞和巨噬细胞也可吸收骨组织，但进一步的研究表明，肿瘤细胞并不能直接吸收骨组织，只是可以产生诱导和激活破骨细胞的调节因子，而巨噬细胞在特定的离体培养条件下，可以吞噬骨的碎片，在骨基质中的生物因子和成骨细胞可以诱导单核巨噬细胞转化为破骨细胞。因此，目前的观点一致认为破骨细胞是骨吸收的唯一细胞。

1. 破骨细胞的骨吸收过程　破骨细胞的骨吸收过程包括以下几个步骤：细胞与骨表面附着、细胞极性化、形成封闭区（podosome）、形成骨吸收陷窝、脱离骨面转移到下一个吸收表面或细胞死亡。

破骨细胞如何选择骨表面的附着部位，这一点目前还不清楚，但必须在骨衬里细胞退出后所暴露的矿化的骨表面进行。正在进行骨吸收的破骨细胞的胞膜发生极化，形成两个独特的区域，即皱褶缘和基底膜（图 5-4）。皱褶缘为邻近骨陷窝面由胞膜高度皱褶形成的区域，突起的远端膨大、伸长。皱褶缘处的胞膜上存在特殊的结构，如质子泵（proton pump），可以在此进行特殊的物质交换。皱褶缘为行使骨吸收功能的破骨细胞所特有，当破骨细胞离开骨表面，这一形态就消失。皱褶缘的意义在于扩大了破骨细胞与骨接触的面积，并且在该处进行物质交换。皱褶缘是破骨细胞进行骨吸收的部位，不能形成皱褶缘的破骨细胞没有骨吸收功能。*Src* 基因缺乏的转基因小鼠体内的破骨细胞数目正常，但由于破骨细胞不能形成皱褶缘，这种小鼠不能进行正常骨代谢，表现出大理石病的临床症状。

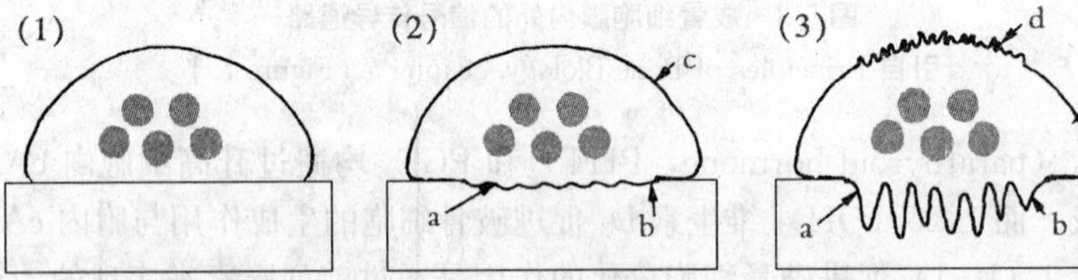

图 5-4　破骨细胞的骨吸收过程

环绕皱褶缘的破骨细胞膜与骨基质紧密接触，形成一个封闭区，使骨吸收陷窝与周围骨基质相对隔离，构成骨吸收的局部微环境。1989 年，Baron 用特殊的微电极测出皱褶缘下微环境中的 pH 可以在几分钟之内降低到 3，骨吸收陷窝只存在于正对皱褶缘的部位。封闭区胞膜上骨基质蛋白的受体构成整合素（integrin），是破骨细胞与骨附着的分子基础。破骨细胞封闭区的整合素主要为玻连蛋白受体，由 α 和 β 两个亚单位组成，目前发现的破骨细胞膜上的玻连蛋白受体为 $\alpha_v\beta_3$。与封闭区相对应的破骨细胞胞浆内没有任何细胞器，因此称之为清晰区（clear zone）。清晰区内存在大量微丝（microfilament）、微管（microtube），称之为细胞骨架（cytoskeleton）。破骨细胞的细胞骨架在骨吸收的准备过程中进行迅速的变化，通过整合素与胞外基质蛋白相连接。

2. 破骨细胞对矿物质的降解　骨基质中的矿物质主要以羟基磷灰石的形式存在，在生物环境中，只有低 pH 状态可以溶解羟基磷灰石。骨陷窝的微环境在骨吸收开始时，是通过破骨细胞内的酸性分泌小泡不断与皱褶缘的胞膜融合，同时将胞内酸性物质分泌到骨陷窝内造成的。维持骨陷窝内低 pH 状态是靠新的酸性小泡的继续分泌，还是靠皱褶缘胞膜上质子泵的质子排除作用，目前还不十分清楚。质子泵、破骨细胞膜上的碳酸脱氢酶Ⅱ（CAⅡ）、氯离子通道都对骨基质中矿化物的降解产生影响。

3. 破骨细胞对骨基质中有机质的降解　骨基质中有机质的降解主要通过溶酶体、半胱氨酸蛋白酶和金属蛋白酶（MMPs）进行。成骨细胞可以产生和分泌 MMP-1（胶原酶）降解骨表面的类骨质，导致骨吸收的开始。有人推测在骨形成过程中，骨基质中已储存了某些可以降解骨基质的蛋白酶，骨吸收的刺激激活了局部的成骨细胞，产生一些因子来激活埋在骨基质中的蛋白酶。

很明显，胶原和其他骨基质的降解发生在破骨细胞外的骨陷窝内，破骨细胞可产生溶酶体、半胱氨酸蛋白酶和金属蛋白酶。这两组酶是骨有机质降解的主要物质，另外，进入骨陷窝内的一些游离氧基可进一步加强细胞外基质的降解。

破骨细胞的归宿目前还不十分清楚。

四、附着分子（Attachment molecule）

细胞表面存在不同的附着分子，使细胞与基质附着，整合素是细胞表面附着分子的一种，为细胞膜上的嵌合蛋白，由两个多肽链分成两个亚基 α、β。迄今为止，哺乳类动物细胞膜上共发现 16 种 α 亚基，8 种 β 亚基，组合成 22 种整合素。整合素的 α 和 β 亚基均为跨越细胞质膜的糖蛋白，细胞外部分大，细胞内部分小（图 5-5）。

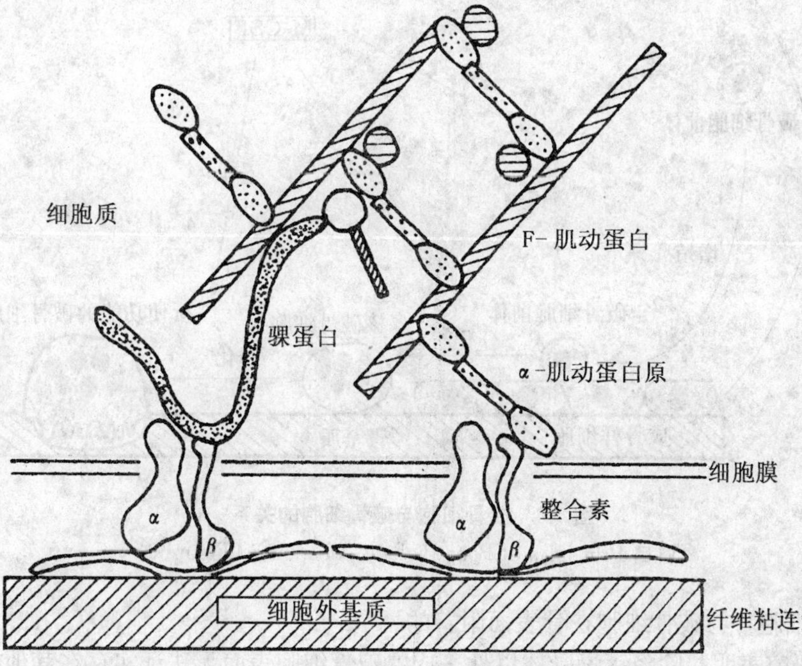

图 5-5　整合素模式图

（引自 1990 年 Gene. Altruda，F 等发表文章）

骨组织中，成骨细胞、骨细胞和软骨细胞的表面发现多种细胞附着分子，包括整合素。但在破骨细胞，除了整合素以外，尚无其他附着分子存在的确切证据。破骨细胞附着于骨表面，胞膜发生极化，分成三个区域：①基底膜，为破骨细胞面向骨髓腔的部分，不与骨面发生接触；②封闭区，与骨面紧密接触的细胞膜；③皱褶缘，为细胞内外物质交换场所。封闭区与骨面的紧密接触是通过细胞膜表面的附着分子——整合素。

目前研究证明，破骨细胞表面存在三种整合素，$\alpha_v\beta_3$ 为经典的玻连蛋白受体，$\alpha_2\beta_1$ 为胶原层粘连蛋白受体，$\alpha_v\beta_1$ 为玻连蛋白受体。

破骨细胞与骨表面附着，涉及破骨细胞表面的整合素与骨基质中的胞外基质蛋白间的相互作用。玻连蛋白受体的抗体可以阻断破骨细胞对骨表面的附着，从而影响其骨吸收功能。

对于成骨细胞，细胞表面的附着分子可在骨骼内传导机械信号，以此调节细胞功能，使成骨细胞与骨基质（包括未矿化的类骨质）附着，促进成骨细胞的成熟，对于成熟的成骨细胞影响其基质合成、蛋白酶分泌以及与其他骨细胞之间的联系。

五、成骨细胞与破骨细胞的关系（Relationship of osteoblast and osteoclast）

成熟骨质的表面被覆一层扁平的成骨细胞即骨衬里细胞。如果将破骨细胞与被覆有骨衬里细胞的骨组织相接触，不能发生骨吸收现象。只有当这层骨衬里细胞发生移动，暴露了矿化的骨表面，破骨细胞才可以附着于骨表面，形成骨吸收陷窝（图 5-6）。

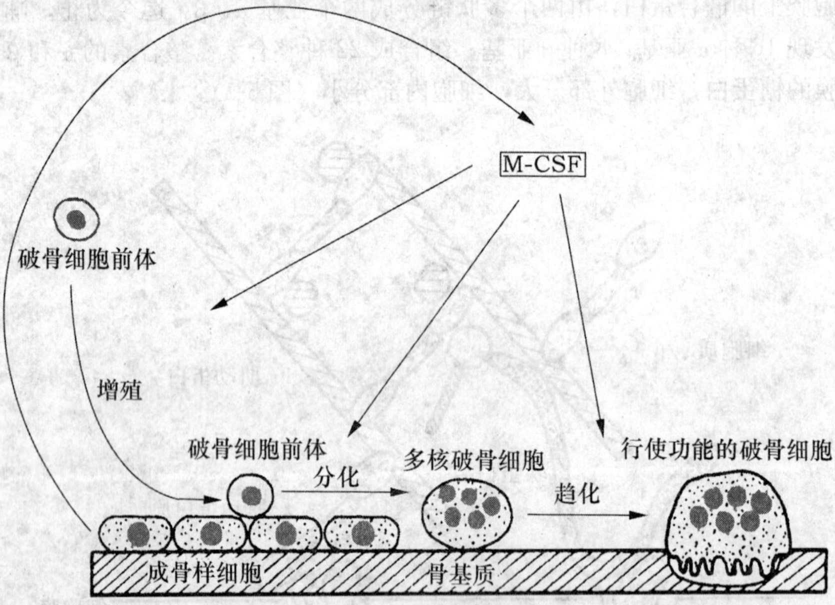

图 5-6 成骨细胞与破骨细胞的关系

（引自 Principles of Bone Biology. Chapter 7. Figure 6）

1. 成骨细胞参与破骨细胞在骨表面附着的调节

目前的研究表明，除降钙素受体以外，成熟破骨细胞表面无法证实存在其他激素及多种细胞因子的受体，而许多促进骨吸收因子的受体却在成骨细胞的表面存在，如甲状旁腺激素受体、前列腺素受体、白细胞介素 6 的受体等。

Rodan 和 Martin 在 1981 年首次提出成骨细胞参与破骨细胞骨吸收功能调节的理论，并得到了普遍接受。覆盖在骨表面的成骨细胞受到这些骨代谢调节因子的作用之后，胞体变圆，从矿化的骨表面移开；同时，分泌蛋白酶消化骨表面的类骨质，暴露矿化的骨面，为破骨细胞的附着提供条件。在成骨细胞合成的非胶原蛋白中，骨涎蛋白及骨桥蛋白等物质含有 Ary—Gly—Asp 氨基酸序列，该序列可与破骨细胞中的玻连蛋白受体结合，从而提供破骨细胞与骨基质附着的位置。

2. 成骨细胞合成破骨细胞骨吸收刺激因子，促进成熟破骨细胞的骨吸收

PGE是一种很强的骨吸收促进剂，破骨细胞本身既无PGE的受体，又不产生PGE，而成骨细胞受到机械力作用后，则可产生PGE_2，起到促进破骨细胞骨吸收作用的血小板衍生生长因子（platele-derived growth factor，PDGF）具有促进成熟破骨细胞骨吸收的功能。研究表明，存在于骨基质中的PDGF来源于成骨细胞，而且外源性的PDGF又可以促进成骨细胞合成大量PGE_2和IL-6这两种新的骨吸收促进因子。

3. 成骨细胞参与破骨细胞分化成熟的调节

目前认为，破骨细胞来源于造血组织中的破骨细胞前体。须田实验室进行了一个有趣的实验，将小鼠的脾细胞与成骨细胞混合培养，在1,25（$OH)_2$维生素D_3的作用下，经过7天的培养可以形成大量的抗酒石酸磷酸酶（tartrate resistant acid phosphotatase，TRAP）染色阳性、降钙素受体阳性及多核的破骨样细胞。但是如果将脾细胞与成骨样细胞分别种植于细胞培养皿的两侧，中间用一层可以使培养基自由通过的膜分开，即使有1,25（$OH)_2$维生素D_3存在，也不能形成破骨样细胞。说明在破骨细胞前体的分化成熟过程中，破骨细胞前体与成骨细胞的胞体接触是必不可少的。推测成骨细胞膜上存在诱导破骨细胞前体分化的因子。

1997年，人们成功地分离出一种可溶性蛋白质，命名为骨保护因子（osteoprotegerin，OPG）。骨保护因子由成骨细胞和基质细胞产生，具有抑制破骨细胞分化、抑止成熟破骨细胞被激活、诱导成熟破骨细胞凋亡的作用。

OPG是一种肝素结合糖蛋白，由401个氨基酸组成，N端的前21个氨基酸为信号肽（signal peptide），其余380个为成熟肽。

过度表达OPG的转基因鼠出现严重的骨硬化症，组织学表现为矿化的骨小梁增加，骨髓腔窄小。靶向敲除OPG的小鼠发生严重的骨质疏松症，股骨生长板破坏，出生后2个月内常发生复合型骨折，出生后死亡率升高。

随着OPG的发现，学者们推测OPG的配体可能就是一直在寻找的促破骨细胞生成因子，终于人们在成骨细胞膜上分离出一种跨膜蛋白RANKL，并在破骨细胞前体的胞膜表面发现了膜受体RANK，RANK与RANKL结合发挥作用，使破骨细胞前体分化成为具有功能活性的破骨细胞。

人RANKL是由317个氨基酸组成的多肽，为Ⅱ型膜蛋白，无信号肽。胞质部分在N端，由第1～48位氨基酸组成，跨膜部分为第49～69位氨基酸，胞外部分在C端为70～317位氨基酸。RANKL存在两种生物活性形式：一种为细胞膜结合型，分子量40～46kD；另一种为可溶型，分子量31kD。

RANKL在骨代谢中的主要功能为：刺激破骨细胞分化，增强成熟破骨细胞的活性，抑制破骨细胞凋亡。

RANKL基因敲除小鼠发生严重骨硬化症，长骨短小，牙齿萌出障碍，成熟破骨细胞缺乏，由于骨化增加，长骨髓腔狭窄，导致代偿性骨髓外造血。

RANKL参与破骨细胞形成的全过程，在分化、融合、存活、激活的每个阶段都有促进作用，而OPG作为RANKL的非功能受体对每一个阶段都可抑制。

由成骨细胞分泌的OPG作为RANKL的非功能受体，竞争性地结合RANKL，OPG以单聚体或二聚体形式存在，分子量分别为60kD和120kD，OPG阻止RANKL结合破骨细胞前体表面的RANK，抑制破骨细胞分化的最后阶段。对于成熟破骨细胞，OPG可抑制其骨

吸收功能，拮抗1,25 $(OH)_2D_3$、PGE_2、PTH、IL-1α 引起的骨吸收，但与抑制破骨细胞分化的效应相比，抑制成熟破骨细胞的活性需要更高的浓度。

第三节　影响牙周组织改建的生物学因素

Biological factors affecting the remodeling of periodontal tissues

在正畸牙移动过程中，机械力作用于牙，引起牙周组织改建及牙移动。但是机械信号如何转化为机体的生物学反应，相同的正畸力在不同临床个体产生的反应差异过大，如何解释这种差异，如何选择最佳矫治力值，是一直困惑正畸学家的问题。近 20～30 年来，随着各种高效能矫治体系的逐步完善，人们的研究热点逐渐集中到机体对正畸力的生物学反应。现代生物学技术给我们提供了探讨牙齿移动生物学机制的可能。各种生物因子在牙齿移动的改建过程中起到重要的调节和信号传递作用。

一、花生四烯酸代谢产物在正畸牙齿移动中的作用（The effects of metabolic products of arachidonic acid in orthodontic tooth movement）

花生四烯酸（arachidonic acid）存在于细胞膜上，被磷脂酶 A_2 从细胞膜释放，通过过氧化酶作用可以生成前列腺素（prostaglandin，PG）和血栓凝集素，通过脂氧化酶代谢可以产生白三烯（leukotriene）和羟基花生四烯酸。

前列腺素物质是一组化学结构十分相似，都含有 20 个碳原子的多氧不饱和脂肪酸。根据环戊烷上取代基和侧链双键的位置和数目的不同，可以将 PG 分为 A、B……I 九个系列，首先是从羊的精囊中提纯出 PGE 和 PGF 纯品，因此称之为前列腺素。但随着研究深入，人们发现 PG 并非单一地来源于前列腺，而是广泛地存在于哺乳动物机体组织和体液中，并具有多种生物效应。

前列腺素具有激素样作用，但并不储存于细胞内，只是在需要时在组织中合成，在局部发挥作用。前列腺素半衰期短，可在机体内迅速代谢而被灭活，静脉注射［H^3］-PGE_2，1 分钟后人体内只残存 4%。

PGE_1、PGE_2、PGF_2 可促进新骨形成。PGE_1、PGE_2 通过促进钙离子内流，激活磷脂酶 C 从而促进骨细胞增值。PGE_1 和 PGE_2 还可以促进成骨细胞产生 VEGF（VEGF 为内皮细胞分裂促进素），以利于血管生成，保证新生骨有充足的血供。

PGE_2 有促进破骨细胞骨吸收的作用，这种作用是通过影响成骨细胞，使其暴露骨的表面来实现的。由于前列腺素的半衰期很短，只有 2～3 分钟，因此它主要在局部发挥作用。

（一）影响前列腺素产生的因素

1. 许多影响组织改建的激素、生长因子和细胞因子都可促进骨组织中前列腺素的产生

影响全身骨组织改建的激素，如甲状旁腺素（parathyroid hormone，PTH）、1,25 $(OH)_2$ 维生素 D_3、甲状腺素都可以促进前列腺素产生。IL-1 是重要的局部骨代谢调节因子和炎性介质，肿瘤坏死因子是免疫和炎性反应介质，转化生长因子（transforming growth factor，TGF）和成纤维细胞生长因子（fibroblastic growth factor，FGF）是细胞生长与分化的调节因子，这些因子都可以促进骨组织中前列腺素的产生。其他如皮肤生长因子（EGF）、血小板衍化生长因子

(PDGF)、缓激肽等也有促进前列腺素产生的作用。

2. 前列腺素存在自身放大作用　前列腺素可以升高细胞内环磷酸腺苷（cAMP）水平，而 cAMP 也可以促进细胞产生前列腺素，这样就形成一个正反馈。$PGF_2α$ 也可促进 PGE_2 的产生，这种自身放大作用在炎症性的骨丧失和机械力应力引起的骨组织改建中十分重要。

3. 机械力可以导致骨组织中前列腺素的产生　对体外培养的成骨细胞样的 MC3T3-E_1 细胞施以机械力，被压缩的细胞周围 PGE_2 含量明显高于对照组，免疫电镜观察，细胞表面有高浓度的 PGE_2，放射免疫法测量发现上清液中 PGE_2 含量也增高。Ngan 将从健康人牙龈分离的成纤维细胞种植在一个可弯曲的塑性生长表面，弯曲该面使成纤维细胞受到拉伸，发现细胞质内 PGE 的含量增加。正常情况下，细胞内不储存 PGE，因此作者认为 PGE 是施加机械力以后被合成的，并可释放到细胞间液中，与靶细胞发生作用。

（二）前列腺素与骨吸收的关系

1. 前列腺素促进破骨细胞的产生和骨组织改建　Yamasaki 进行了一系列研究，局部注射前列腺素可以增加鼠齿槽骨的破骨细胞数。消炎痛为前列腺素合成酶的抑制剂，阻断前列腺素的产生，可以阻止破骨细胞的出现。局部注射前列腺素，可增加灵长类牙齿移动的速度，我们在临床对 30 例病例的观察也证明，局部注射 PGE，可使正畸牙齿移动的速度提高 30%。但在动物实验，局部注射消炎痛并不影响牙齿移动的速度，说明阻断前列腺素的产生并不能影响牙齿移动的速度。前列腺素并不是惟一介导牙齿移动的介质，脂氧化酶代谢的产物可能也参与了牙齿移动过程中骨组织改建的调节，因为实验证明，抑制白三烯合成可抑制破骨细胞的出现，减缓正畸牙移动。

2. 前列腺素是机械力引起细胞代谢变化的重要介质　Saito 等人研究发现，与对照侧相比，受正畸力作用的猫尖牙牙周膜中 PGE 的染色明显加深，而注射消炎痛使该现象消失，以机械力牵拉体外培养的人牙周膜细胞，可使上清液中的 PGE 含量升高，说明前列腺素是机械力引起细胞代谢变化的重要介质。

3. 前列腺素是其他细胞激肽、生长因子引起骨吸收的中间介质　目前已证明，IL-1 的骨吸收促进作用是通过 PGE_2 介导的，消炎痛可阻断 IL-1 的骨吸收促进作用。消炎痛本身并不影响 IL-1 的代谢，也就是说，作为前列腺素合成酶的抑制剂，消炎痛抑制 PGE_2 的产生，使IL-1的促进骨吸收的作用无法实现。

（三）前列腺素与骨形成的关系

前列腺素对骨代谢的作用与其浓度有关，低浓度（10^{-9}M）的前列腺素，可以促进人的成骨细胞 DNA 合成，细胞复制，高浓度（10^{-6}M）的前列腺素抑制成骨细胞分化。前列腺素受体存在于成骨细胞表面，而不是破骨细胞表面。研究表明，前列腺素可以促进快速扩弓后鼠顶骨人字缝中骨组织沉积。

二、第二信号系统在细胞代谢组织改建中的作用（Roles of second signal system in cell metabolism and tissue remodeling）

组织细胞对于外部刺激的反应，无论是激素或是机械力都是通过细胞内部的信号系统（internal signal systems）来调节。内部信号系统又可称之为第二信使。经典的第二信使是指环磷酸腺苷（cAMP）。随着研究的深入，人们发现除 cAMP 以外，其他细胞膜上磷脂的代谢产物、细胞膜蛋白以及细胞骨架均承担细胞外刺激与细胞内化学变化之间的信号传导。

（一）第二信使 cAMP 和 PI 传导途径

第二信使概念提出于 1958 年，Sutherland 和 Rail 发现肝切片的培养基内在肾上腺素的作用下出现了游离的葡萄糖。因此推测激素或其他刺激作为第一信使与细胞膜上特异的受体结合，产生细胞内化学性的第二信使。第二信使与细胞内酶相互作用，使细胞发生反应，如合成蛋白质，分解糖原。这个信号的传导一定可以被其他的细胞内酶关闭。第一信使强度可能很低，通过胞内一系列酶的反应，被第二信使放大。细胞外的刺激可以是各种各样的，但胞内信号的传递只有几条固定的传导途径。

cAMP 传导途径如图 5-7 所示，细胞外的刺激作用于细胞膜上的受体，与膜结合 G 蛋白相互作用，刺激或抑制腺苷酸环化酶的产生，使 ATP 转化为 cAMP，cAMP 可激活蛋白激酶 A，使蛋白质磷酸化，从而引起一系列细胞反应。cAMP 被磷酸二酯酶降解为 5'-AMP 失活，中止细胞的代谢反应。

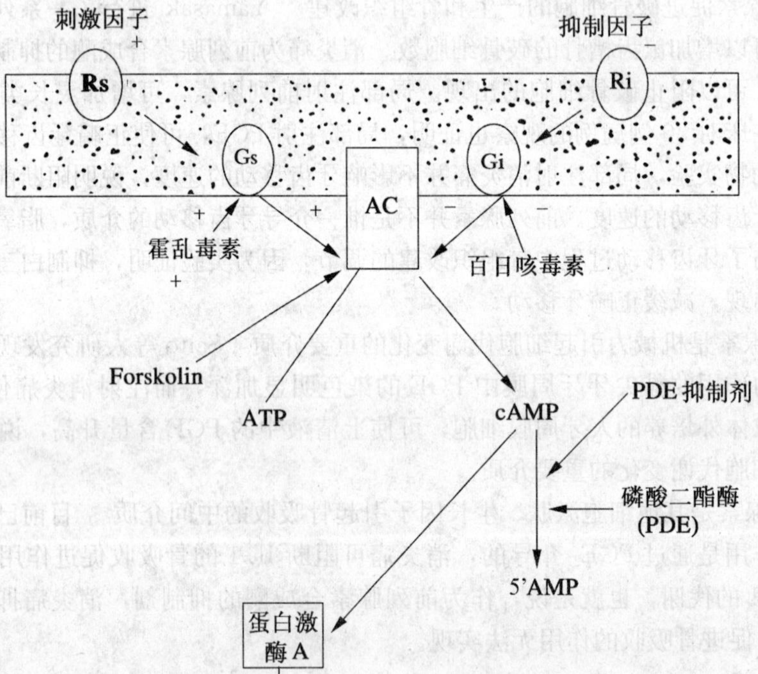

图 5-7　第二信使 cAMP 传导途径
（引自 Uematsu，S 等发表的文章）

cAMP 是最先发现与机械力传导有关的细胞内第二信使。已知前列腺素的生物活性作用有 cAMP 参与，当正畸力施加在牙周膜上时，局部细胞的神经递质和激素使靶细胞内前列腺素释放，并激活腺苷酸环化酶将 ATP 转化为 cAMP，继而 cAMP 作为第二信使，引起细胞代谢变化。Davadvitch 证明，受正畸力作用的猫的尖牙牙周组织中 cAMP 含量发生改变。R. Dziark发现前列腺素浓度增加，可使鼠骨细胞培养基内 cAMP 含量增加。Somjen 证明，从胚胎颅骨和骨膜中分离骨细胞进行体外培养，对其施以机械力会迅速引起 cAMP、PGE_2 和 DNA 合成的同时升高，消炎痛阻断前列腺素的生成，可以阻断机械力对骨细胞的这种作用；而培养基中加入 PGE_2，可产生类似机械力的作用，升高细胞内 cAMP 的含量及组成的胸腺脱氧核苷含量。

除 cAMP 以外，机械刺激骨细胞还可以引起细胞内其他信号传导系统的变化，如 1，4，5-三磷酸肌醇（IP_3）途径、蛋白激酶 C（protein kinase C，PKC）代谢途径、细胞内钙离子含量变化等。长期以来，cAMP 被认为是与机械力传导有关的唯一的第二信使，三磷酸肌醇和甘油三酯作为一个信使系统的重要性，直到 1980 年由 Streb 等阐明肌醇酯的分解产物能够引起细胞内的钙离子释放才被充分的认识。但任何一条细胞内信号传导途径都不能完全解释机械形变所引起的骨组织变化，说明存在多种信号传导系统的协同作用。

IP_3 传导途径与 cAMP 传导途径相似，外界刺激引起细胞膜受体与 G 蛋白发生作用，使膜结合的底物产生三磷酸肌醇（PI_3）和二酰甘油（DG），这两个第二信使可以动员细胞内钙离子并激活蛋白激酶 C，引发一系列的细胞反应。

目前的研究表明，机械力使细胞膜受到牵拉，激活磷脂酶 A_2 将花生四烯酸从细胞膜上释放，花生四烯酸在前列腺素合成酶的作用下产生前列腺素，特别是 PGE_2 被迅速合成并释放到局部组织，PGE_2 与成骨细胞表面的受体结合，引起细胞内 cAMP 升高，Ca 离子浓度升高，刺激 DNA 合成，活跃成骨细胞引发了破骨细胞的产生及骨吸收活动。PI_3 传导途径在机械力诱发的细胞反应中的作用还有待进一步研究。

（二）G 蛋白与膜内外信号的传导

细胞膜上的某些受体操纵一些膜结合传导蛋白发生作用，这些膜结合的传导蛋白多与 GTP、GDP 相结合，因此统称为 G 蛋白。细胞外的刺激物与膜上受体结合后，使受体的构象发生变化，导致 G 蛋白易与 GPT 结合。G 蛋白—GTP 复合体引发一系列的酶反应，如激活腺苷酸环化酶产生 cAMP，GTP 水化为 GDP，则 G 蛋白—GTP 复合体解体，此信号传导中止（图 5-8）。

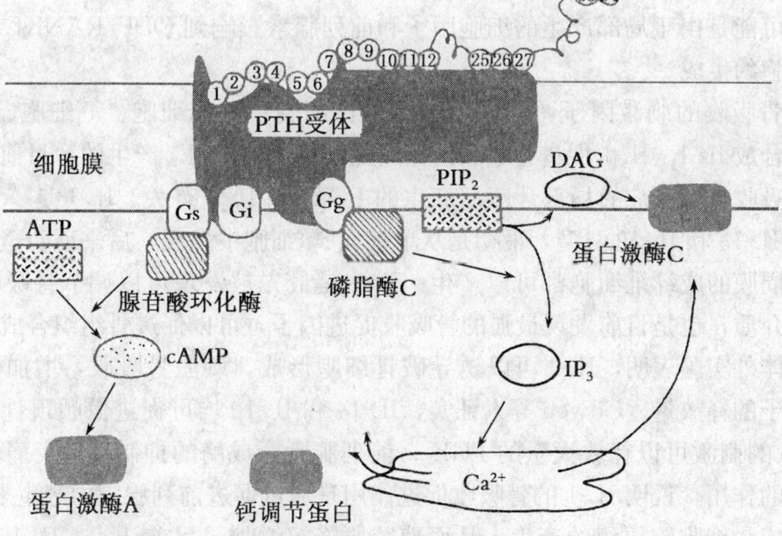

图 5-8　G 蛋白与膜内外信号的传导

（引自 Uematsu，S 等发表的文章）

（三）细胞骨架与基质间的相互作用

细胞骨架（cytoskeleton）是指细胞内以蛋白质为主要成分的细丝在胞浆内纵横交错形成的网状结构。细胞骨架主要有三种形式：微丝、微管和中间丝。目前对微丝的研究比较多，其蛋白质的亚基主要是肌动蛋白，另外附着有其他蛋白分子，如肌球蛋白、原肌球蛋白、黏着斑蛋白（vinculin）、踝蛋白（talin）等。细胞骨架起到支撑细胞形态，传导细胞内外信息的作用，与细胞收缩、细胞运动、有丝分裂有关。细胞骨架一般终止于细胞膜的跨膜蛋白——整合蛋白，细胞骨架—整合蛋白复合体与细胞外基质发生关系（图 5-8）。整合蛋白并不直接与微丝发生关系，而是附着于某些功能性蛋白，如细胞外的纤维黏连蛋白、细胞内的踝蛋白等，通过这些功能性蛋白再与肌动蛋白和黏着斑蛋白连接。机械力作用于细胞和与之相连的基质，通过细胞骨架传导，导致细胞的形态和代谢发生变化。

许多与细胞附着有关的胞外基质蛋白都有一个共同的氨基酸序列：Arg—Gly—Asp（简称 RGD 位点），这是细胞附着的关键位点，对于细胞的连接是必不可少的。细胞骨架—整合蛋白复合体可以识别 RGD 位点，用特异性抗体封闭 RGD 与细胞骨架—整合蛋白复合体的结合，可以使细胞功能发生变化。

三、骨组织改建的局部调节因子（Regional regulatory factors in bone remodeling）

骨组织改建受到系统因素、局部细胞激肽、生长因子、机械力等诸多因素的调控，这些因素综合作用，影响到局部骨改建的程度。近年来的研究表明，局部调节因子的作用是生理性和病理性骨改建的关键因素。

（一）白细胞介素

免疫调节细胞因子（immunoregulatory cytokine）又称白细胞介素，是一个细胞因子家族，主要由被激活的淋巴细胞和巨噬细胞产生，调节免疫系统的细胞分化。由于炎症所引起的骨吸收很可能是由于局部产生的细胞因子和前列腺素影响到 ODF/RANKL 的表达，从而影响破骨细胞的生成。

IL-1 是骨吸收的刺激因子，它可以激活单核细胞、巨噬细胞、T 细胞、成纤维细胞、上皮细胞等合成 IL-1。IL-1 促进骨吸收的作用是间接通过 PGE_2 产生的。目前认为牙周病所致的牙槽骨吸收与有炎症的局部牙龈所产生的 PGE_2 和 IL-1 有关。IL-1 是一个多功能的细胞激肽，有 IL-1α 和 IL-1β 两型，最初是从单核-巨噬细胞中发现，后来证明全身多种细胞包括牙龈及牙周膜的成纤维细胞都可以产生。IL-1 是最先被发现可以调节骨吸收的免疫细胞产生的多肽介质，也是目前发现最强的骨吸收促进因子，可以促进骨组织合成前列腺素，抑制骨形成。体外实验表明，IL-1 可以诱导破骨细胞形成，刺激骨吸收，增加体外培养的骨组织中钙离子的释放量。Gowen 等人证实，IL-1α 和 IL-1β 均可促进鼠颅顶骨吸收；软骨细胞受到 IL-1 的刺激可以释放大量的 PGE_2；前列腺素合成酶的抑制剂消炎痛可以阻断 IL-1 促进骨吸收的作用，说明 IL-1 的骨吸收促进作用是通过促进前列腺素的产生来实现的。IL-1 还可以促进成骨细胞胶原酶的产生，从而使胶原降解增加。目前认为，IL-1 主要通过两种方式促进骨吸收：①诱导破骨细胞前体分化，②作用于成骨细胞，使其分泌某种生物活性物质，间接作用于成熟破骨细胞，活化其功能。

人体存在一种 IL-1 的天然抑制剂，称之为 IL-1 受体拮抗剂（IL-1RA），也是一种与

IL-1相类似的多肽结构，可与IL-1受体结合，但不激活IL-1的受体，因此可以屏蔽IL-1与其受体结合，使IL-1不能发挥其生物学作用。

IL-1存在两种受体，Ⅰ型、Ⅱ型。目前发现IL-1的所有生物学作用都是通过Ⅰ型受体来实现的。Ⅱ型受体几乎不介导IL-1的生物学作用，Ⅱ型受体还可游离到血清中结合IL-1，因此Ⅱ型受体的作用与IL-1RA相似，消耗体内的IL-1，而不使其发挥生物学作用。

IL-2和PTH刺激破骨细胞的骨吸收是通过间接增加成骨细胞表达CSF-1和IL-6实现的。

IL-6和IL-11可以促进前破骨细胞的增值，阻断IL-6和IL-11就会影响PTH、维生素D_3、IL-1和TNF的骨吸收促进作用。

IL-4和IL-13降低骨吸收，但是IL-10与骨吸收的关系似乎存在矛盾。

IL-4可以增加成骨细胞中碱性磷酸酶和Ⅰ型胶原的表达。

（二）肿瘤坏死因子

TNF由多种癌细胞和骨细胞产生。TNF与IL-1相似，也存在α、β两个亚型，为骨吸收促进因子，抑制骨胶原合成。大多数骨吸收促进因子是以成骨细胞为靶细胞，而TNF可以直接作用于破骨细胞。TNF可以促进破骨细胞前体向破骨细胞的分化，但促进成熟破骨细胞的骨吸收作用必须通过成骨细胞介导。TGF通过直接作用或增加IL-6的表达以促进破骨细胞吸收。最近TNF的受体家族OPG被发现。OPG可以阻断破骨细胞生成。OPG蛋白没有跨膜部分，是由成骨细胞产生的可溶性蛋白。

人的成骨样细胞可以产生TNF。与IL-1相似，TNF也存在1、2两种受体，但是，TNF-1、TNF-2两种受体均可发挥生物学作用，许多生物反应必须同时激活这两种受体才可以发生，选择性地激活一种受体可以产生不同的生物学反应。

（三）转化生长因子β_1（TGF-β_1）

在众多的细胞因子中，TGF-β_1是涉及骨沉积及骨吸收偶联过程的关键细胞因子之一。成纤维细胞、成骨细胞均可产生TGF-β_1。TGF-β_1是重要的结缔组织改建的调节剂，涉及牙周组织的迅速改建，通过促进基质蛋白（胶原、纤维黏接素）的形成、蛋白酶抑制剂的生成及减少金属蛋白酶的合成，达到促进组织基质生成的目的。成骨细胞直接受到TGF-β_1的调节，TGF-β_1可导致成骨细胞的分化与增殖，抑制破骨细胞前体的形成及骨吸收。

转化生长因子由成骨细胞产生并储存于骨基质，在骨吸收时被释放。TGF-β产生旁分泌作用，增加前成骨细胞的分裂。另外TGF-β还以自分泌的方式促进成骨细胞合成胶原、碱性磷酸酶和骨桥蛋白。TGF-β降低RANKL的表达，以自分泌的方式抑制破骨细胞，降低骨基质的降解。

（四）胰岛素样生长因子（insulin-like growth factors，IGF）

IGF是胰岛素的衍生物，为Ⅰ、Ⅱ两型的多肽分子，由成纤维细胞和成骨细胞等产生，沉积在骨基质中与IGF结合蛋白偶联。在骨吸收过程中，IGF从骨基质中释放并与IGF结合蛋白分离，产生迟缓的旁分泌作用，与TGF-β一起促进成骨细胞活性和新骨形成。体外培养的成骨细胞表达IGF-Ⅰ、IGF-Ⅱ型基因。人的成骨细胞主要产生IGF-Ⅱ，成骨细胞发生形变后IGF的基因表达可以发生改变。成骨细胞表面存在IGF受体，IGF的主要作用是促进成骨细胞增殖，增加胶原合成，促进碱性磷酸酶、骨钙素及整合素的表达。减少胶原降解，骨细胞受到机械力作用后，IGF mRNA表达，IGF蛋白质合成增加，成骨细胞骨基质合成作用加强。

IGF 与破骨细胞的关系，目前认为是间接作用，IGF 通过成骨细胞介导，促进单核的破骨细胞前体分化，并促进成熟破骨细胞的骨吸收功能。由于 IGF 的这种双重作用，一般认为它参与骨组织改建的调节。

（五）成纤维细胞生长因子（FGF）

TGF 家族目前已发现了 9 名成员，为具有多种生物学功能的多肽，成骨细胞和肥大软骨细胞层表达 FGF 的受体，骨基质中存在FGF-1和 FGF-2。FGF 对成骨细胞的作用较为复杂，FGF 处理体外培养的成骨细胞 24h 后，可以促进其胶原合成，但持续长时间的 FGF 处理可以抑制成骨细胞Ⅰ型胶原的合成能力。FGF 促进破骨细胞的分化与 PGE 有关，FGF 可增加鼠顶骨培养基中钙离子的释放，目前认为 FGF 是一个骨吸收的局部调节因子。大量的实验结果表明细胞激肽参与正畸治疗中牙周组织的改建，但机械力作用后细胞间信息交流的分子生物学原理还远没有搞清。

（六）集落刺激因子

集落刺激因子控制造血功能，因而增加破骨细胞前体。单核细胞集落刺激因子（CSF-1）调节单核细胞的增值，促进破骨细胞前体的分化。CSF-1 由成骨细胞产生，附着在细胞膜或分泌于骨基质中。

颗粒－巨噬细胞集落刺激因子是成骨细胞自分泌的生长因子。

第四节　机械力在牙周组织改建中的作用

Roles of mechanical force in the remodeling of periodontal tissues

一、机械力对牙周组织细胞生物学行为的影响（Effects of mechanical force on cellular biological behavior of periodontal tissues）

正畸治疗的一个最基本现象就是牙齿受力后牙周组织发生改建，牙齿移动。在这一生物变化过程中，机械力对组织细胞的作用类似激素和其他生物活性物质。压力侧牙槽骨吸收，牵张侧牙槽骨沉积。但是作为细胞是如何区分压力与牵引力的呢？1986 年 Sandy 等人提出了细胞因子生物学假说：引起骨组织受力后是沉积还是吸收取决于以下两点：①组织局部被机械力激活的细胞所产生的细胞因子种类；②细胞因子的作用取决于靶细胞的功能状态。Davidovitch 用免疫组化法检测到倾斜移动的猫尖牙的牙周组织中存在 IL-1。首次证明了细胞因子参与正畸治疗中牙周组织的改建。临床病例观察也发现正畸治疗患者龈沟液内 PGE、IL-1b、IL-6、TNF-a、TGFb、EGF 的含量均增高。机械力可以使牙周组织中胶原的代谢率发生改变，诱导牙周膜中成骨细胞的前体向成骨细胞分化。我们检测到受正畸力作用，大鼠齿槽骨的内源性 PGE_1 含量升高。Saito 等人用免疫组化的方法证实机械力作用后，内源性的 PGE 主要存在于鼠牙槽骨及牙周膜中。用消炎痛阻断前列腺素的产生，则破骨细胞的数目相应减少，说明机械力诱导破骨细胞生成的作用是通过局部组织产生前列腺素来实现的。

IL-1、PDGF 等骨吸收促进因子的作用也是通过前列腺素的介导来实现。离体培养的成骨细胞受到机械牵引，PGE_2 的分泌量上升，同时 cAMP 水平上升，DNA 合成率发生变化，碱性磷酸酶含量增加。人牙周膜细胞在机械力作用下，PGE_2、cAMP、IL-6 水平也升高。

大量的实验结果说明，机械力可以导致牙周组织中生物活性物质的产生，并通过这些生物活性物质来调节和控制牙周组织的改建，从而完成牙齿的移动。

骨生物学中一个最基本的现象就是负重可以增加长骨的骨密度。如果在失重状态存在一定时间，宇航员的骨密度会降低。牙齿缺失患者也会因为缺少局部的功能刺激而导致牙槽骨的萎缩。但是正畸临床中牙槽骨组织对力的反应却正好相反，压力侧牙槽骨吸收，张力侧牙槽骨沉积。如何来解释这一现象？

Frost 提出了机械阈值理论。力作用于牙齿，通过牙周膜传导到牙槽骨，力在牙槽骨中分布产生应变。骨组织处于一种动态的平衡中，如果应变量很小，骨代谢处于负平衡状态，以吸收为主，会导致骨量丢失。随着应变值增加，骨代谢进入正平衡状态，骨沉积增加。应变继续增大超过一定界限，骨代谢又表现为负平衡，这时骨组织中出现微小损伤，而修复的速度不能赶上损伤的速度，则骨量减少。

骨的机械应力是以 microstrain 为单位来计算。1 个 microstrain 相当于 1 米长的骨组织发生 1μm 形变。骨受到的应力过低，骨吸收会超过骨沉积导致骨量的丢失。当应力水平达到生理范围（200～2500microstain）就会形成骨吸收与骨沉积的平衡。更高的应力水平为 2500～4000microstrain，骨沉积会超过骨吸收。应力超过 4000microstrain 会发生病理性超负荷，表现为沿着骨膜表面迅速出现松质骨沉积，超负荷状态是一个修复过程所必需的（图 5-9）。

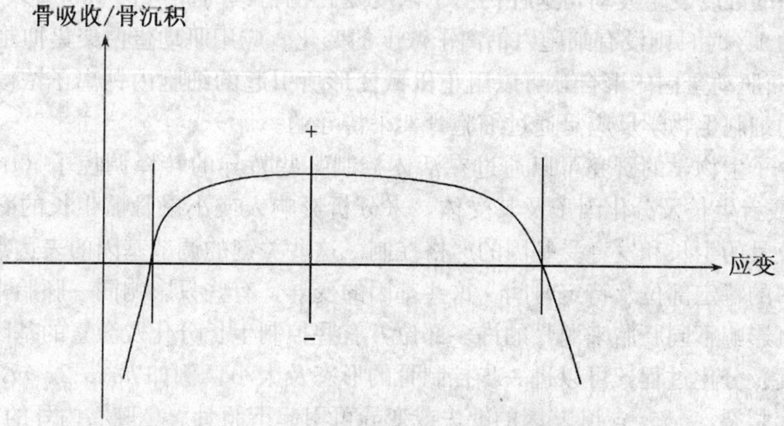

图 5-9 应变量与骨吸收/骨沉积变化关系曲线
（引自 Bone-and-mineral 1987 年．Frost 等发表文章）

Frost 提出对于层板状骨，可以引起骨沉积的最低有效应变量（minimum effective strain，MES）为 1500～3000μm。如果应变低于 100～300μm，骨吸收就会出现，而对于松质骨，引起骨沉积的应变量应更大一些。根据这一理论，正畸过程中压力侧牙槽骨吸收是由于负荷不足，或者是由于负荷过大所致。这就引出一个问题，对于牙周支持组织的生物学反应而言，牙周膜中正畸力的应力、应变是如何分布的。通过有限元分析，Frost 发现，沿牙齿移动方向，压力侧牙槽骨发生的形变低于最低有效应变量（MES），而张力侧牙槽骨发生的形变高于最低有效应变量，因此表现为压力侧骨吸收，张力侧骨沉积。

根据这一理论，引起牙槽骨改建的关键不是力值的大小，而是力在组织中的分布。因此牙根的形状、面积、牙槽骨的致密度以及牙齿移动的方式都会影响牙齿移动的速度。

二、机械力引起细胞骨架的改变（Changes of cytoskeleton induced by mechanical force）

有学者设计了一种独特的实验模型，将新生兔的顶骨分离，倒置于培养基中，对顶骨的正中矢状缝用正畸扩大簧加力，3 天以后可观察到骨缝中出现嗜伊红染色的类骨质，证明由于正畸扩张力的作用，导致新骨形成。

为了探讨机械力是如何影响细胞功能变化的，Aggeler 等人对体外培养的细胞形态与功能间的相互关系进行了研究，发现圆形细胞分解代谢比合成代谢更活跃。一种细胞的蛋白激酶促进剂佛波酯（phorbol diester）可以使成纤维细胞的胞体变圆，结果导致胶原酶增加，使基质中的胶原蛋白和纤维黏连素的合成降低，进一步的研究表明，导致这种现象的关键原因是构成细胞骨架的肌动蛋白发生了重建。

细胞骨架通过跨越细胞膜的整合素与细胞外基质发生关系，任何由于机械力或生物学因素所导致的细胞变形、细胞膜牵拉、细胞外基质的改变都可以通过细胞骨架传导到细胞内，使蛋白质大分子的亚单位结构发生改变，从而使细胞的生物学活性发生变化。例如，转化生长因子 β（TGF-β）可使成骨细胞的形态改变，从而抑制成骨细胞碱性磷酸酶活性的表达，提示我们 TGF-β 是通过影响细胞外基质与细胞骨架的相互作用来表现其生物学功能的。对附着于弹性底面的牙龈纤维细胞施以机械牵拉力，当细胞的拉伸长度达到胞体的 2.8%时，细胞内钙离子的浓度发生波动，这种钙离子浓度变化的持续时间可达 1000 秒，而拉伸长度相当于胞体的 1%时，则没有细胞内钙离子浓度的变化。应用肌动蛋白聚集抑制剂（cytochalasin D）阻断肌动蛋白的聚合，可以阻止机械变形所引起的细胞内钙离子浓度的变化，可见机械引起的细胞生物学反应是通过细胞骨架来传导的。

最近，分子生物学的研究可以通过在活体控制某些特异的转译调控子（transcriptional regulators）或者生长及分化因子及其受体，来分析影响人或小鼠骨骼生长的变异。研究表明，骨骼型及骨的生长和发育受基因的严格控制。这些关键的调节基因的表达常严格地发生在发育过程中的特定部位及特定时间。这些基因的变异，有些只影响同一胚胎来源骨的单一部位，有些可影响不同胚胎来源骨的许多部位，有些控制生长分化及激素的基因，通过影响间充质的浓度及分化过程，可以进一步控制骨的形态及大小。例如 *hoxa*-2、*msx*-1 基因缺失或变异可引起腭裂，goosecoid 基因的缺失或变异可引起下颌骨、鼻腔、内耳的异常。

人体内存在立即早期基因（rapid early gene）*c-fos*、*c-jun*、*Egr*-1 等，这些立即早期基因对外界的反应迅速而短暂，可以解码引起细胞表型变化的迟缓反应基因的转录因子，促进或抑制转录过程。对鼠的长骨施加弯曲力 2h，骨膜细胞内的 *c-fos* mRNA 表达加强，使成骨细胞发生机械形变，可以迅速地诱发早期快速反应基因的表达。*Egr*-1 基因产物可以对 PDGF-β 和 TGF-β 基因的驱动子区发生作用，影响细胞因子的产生。目前认为，立即早期基因的表达在成骨细胞的分化和增殖过程中起关键作用。超重力作用可以诱导鼠成骨细胞 *c-fos* 和 *Egr*-1 的表达，EGF 也可诱导成骨细胞 *Egr*-1 的表达，Dolce 的实验证明成骨细胞被牵拉变形 15 分钟后，DNA 合成增加，*Egr*-1 mRNA 表达加强，且与成骨细胞形变程度成正相关关系。这种 mRNA 表达的增强持续 60 分钟达到高峰，120 分钟后恢复正常。与细胞激肽和生长因子所引起的细胞反应一致，说明机械形变所激活的信号与生物活性物质所激活的信号相似，也有人将这些立即早期基因称之为第三信使。也就是说，机械诱导细胞产生生物活性物质，导致立即早期基因表达，从而引发一系列的细胞生物学反应。

第五节　口腔骨改建的临床应用及生物学基础
Clinical application and biological foundation of bone remodeling in oral medicine

一、牵张成骨术的生物学基础（Biological foundation of distraction osteogenesis）

牵张成骨术（distraction osteogenesis）是指通过逐渐施加牵张力使被断开的骨段逐渐分离，从而促进断端之间新骨生成的一个生物过程。在这一过程中开始是骨段被牵引分离，随着骨痂形成，新生骨痂也被拉伸，并且这种牵张力还可以分布到连接骨断端的其他组织，从而促进新骨沿着施力的方向形成。很重要的一点是所施加的机械力不仅作用于骨组织，同时也影响到周围的软组织，包括牙龈、血管、韧带、软骨、肌肉和神经，使软组织也发生适应性的再生。这种软组织的适应性改建保证了骨骼大范围变化后不发生复发。

在骨骼自然发育的生长过程中机械牵张是一个关键的信号，牵张成骨术就是利用了这个原理。现代牵张成骨术的奠基人 Ilizarov 根据大量的临床实践，总结出两个生物学规律，被称为 Ilizarov 效应：①牵张力影响组织的新生和生长；②血供和负荷影响骨与关节的形状。根据这两条规律，缓慢地施加牵张力可以刺激并维持活体组织的生长或再生，而新形成的骨组织也会迅速地改建，以形成骨的生理结构。如果血供不充分，会导致骨组织的萎缩或退行性变，反之如果血供充分随着机械负荷的增加，骨组织会发生代偿性肥大。

从临床角度，牵张成骨包括 5 个阶段：①骨切开（osteotomy）或骨皮质切开（corticotomy），根据治疗设计将骨离断但保留骨膜及软组织附着和骨段的血供；②间歇期或潜伏期（latency），一般在将骨离断后暂不加力，借助牵张器将断开的骨段原位固定 5～7 天；③牵张期（distraction period），此期为牵张成骨术的关键时期，利用牵张器施力，骨断段被逐渐分离，断端之间新骨形成；④固定期（consolidation），此期不再施加牵张力，利用牵张器将断端固定，以利于新骨改建，形成生理性骨小梁和骨皮质；⑤改建期（remodeling），此期开始对新骨施以功能性负荷直至完成骨组织结构的改建。

1. 切开阶段的生物学反应　术中骨组织被分割为两段，骨皮质的连续性被破坏，激活了骨折愈合过程，这包括成骨细胞的聚集，骨的断端形成血痂及血痂逐渐被机械强度更好的层板状骨替代。

2. 间歇期的生物学反应　间歇期为骨被离断到开始加力前的这段时间。首先，血管断裂，形成血肿，聚集血凝块。在骨断端出现细胞坏死，新生的毛细血管开始向血肿中侵入以恢复血供，大量细胞增殖，类似于炎症反应，这一时期持续 1～3 天，血凝块逐渐被炎症细胞、成纤维细胞、胶原和毛细血管替代。随后进入软痂期，手术后 5 天在骨折线周围形成毛细血管网。一些成骨细胞前体聚集在新生的毛细血管周围。成纤维细胞形成纤维样组织，替换炎症组织，软骨逐渐形成。由于骨痂的形成速度快于毛细血管壁的增生，软骨组织耗氧量低，在血供尚不充分的情况下，软骨组织可以暂时起到支撑断端的桥梁作用。

3. 牵张期的生物学反应　牵张期由于持续的牵张力作用，正常骨折愈合过程被打破，持续性的牵张力影响到细胞水平和亚细胞水平，表现为生长刺激作用（growth-stimulating effect）和塑形作用（shape-forming effect）。生长刺激作用包括刺激结缔组织中生物活性物质的释放，增加成纤维细胞的增殖和生物合成；塑形作用改变成纤维细胞的形态，使其细胞体肥大，发生极化，形成胶原，并沿着施力的方向排列，纺锤状的成纤维细胞也以相同方向排列在胶原之间。在牵张期的第3～7天，新生的毛细血管迅速向纤维性骨痂中心生长，其生长速度快于断端被牵张分离的速度，比一般骨折愈合过程中毛细血管生长速度快10倍。在毛细血管的末端有纤维组织迅速填入提供低分化的细胞，这些细胞分化为成纤维细胞、成软骨细胞和成骨细胞。

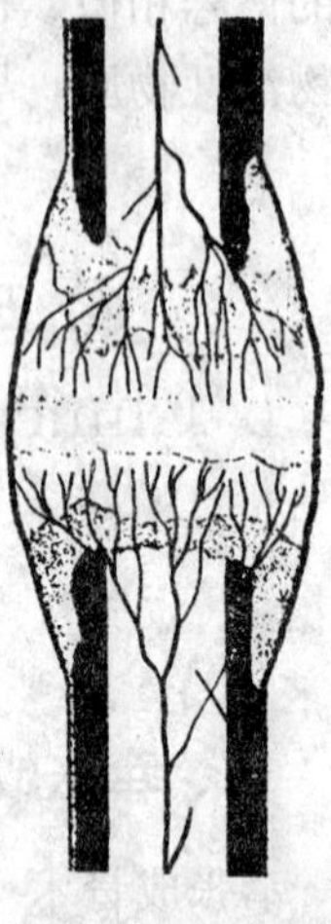

图5-10　牵张期骨断端组织形态（引自邱蔚六著《口腔颌外科学》）

在牵张的第2周，编织骨形成，位于胶原周围的成纤维细胞分泌类骨质，在第2周末，类骨质开始矿化。牵张期骨断端中心矿化度低，是牵张应力最大的区域，胶原纤维、成纤维细胞和未分化的间充质细胞沿牵引力方向排列于基质中。在这一区域的两端为成纤维细胞增殖中心。纤维组织和软骨组织交织存在，说明在骨形成过程中既有膜性成骨也存在软骨成骨。在向外周可见到初期骨小梁的排列，并覆盖一层成骨细胞（见图5-10），这一区域为生长区，在整个牵张过程中不断形成新骨。

4. 固定期的生物学反应　固定期是指停止牵张直到去除牵引器的这一段时间。这一期间在牵张期新生的组织完全钙化。虽然牵张成骨主要为膜性化骨，但仍可以见到一些独立的软骨岛，说明有软骨成骨。另外还可以见到某些矿化的骨基质周围有软骨细胞，说明还有第三种成骨形式。

5. 改建期　改建期是指使骨组织行使全部功能以完成新骨的改建，骨皮质和骨髓腔恢复，哈佛系统形成。新形成的骨完全改建为正常骨的结构大约需一年的时间。

二、口腔种植学的生物学基础（Biological foundation of oral implantology）

在种植技术的发展过程中，种植体埋于牙槽骨中的形态曾有很多种类。如根形种植体、叶状种植体等，根据不同用途选用不同的种植体。认为种植体植入牙槽骨后，与牙槽骨组织的结合表现为三种形式：骨结合（osteointegration）、骨保存（osteopreservation）和骨膜结合（periosteal integration）。但是，随着临床实践，学者们的观点逐渐趋于统一，只有根状种植体的骨结合形式才能保证种植的成功。

骨结合为种植体愈合后，在承载负荷的种植体表面与活性骨组织发生直接的有结构和有功能的结合。

骨结合的应用：骨结合是唯一可以用于根形种植体的愈合方式。如果根形种植体的界面直接骨沉积不充分，纤维组织进行性增加，就会导致种植失败。所谓骨整合并非100%的在界面有骨组织沉积，电镜观察，在种植体表面与骨组织之间存在一些有机成分，为骨髓或纤维胶原组织。

在口腔种植学中，种植体所能承受的力主要为功能性负荷，假设一个固定的负荷状态，种植体与周围组织的界面越大则应力越分散，从这个意义上来讲，追求最大的骨接触面积有利于种植体的稳固。种植失败多是由于种植体承担了过大的负荷，超过了骨的生理极限，导致牙槽骨吸收，种植体与牙槽之间非骨膜性质的胶原纤维区进行性加宽所致。

骨结合的应力缓冲（shock absorption）能力：骨结合这种愈合方式应力缓冲能力有限，在承受较大功能性负荷时，由于骨组织的黏弹性较差，容易造成界面的断裂，因此种植体的材料宜选择弹性相对比较大的，而不宜采用生物陶瓷。

我们来比较一个骨性固连（ankylosis）的牙齿A和一个正常的牙齿B在受力后的反应。作为一个正常有牙周膜的牙齿，牙齿B受到咬合作用后，牙齿会发生下沉，牙周膜中的液体会被排出，因此牙齿B所受到的实际力值相对较低，并且在一个相对较长的时间内被分散，如图5-11所示。而固连的牙齿A由于无牙周膜缓冲，牙齿受力的峰值较高。外力去除后又迅速消失。

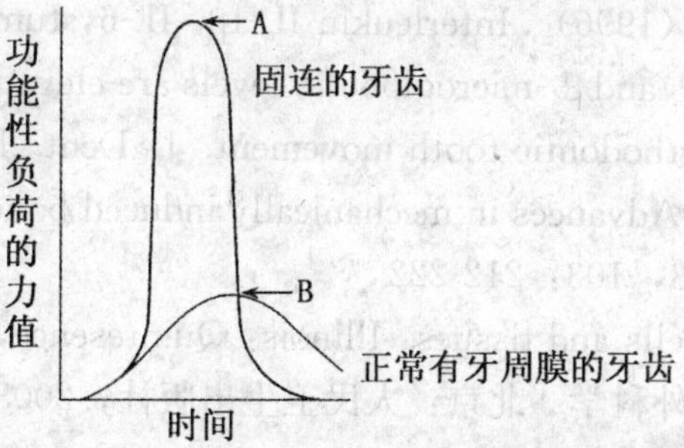

图5-11　固连牙齿与正常牙齿受力后的反应

动度：骨结合根形种植体几乎无动度，叶状的种植体可有轻微动度，但是，对骨结合愈合的种植体而言，由于没有牙周膜，其特征就是没有动度。因此，从理论上不能将骨结合愈合的种植体与自然的基牙一起做冠桥修复。因为自然的基牙受力后产生的生理动度对骨结合愈合的种植体而言将产生杠杆作用导致种植体失败或冠桥失败。

三、引导组织再生生物膜技术的发展（Development of technology on biofilm to guide tissue regeneration）

1976年，Melcher在牙周病病损的手术治疗中提出了引导组织再生的概念（guided tissue regeneration，GTR），主要是采用不可吸收的微孔滤膜获得牙周组织的新附着和骨再生。80年代后期，随着种植学的迅速发展，GTR技术也引入到种植体周围的骨缺损修复治疗。

骨组织缺损的修复通常是从缺损的边缘开始，骨细胞在骨的表面形成网状骨，逐渐向缺损的中央扩展，修复速度取决于再生血管化和成骨恢复的速度以及骨缺损区域的大小。但是纤维结缔组织和上皮组织的生长速度往往快于骨组织的生长速度，如果骨缺损的空间主要由纤维结缔组织占据，则影响缺损的骨性修复。因此，在骨修复的过程中用生物膜覆盖新鲜骨缺损创面，形成一道屏障，阻止成纤维细胞和上皮细胞长入，同时固定血凝块使其稳定不脱落，维持骨生成空间，允许骨生成细胞缓慢生长，完成骨缺损修复。

（张　丁）

参考文献

1. John P. Bilezikian，Lawrence G. Raisz，Gideon A. Rodan. Principles of bone biology. California：Academic Press，1996

2. B. G. Jansen van Rensburg. Oral biology. Illinois：Quintesence，1995

3. 张丁．口腔正畸学的临床基础．北京：中国医药科技出版社，1999

4. Uematsu，S，et al（1996）. Interleukin IL-1β，IL-6，tumor necrosis factor-α epidermal growth factor ，and β_2-microglobulin levels are elevated in gingival crevicular fluid during human orthodontic tooth movement. J. Dent. Res，1996，75：562-567

5. Aandy，J R，et al. Advances in mechanically induced bone remodeling. Am. J. Orthod. Dentofac，1993，103：212-222

6. Garant P R. Oral cells and tissues. Illinois：Quintesence，2003

7. 邱蔚六．口腔颌面外科学．北京：人民卫生出版社，2003

专业词汇中英文对照

A

α-肌动蛋白原　α-actinin
AIDS 相关征候群　AIDS related complex，ARC
癌胚抗原　carcinoembryonic antigen，CEA
艾滋病，获得性免疫缺陷综合征　acquired immunodeficiency syndrome，AIDS
暗视野显微镜　dark-ground microscopy

B

B 细胞受体　B cell receptor，BCR
Burkitt 淋巴瘤　Burkitt's lymphoma
白介素　interleukin，IL
白三烯　leukotriene
白念珠菌　*C. albicans*
白细胞毒素　leukotoxin
白细胞抗原　leukocyte antigen，LA
半抗原　hapten
包膜糖蛋白　membrane glycoprotein
饱和度　degree of saturation
被动免疫　passive immunization
编码区 SNP　coding SNP，cSNP
鞭毛　flagella
变聚糖　mutans
变链素　mutacin
变形链球菌群　*S. mutans*-group
变异检测器阵列　variant detector array，VDA
表层下脱矿　subsurface demineralization
表皮生长因子　epidermal growth factor，EGF
表位　epitope
并指状树突细胞　interdigitating dendritic cell
病毒癌基因　virus oncogene，v-onc
卟啉单胞菌属　*Porphyromonas*
补体系统　complement system
不饱和状态　undersaturation
不全真菌　fungi imperfecti

C

CAM-1（intercellular adhesion molecule-1） 细胞间粘附分子-1
苍白螺旋体 *T. Pallidum*
插入/缺失多态性 insertion/deletion polymorphisms
差异性 differentiation
产黑色素普氏菌 *P. melaninogenica*
肠球菌属 *Euterococcus*
常在菌群 resident flora
成骨细胞 osteoblast
成核 nucleation
成纤维细胞生长因子 fibroblast growth factor，FGF
程序化死亡 programmed cell death，PCD
迟发型超敏反应 delayed type hypersensitivity
齿垢密螺旋体 *T. Denticola*
穿孔素 perforin
传染性单核细胞增多症 infectious mononucleosis
传送 transportation
窗口感染期 window of infectivity
雌激素受体 estrogen receptor，ER
促血管生成素家族 angiopoietins Ang

D

DNA 芯片 DNA chip
大齿密螺旋体 *T. Macrodentium*
大颗粒淋巴细胞 large granule lymphocyte，LGL
单纯疱疹病毒 herpes simplex virus，HSV
单核-巨噬细胞 monocytes and macrophages
单核苷酸多态性 single nucleotide polymorphism，SNP
单核因子 monokine
单链构象多态性 single strand conformation polymorphism ，SSCP
蛋白激酶 C protein kinase C，PKC
蛋白聚糖 proteoglycan
蛋白释放酶 protein-releasing enzyme
动力学 dynamics
动态唾液 stimulated saliva
都柏林念珠菌 *C. dubliniensis*
短串联重复序列 short tandem repeat，STR
多亲抗原 polytropic antigen

E

EB 病毒　Epstein -Barr virus，EBV
腭间充质细胞　palate mesenchymal cell
腭突垂直生长期　vertical shelf stage
腭突水平生长期　horizontal shelf stage
二聚体　dimer
二氧化碳噬纤维菌属　*Capnocytophaga*

F

发育生物学　developmental biology
防御素　defensin
放线菌属　*Actinomycetes*
非变形链球菌　non-*mutans streptococcus*
非特异性免疫　non-specific immunity
非同义 cSNP　nonsynonymous cSNP
非性病性（地方性）梅毒　bejel
肥大细胞　mastocyte
分泌片　secretory piece
分泌型 IgA　secretory IgA，SIgA
奋森密螺旋体　*T. Vincentii*
佛波酯　phorbol diester
氟化磷灰石　fluorapatite FAP
氟化物　fluoride
辅助性 T 细胞　helper T cell，Th
副流感病毒　parainfluenza virus
副黏病毒科　paramyxoviridae

G

G 蛋白　G protein
G 蛋白偶联受体　G-protein-coupled receptors，GPCRs
改建　remodeling
钙黏着蛋白　cadherin
干扰素　interferon
甘露糖结合蛋白途径　mannose binding protein pathway，MBP pathway
供体　donor
共刺激分子　co-stimulatory molecules
钩端螺旋体　*Leptospira*
骨保存　osteoprervation
骨衬里细胞　bone lining cell

骨钙素　osteocalcin
骨结合　osteointegration
骨膜结合　periosteal integration
骨皮质切开　corticotomy
骨桥蛋白　osteopontin
骨切开　osteotomy
骨髓系干细胞　myeloid stem cell
骨细胞　osteocyte
骨涎蛋白　bone sialoprotein
骨形成蛋白　bone morphogenetic proteins，BMP
骨性固连　ankylosis
骨盐　bonysalt
骨黏连蛋白　osteonectin
固定期　consolidation
固有菌群　indigenous flora
固有免疫　innate immunity
寡糖　oligosaccharides
光滑念珠菌　*C. glabrata*
果聚糖　fructans
果糖基转移酶　fructosyl transferase，FTF
过饱和状态　supersaturation
过氧化物酶　peroxidase

H

核心结合因子 α1　core-binding factor α1，Cbfa1
呼吸道合胞病毒　respiratory syncytial virus
花生四烯酸　arachidonic acid
厚膜孢子　chlamydospore
回归热　relapsing fever
混合淋巴细胞反应　mixed lymphocyte reaction，MLR
混合唾液　whole saliva
活性水解酶　hydrolytic enzyme
获得性免疫　acquired immunity

J

机会性感染　opportunistic infections
肌动蛋白聚集抑制剂　cytochalasin D
基本耐酸性　constitutive acid tolerance
基因放大　gene amplification
基因过表达　over expression

基因敲除　gene knock-out
基因突变　gene mutation
基因异位表达　ectopic expression
基因重排　gene rearrangement
基因重组蛋白质　recombinant protein
基质金属蛋白酶　matrix metalloproteinase，MMPs
急性坏死性溃疡性龈炎　acute necrotizing ulcerative gingivitis
急性血管排斥　acute vascular rejection
集落刺激因子　CSFS
几丁质　chitin
记忆性 B 细胞　B memory cells，Bm
季也蒙念珠菌　*C. guillermondii*
家族性牙齿发育不全　family teeth agenesis
荚膜　capsule
甲胎蛋白　alpha-fetoprotein，AFP
甲状旁腺素　parathyroid hormone，PHT
假菌丝　pseudohyphae
兼性厌氧菌　facultatively anaerobic species
降钙素　calcitonin，CT
胶原　collagen
铰链区　hinge region
酵母形态　yeast form
金属蛋白酶组织抑制因子　tissue inhibitor of metalloproteinase，TIMP
经典途径　classical pathway
晶核　nucleus
晶种　seed crystal
近平滑念珠菌　*C. Paraposilosis*
静态唾液　unstimulated saliva
静息状态　resting state
巨噬细胞　macrophage
巨细胞病毒　cytomegalovirus，CMV
具核梭杆菌　F. nucleatum
均相成核　homogeneous nucleation
菌斑液　plaque fluid
菌丝　hyphae
菌丝体　mycelium

K

卡波西肉瘤　Kaposi’s sarcoma
亢奋状态　activated state

抗癌基因　antioncogene
抗酒石酸磷酸酶　tartrate resistant acid phosphotatase，TRAP
抗菌肽　antimicrobial peptides
抗原　antigens，Ag
抗原-抗体复合型超敏反应　immune complexes type hypersensitivity
抗原呈递细胞　antigen-presenting cells，APC
抗原呈递作用　antigen presentation
抗原调变作用　antigenic modulation
抗原结合片段　fragment of antigen-binding，Fab
抗原识别单位　recognition unit
抗原性　antigenicity
抗自身抗原抗体　autoantibodies
柯萨奇病毒　coxsackievirus
可变区　variable region，V 区
克柔念珠菌　*C. krusei*
骒蛋白　talin
口腔链球菌　*S. oralis*
口腔密螺旋体　*T. Orale*
口腔球菌属　*Stomatococcus*
口腔生态系　oral ecosystem

L

莱姆病　lyme disease
朗格汉斯细胞　Langerhans cell
离子活度积　ion activity product
离子门控通道　ion-gated channels
立即早期基因　rapid early gene
邻面菌斑　approximal plaque
磷酸戊糖途径　phosphoketolase pathway，HMS
磷酸烯醇式丙酮酸糖类磷酸转移酶系统　phosphoenolpyruvate sugar phosphotransferase system，PTS
流感病毒　influenza virus
螺旋体　spirochete

M

M 细胞　microfold cell
麻疹病毒　measles virus
毛状白斑　hairy leukoplakia
梅毒　syphilis
霉菌形态　mould form

密螺旋体　Treponema
免疫调节细胞因子　immunoregulatory cytokine
免疫排斥　transplantation rejection
免疫应答　immune response
免疫原性　immunogenicity
膜攻击复合体　membrane attack complex，MAC
莫拉菌属　*Moraxella*

N

奈瑟菌属　*Neisseria*
耐酸反应　acid tolerance response，ATR
内分泌　endocrine
内氏放线菌　*A. naeslundii*
内源性抗原呈递途径　endogenous antigen presentation pathway
内源性营养　endogenous nutrients
逆转录病毒　retrovirus
逆转录酶　reverse transcriptase
黏附力　adherence
黏结素　adhesin
黏膜免疫系统　mucosal immune system，MIS
黏膜相关淋巴组织　mucosal associated lymphoid tissue，MALT
黏性放线菌　*A. viscosus*
黏着斑蛋白　vinculin
念珠菌　*Candida*
凝集素样蛋白　lectin like
凝血素　haemogglutinin

P

PAX9　paired box homeotic gene 9
旁分泌　paracrine
疱疹病毒　herpesviruses
胚胎侧腭突（继发腭）　embryonic secondary palate
培养　cultivation
配体一门控通道　ligand-gated channels
配体激活　ligand activation
皮氏小结　Perye's patches
品他螺旋体　*T. carateum*
破骨细胞　osteoclast
葡聚糖　glucan
葡聚糖连接蛋白　glucan binding protein

葡糖基转移酶　glucosyltransferase，GTF
葡萄球菌属　*Staphylococcus*

Q

牵张成骨术　distraction osteogenesis
牵张期　distraction period
前病毒　provirus
前浆细胞　pro-plasmacyte
前列腺素 E　prostaglandin E，PGE
潜伏基质金属蛋白酶　latent matrix metalloproteinase
轻链　light chain，L chain
轻链球菌　*S. mitis*
轻链球菌群　*S. mitis*-group
清晰区　clear zone
曲齿密螺旋体　*T. Scoliodontium*
趋化因子　chemokine
全基因组扫描　whole genenoscan
缺牙　oligodontia

R

染色体转位　chromosomal translocation
热力学　thermodynamics
人工抗原　artificial antigens
人类乳头瘤状病毒　human papilloma virus，HPV
溶度积　solubility product
溶菌酶　lysozyme
溶血素　hemolysin
溶牙放线菌种　*A. ofontyticus*
乳酒念珠菌　*C. Kefyr*
乳酸杆菌属　*Lactobacillus*
乳酸脱氢酶　*lactate dehydrogenase*
乳铁蛋白　lactoferrin
乳头（状）多瘤空疱（形）病毒　Papovaviruses

S

腮腺炎病毒　mumps virus
沙保培养基　Sabouraud dextrose agar
上皮生长因子　epidermal growth factor，EGF
上皮性钙黏着蛋白　epithelial cadherin，E-cadherin
上游调控区　up stream regulation region，URR

少汗性外胚叶发育不全　hypohidrotic ectodermal dysplasia，HED
生长刺激作用　growth-stimulating effect
生长因子　growth factor
生境　habitat
生物矿化　biomineralization
生物矿物　biomineral
微生物膜　microbial biofilm
视黄酸　retinoic acid，RA
嗜碱性粒细胞　basophil
嗜酸性粒细胞　eosinophil
嗜异抗原　heterophile antigen
受者　recipient
疏螺旋体　Borrelia
疏水性　hydrophobic
树突细胞　dendritic cells，DC
双相性　dimorphic
双相真菌　dimorphic fungi
水不溶性葡聚糖　insoluble glucan
水痘-带状疱疹病毒　herpes varicella- zoster virus，VZV
水解酶　hydrolase
速发型超敏反应　immediate type hypersensitivity
宿主　host
塑形作用　shape-forming effect
梭杆菌属　*Fusobacterium*
锁骨颅骨发育不全　cleidocranil dysplasia，CCD

T

T 受体　T cell receptor，TCR
糖酵解途径　Embeden-Meyerhof pathway，EMP
特异性免疫　specific immunity
替代途径　alternative pathway
天然抗体　natural anibody
天然抗原　natural antigen
天然免疫　natural immunity
调节性 T 细胞　regulatory T lymphocyte，Tr
同源盒基因　homeobox gene
同源盒结构域　homeodomain，HD
同种同型移植　syngeneictransplantation
同种异体骨移植　bone alloplasty
同种异体抗原　alloantigen

同种异体移植　allotransplantation
突变克隆　mutant clone
吞噬细胞素　phagocytin
脱矿　demineralization
脱离　detachment
唾链素　salivaricin
唾液链球菌　*S. Salivarius*
唾液链球菌群　*S. salivarius*-group
唾液酸　galactose sialic acid
唾液黏附区　saliva-binding region，SBR

W

外源性抗原呈递途径　exogenous antigen presentation pathway
外源性营养　exogenous nutrients
外周免疫器官　peripheral immune organs
微管　microtube
微丝　microfilament
微卫星 DNA　microsatellite DNA
微卫星标记　microsatellite marker
微需氧菌种　microaerophilic species
韦荣菌属　*Veillonella*
维生素 D 受体　vitamin D receptor，VDR
未分化干细胞　undifferentiated stem cells
味觉　taste
味觉受体蛋白　taste receptor proteins
味觉细胞　taste cell
味蕾　taste bud
稳定区　constant region，C 区
窝沟菌斑　fissure plaque
无隔菌丝　aseptate hypha
无汗性外胚叶发育不全　anhidrotic ectodermal dysplasia，EDA
无义突变　nonsense mutation
五聚体　pentamer

X

细胞癌基因　cellular oncogene，c-onc
细胞毒性 T 细胞　cytotoxic T lymphocyte，CTL 或 Tc
细胞骨架　cytoskeleton
细胞交流　cell communication
细胞外蛋白酶　extracellular proteases

细胞外多糖　extracellular polysaccharides
细胞外膜泡　outer membrane vesicles
细胞原癌基因　proto-oncogene
细菌素　bacteriocin
纤维连接蛋白　fibronectin
限制性片段长度多态性　restriction fragment length polymorphism，RFLP
腺病毒　adenoviruse
小卫星　minisatellite
新抗原　neoantigen
新生隐球菌　*Crytococcus neoformans*
信号传导通路　signal transduction pathway
形态发生　morphgenesis
需氧菌种　aerobic species
选择培养基　selective media
血链素　sanguicin
血小板衍生生长因子　platele-derived growth factor，PDGF

Y

牙板　dental lamina
牙板期　lamina stage
牙本质磷蛋白　dentinphosphoprotein，DPP
牙本质涎蛋白　dentinsialoprotein，DSP
牙菌斑　dental plaque
牙髓卟啉单胞菌　*P. endodontalis*
牙龈卟啉单胞菌　*P. gingivalis*
芽管　germ tubes
亚生态系　sub-ecosystem
咽峡炎菌群　*S. anginosus*-group
衣原体　chamydiae
胰岛素样生长因子　insulin-like growth factors，IGF
移植物抗宿主病　graft-versus-host disease，GVHD
移植物抗宿主反应　graft versus host reaction，GVHR
遗传冗余　genetic redundancy
遗传性牙本质发育不全　dentinogenesis imperfecta，DGI
遗传异质性　heterogeneity
异相成核　heterogeneous nucleation
异源双链分析　heteroduplex analysis，HA
异种抗原　xenoantigen
异种移植　xenotransplantation
抑癌基因　tumor suppressor gene

抑素　chalone
易感基因　susceptibility gene
龈上菌斑　supragingival plaque
龈下菌斑　subgingival plaque
龈缘菌斑　gingival margin plaque
引发状态　primed state
印迹培养　imprint culture
印膜培养　impression culture
应力缓冲　shock absorption
永生化　immortalization
釉蛋白　enamelin
釉结　enamel knot
釉龛　enamel niche
釉索　enamel cord
釉原蛋白　amelogenin
釉质获得膜　acquired enamel pellicle
原发性上皮带　primary epithelial band
原胶原蛋白　procollagen

Z

载体　carrier
再矿化　remineralization
真杆菌　*eubacterium*
真核细胞型　eukaryotic
真菌　fungus
整合素　integrin
正常菌群　normal flora
正黏液病毒科　orthomyxoviridae
支原体　mycoplasma
脂多糖　lipopolysaccharides，LPS
质子泵　proton pump
中缝上皮细胞　medial edge epithelial，MEE
中枢免疫器官　central immune organ
中性粒细胞　neutrophil
终末步骤　terminal step
肿瘤坏死因子　tumor necrosis factor，TNF
肿瘤浸润性淋巴细胞　tumor infiltrating lymphocyte，TIL
肿瘤抗原　tumor antigens
肿瘤抗原变异　variation of tumor antigens
肿瘤胚胎抗原　oncofetal antigen

肿瘤特异性抗原　tumor-specific antigens，TSA
肿瘤相关抗原　tumor-associated antigens，TAA
重链　heavy chain，H chain
皱褶缘　ruffled border
主动免疫　active immunization
主基因　major gene
专性厌氧菌　obligately anaerobic species
转化　transformation
转化生长因子　transforming growth factor，TGF
转化现象　switching system
转译调控子　transcriptional regulator
子细胞　daughter cell
自分泌　autocrine
自然杀伤细胞　natural killer，NK cell
自身抗原　autoantigen
自体移植　autotransplantation
总生态系统　whole ecosystem
组氨酸　histidine
组织相容性复合体　major histocompatibility complex，MHC
最低有效应变量　minimum effective strain，MES